AF619002

Kohlhammer

Die Autorin

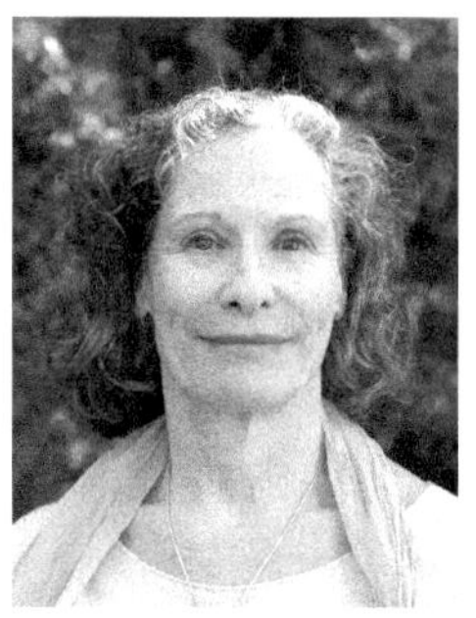

Rébecca Kunz, geboren 1958, arbeitet als Seminarleiterin und Therapeutin und wohnt in der Nähe von Bern in der Schweiz.

Sie bietet kreative, körper- und naturbasierte Methoden und Lehrgänge an, die nicht nur der Stressreduktion und Selbstermächtigung dienen, sondern die Gesundheit ganzheitlich und nachhaltig positiv beeinflussen.

Nach einem Studium der Biologie an der Universität Bern hat sie verschiedene Aus- und Weiterbildungen, z. B. Erwachsenenbildung, Personzentrierte Beratung, Trager®, Energetischer Schamanismus, Systemische Paartherapie, Integratives Traumatraining, Traumafokus®, PEP® und viele andere absolviert.

Langjährige journalistische Tätigkeit (Print, Rundfunk).

»Leben ist Lernen. Lernen ist Wachsen. Ich lerne und gestalte gerne, weil ich das Leben liebe.«

www.heilender-raum.ch

Rébecca Kunz

Verbunden und frei

Ganzheitliche Konzepte für die traumasensible Begleitung – Ein Praxisbuch

Verlag W. Kohlhammer

Dieses Werk einschließlich aller seiner Teile ist urheberrechtlich geschützt. Jede Verwendung außerhalb der engen Grenzen des Urheberrechts ist ohne Zustimmung des Verlags unzulässig und strafbar. Das gilt insbesondere für Vervielfältigungen, Übersetzungen und für die Einspeicherung und Verarbeitung in elektronischen Systemen.

Pharmakologische Daten verändern sich ständig. Verlag und Autoren tragen dafür Sorge, dass alle gemachten Angaben dem derzeitigen Wissensstand entsprechen. Eine Haftung hierfür kann jedoch nicht übernommen werden. Es empfiehlt sich, die Angaben anhand des Beipackzettels und der entsprechenden Fachinformationen zu überprüfen. Aufgrund der Auswahl häufig angewendeter Arzneimittel besteht kein Anspruch auf Vollständigkeit.

Die Wiedergabe von Warenbezeichnungen, Handelsnamen und sonstigen Kennzeichen berechtigt nicht zu der Annahme, dass diese frei benutzt werden dürfen. Vielmehr kann es sich auch dann um eingetragene Warenzeichen oder sonstige geschützte Kennzeichen handeln, wenn sie nicht eigens als solche gekennzeichnet sind.

Es konnten nicht alle Rechtsinhaber von Abbildungen ermittelt werden. Sollte dem Verlag gegenüber der Nachweis der Rechtsinhaberschaft geführt werden, wird das branchenübliche Honorar nachträglich gezahlt.

Dieses Werk enthält Hinweise/Links zu externen Websites Dritter, auf deren Inhalt der Verlag keinen Einfluss hat und die der Haftung der jeweiligen Seitenanbieter oder -betreiber unterliegen. Zum Zeitpunkt der Verlinkung wurden die externen Websites auf mögliche Rechtsverstöße überprüft und dabei keine Rechtsverletzung festgestellt. Ohne konkrete Hinweise auf eine solche Rechtsverletzung ist eine permanente inhaltliche Kontrolle der verlinkten Seiten nicht zumutbar. Sollten jedoch Rechtsverletzungen bekannt werden, werden die betroffenen externen Links soweit möglich unverzüglich entfernt.

Umschlagabbildung: Miraz10 – stock.adobe.com

1. Auflage 2026

Alle Rechte vorbehalten
© W. Kohlhammer GmbH, Stuttgart
Gesamtherstellung: W. Kohlhammer GmbH, Heßbrühlstr. 69, 70565 Stuttgart
produktsicherheit@kohlhammer.de

Print:
ISBN 978-3-17-045801-7

E-Book-Formate:
pdf: ISBN 978-3-17-045802-4
epub: ISBN 978-3-17-045803-1

Geleitwort

Gemeinsam statt einsam – Ein Plädoyer für die Kraft der Gemeinschaft

Weshalb steigt die Zahl der psychischen Erkrankungen so rasch an? Hat unsere moderne Welt den Gemeinsinn verloren? Unterwandert der digital vernetzte Globus das Gemeinschaftsgefühl? Fragen über Fragen. Fakt ist: Immer mehr Menschen verbringen immer mehr Zeit in virtuellen Räumen. Unpersönliche Interaktionen ersetzen jedoch keine menschliche Nähe. Wir sind genuin soziale Wesen mit einem ungebrochenen Bedürfnis nach echtem Kontakt und echten Beziehungen. Es liegt an uns allen, engagiert für humane Begegnungsräume einzustehen und füreinander da zu sein, um das Gefühl der Gemeinschaft zu stärken. Damit werden wir zu wertvollen Multiplikatoren von psychischer Volksgesundheit.

Psychiater zu sein ist der krisensicherste Job in der Krise. Ich erlebe täglich, wie rasch sich bei Menschen eine vermeintlich stabile Lebenssituation in einen tiefgreifenden Missstand verwandelt. Umso wichtiger ist es für Betroffene, auf rasch erfolgende und verlässliche Unterstützung zählen zu dürfen. Schon als junger Assistenzarzt empfand ich es als frustrierend, hilfesuchende Menschen mit akutem Leidensdruck auf einen Therapieplatz warten zu sehen. Wir müssen zudem auch jene Menschen im Blick behalten, die sich scheuen, einen Schritt in Richtung Psychotherapie oder psychologische Beratung überhaupt erst zu wagen.

Es ist nicht verwunderlich, dass Menschen in helfenden Berufen häufig erschöpft sind, wenn Angebot und Nachfrage so weit auseinanderklaffen. Ob in Beratungsstellen, psychosozialen Diensten, Praxen oder Kliniken: Wir arbeiten täglich mit großer Empathie und Leidenschaft, doch die Anforderungen wachsen unaufhaltsam. Wir helfen anderen Menschen bestmöglich, doch wer hilft uns? Selbstfürsorge ist kein Luxus, sondern eine elementare Basis, um anderen Menschen wirklich helfen zu können. Ich bin überzeugt, dass wir, wenn wir einen echten Wandel anstreben, auch bei uns selbst hinschauen müssen. Wir sollten die Bereitschaft aufbringen, auf unseren Körper und unsere Seele zu hören und uns gegenseitig stützen. Zur Selbstfürsorge gehört zudem, die Grenzen des eigenen Könnens und der eigenen Kapazität anzuerkennen.

Rébecca Kunz vermittelt im vorliegenden Buch psychische Zusammenhänge auf eine klare Weise und unterstützt das theoretische Wissen mit praxistauglichen Übungen. Sie gibt uns wertvolle Werkzeuge an die Hand, die eine achtsame Selbstwahrnehmung und die daraus resultierende Selbstwirksamkeit fördern. Davon profitieren Menschen, die Hilfe und Unterstützung bei uns als Fachpersonen suchen, doch in gleichem Maße auch wir selbst. Besonders hervorzuheben sind der Blickwinkel und die Haltung zur Selbstfürsorge und dem haushälterischen Umgang mit den eigenen Ressourcen, die im ganzen Buch mitklingen. Genau dadurch schaffen wir den Raum, in dem Betroffene sich sicher und gesehen fühlen – und exakt das ist der Kern jeder heilsamen Begegnung.

Möge Ihnen, liebe Lesende, dieses Buch Inspiration geben und neue Perspektiven eröffnen, damit innere und äußere Veränderungen konkret angegangen werden können und Ungelöstes bewältigt werden kann. Jede bewusste Auseinandersetzung mit psychischer Gesundheit trägt dazu bei, den gesellschaftlichen Wandel aktiv voranzutreiben – hin zu einer stützenden Gesellschaft, in der Menschlichkeit und echte Wertschätzung das gesunde Fundament unseres Miteinanders bilden.

Fabian Kraxner, Facharzt für Psychiatrie und Psychotherapie im Kanton Zürich, im März 2025

Inhalt

Verzeichnis der praktischen Übungen und Anwendungsbeispiele

- Kohärentes Atmen (▸ Kap. 3.6)
- Stärkung Echtzeitalter-Ich (▸ Kap. 3.7)
- Die fünf Haupt-Sinnesorgane (▸ Kap. 4.1)
- Fokus-Set für ruhige Präsenz (▸ Kap. 4.1)
- Trampeltier (▸ Kap. 4.2)
- Kreuzbeinschaukel (▸ Kap. 4.2 und Video)
- Komm her! (▸ Kap. 4.2)
- Öffnen und schließen, Vertrauen und Selbstschutz (▸ Kap. 4.4 und Video)
- Den Eigenraum erkunden (▸ Kap. 4.4)
- Die Füße halten (▸ Kap. 4.5 und Video)
- Kraft zulassen (▸ Kap. 4.5)
- Geborgenheit und Entspannung durch Schulterberührung (▸ Kap. 4.5 und Video)
- Armtanz (▸ Kap. 4.5 und Video)
- Selbstfürsorgekurbel (▸ Kap. 4.6 und Video)
- 4-Punkte-Klopfsequenz (▸ Kap. 4.6 und Video)
- Klopfunterstützte Kraftsätze (▸ Kap. 4.6)
- AFFirmationen (▸ Kap. 4.6)
- Instantübung Parasympathikus-Aktivierung (▸ Kap. 4.7)
- Instantübung Sympathikus-Aktivierung (▸ Kap. 4.7)
- Verkörperungs- und Harmonisierungshelfer (▸ Kap. 4.7)
- Der Sieben-Ebenen-Check (SEC) (▸ Kap. 6.7)
- Ritual Wasser (▸ Kap. 7.1)
- Ritual Feuer (▸ Kap. 7.1)
- Ressourcenaktivierung (▸ Kap. 7.2)
- Reine Lebenskraft ▸ Kap. 7.3)
- Die gewünschte innere Befindlichkeit gestalten (▸ Kap. 7.4)
- Das innere Fließen wahrnehmen – dem Rauschen lauschen (▸ Kap. 7.4)

Verzeichnis der Erläuterungen zu den Audios

Hinweise zum Online-Zusatzmaterial

Als Online-Zusatzmaterial stehen Ihnen verschiedene Dateien als Arbeitsmaterialien zur Verfügung.

a) Die Audios
   Die im Buch besprochenen 21 Audios sind jeweils mit drei verschiedenen Hintergrundklängen verfügbar:
   - Mit Harmonium (sehr leise)
   - Mit Akkordeon (mittlere Lautstärke)
   - Mit Monochord (mittlere Lautstärke)

Die drei verwendeten Klangversionen sind zusätzlich ohne Text für eigene Übungen und Meditationen verfügbar.

b) Kurzvideo mit ausgewählten Übungen
c) Printmaterialien
   - PDF-Datei mit div. Hinweisen zu den Audios und die vollständigen Texte derselben
   - PDF-Datei mit Übungstexten aus Kap. 4.7

Wichtige Informationen sowie den Link, unter dem die Zusatzmaterialien verfügbar sind, finden Sie am Ende von Kap. 7.

Vorwort

Ein Teil meines Interesses an Ganzheit und Heilung wurde mir wohl in die Wiege gelegt. Und ein Teil wurde möglicherweise durch die nicht optimalen Verhältnisse in meiner Herkunftsfamilie beeinflusst. Ganz auseinanderhalten können wir das nie; ein Direktvergleich mit einer idealtypischen Kindheit ist naturgemäß nicht möglich. Was für mich heute zählt, ist die Dankbarkeit für meine persönlichen Erfahrungen und den Wissenszugang, den ich jederzeit hatte. Ich bin heute da, wo ich eben bin, und kann seelisch versehrten Menschen helfen, sich in ihre Ganzheit hinein zu entwickeln. Es ist tief berührend und ehrt mich auf eine stille Weise jedes Mal von Neuem, wenn ich dabei sein darf, wie sich – metaphorisch gesprochen – lang verschlossene Blüten sachte öffnen und sich vertrauensvoll in ihrer Zartheit und Schönheit zeigen.

Die Anfänge meiner Faszination für das noch nicht Sichtbare waren etwas ungestümer und sind meinem damaligen Alter geschuldet. Meine Eltern erzählten mir einmal belustigt, dass ich in meinem dritten Lebensjahr die prallen Rosenknospen hinter dem Haus mit meinen kleinen Fingerchen geöffnet hätte, eine nach der andern, wohl um zu erkunden, wie es da drin aussieht. Dass sie das erst bemerkt haben, als ich schon fast alle Knospen abgeräumt hatte und die auseinandergeklaubten Blütenblätter zerstreut auf dem Boden herumlagen, spricht für sich: Wir wurden extensiv gehalten, wie ich heute ironisch sage. Es gab viel, viel Freiheit und Autonomie, wir vier Kinder waren täglich stundenlang draußen, im riesigen Garten, im Dorf, mit anderen Kindern, mit Katzen und Hunden, und auch mit einzelnen zugewandten Erwachsenen. Meine vielfältigen Explorationsmöglichkeiten haben mich vermutlich gerettet, denn zuhause erfuhr ich zwar viel Kreativ-Alternatives, jedoch wenig sicherheitsspendende Geborgenheit. Mein Bindungsmodus war dementsprechend unsicher.

Ich bin mit Neugier, Begeisterungsfähigkeit und Gestaltungskraft gesegnet, doch die Schatten der Kindheit wirkten tief in mein Erwachsenenleben hinein. Ich war innerlich unsicher und insbesondere öffentliche Leistungskontexte waren ein Albtraum für mich. Wenn ich zum Beispiel vor einer größeren Gruppe sprechen musste, war ich dysreguliert und meine Nerven flatterten schon Stunden vorher.

Dank verschiedener Therapien, Seminare und Gruppen entwickelte ich mit der Zeit innere Bindungssicherheit – das scheue Tier in mir wurde zutraulich.

Eine traumasensible Begleitung, die den Körper explizit, feinfühlig und neurophysiologisch informiert einbezieht, war damals noch wenig bekannt; sie hätte mir ganz sicher gedient.

Nicht zu unterschätzen ist zudem ein traumasensibler, einfühlender Umgang mit sich selbst. Mir wurde im Laufe meiner Ausbildungen und meiner Selbsterfahrung immer klarer, dass wir richtig gut wachsen und uns entwickeln können, wenn wir uns schon etwas vertraut machen konnten, wie sich innere Sicherheit und Stabilität anfühlen. Dann nämlich bekommen die in uns angelegte Gestaltungskraft und Lebensfreude eine realistische Chance, sich zu entfalten. Das bestätigt sich in meinen Seminaren und in Einzelsettings. Und es weist mich, wenn ein unterstützungssuchendes Gegenüber scheinbar auf der Stelle tritt und keine Wachstumsimpulse zu zeigen scheint, sanft und bestimmt darauf zurück, meine Aufmerksamkeit wieder vermehrt auf die Förderung der inneren Sicherheit und die Ressourcen zu richten.

Gerne lasse ich Sie an meinem Wissen, meinen Erfahrungen und Erkenntnissen teilhaben.

Rébecca Kunz, im Herbst 2025

Einleitung

Es ist höchste Zeit, dass wir in der Begleitung von Menschen innere Unsicherheiten besser erkennen und eine traumasensible Haltung etablieren. Diese Haltung ist so elementar, dass ich mir wünsche, sie wird das neue »Normal« für alle. Davon profitieren nicht nur die Menschen, die Unterstützung bei uns suchen, sondern auch wir als Begleitende. Für alle helfenden Berufe sowie im freiwilligen Engagement gilt: Wir können, wenn wir nicht ausbrennen wollen, auf Dauer nur das geben, was wir in uns selbst entwickelt haben.

Menschen sind verunsichert oder gar in einer Krise, sie haben akute schwierige Lebenssituationen zu bewältigen oder sie sind chronisch mit belastenden Themen und schmerzlichen Eigenzuständen konfrontiert. Oft zeigt sich dabei eine mehr oder weniger tiefe Erschöpfung. Es ist ein wichtiger, gar nicht so selbstverständlicher Schritt, wenn nun jemand aktiv Unterstützung sucht und nicht meint, er müsse immer alles allein schaffen. Das gilt es zu würdigen. Dieser Mensch bringt den Mut auf, sich uns in seiner Verunsicherung, vielleicht sogar Verzweiflung und Verletztheit, zu zeigen. Das Erste, was wir tun können, ist, ihm ein sicheres, zuverlässiges Bindungsangebot zu machen.

In der Begleitung eines Menschen können wir unter anderem auf dessen Bindungsmodus achten: Meine langjährige Erfahrung mit Gruppen, Paaren und Einzelpersonen zeigt, dass aktuelle Schwierigkeiten gut verstanden, eingeordnet und sich mildern oder lösen lassen, wenn die Bindungsebene von Anfang an explizit miteinbezogen wird. Zudem können Co-Regulation angeboten und sicherheitsspendende Übungen vermittelt werden, die mehr Flexibilität ins autonome Nervensystem bringen. So kann ein Mensch mit der Zeit nicht nur seine Krise oder seine Symptome überwinden, sondern wird im Alltag stresstoleranter und fühlt sich im besten Falle auf einer tiefen Ebene verbunden und ganz. Sich ganz fühlen: das können wir durchaus doppelt lesen. Einmal mit Betonung auf *ganz*, und einmal mit Betonung auf *fühlen.* Das zeigt die Richtung an, wohin es in diesem Buch geht.

Die psychische Resilienz und die sozialen Ressourcen sind entscheidende Faktoren für die Gesundheit. Verbundenheit und Freiheit, Nähe und Autonomie, bedingen einander. Metaphorisch gesprochen, geht es um die Bildung starker Wurzeln, damit wir wachsen und weite Flügel entwickeln können. Wurzeln geben Sicherheit und Halt. Doch was gibt uns Wurzeln? In erster

Linie ist es die differenzierte Wahrnehmung unserer Innenwelt. Jedes Gefühl, jede Befindlichkeit, jede Stimmung, hat eine körperliche Entsprechung. Der Körper ist die Grundlage, auf der jene überhaupt wahrgenommen werden. Körper- und Selbstwahrnehmung fördern die Fähigkeit zur Emotionsregulation und das hat Auswirkungen auch auf unser Denken sowie unsere innere und äußere Haltung. Reflektieren und austauschen, was sich im eigenen Inneren abspielt, dient zudem der sozialen Verbundenheit. Es ist die Basis für echten, nährenden Kontakt und gelingende Beziehungen. Das Hoffnungsvolle dabei: Verpasstes, auch früh Verpasstes, kann in kleinen Schritten und prozesshaft nachgelernt werden.

Im Körper sind zwar alte Schreck- und Schutzreaktionen gespeichert, doch glücklicherweise auch das Potenzial für innere Sicherheit und Vertrauen ins Leben. Der Körper bildet nicht nur Symptome aus, er zeigt uns auch Lösungen. Erlebte Sicherheit durch Verbundenheit entspannt den Körper, und das ist der Auftakt für heilsame Veränderungen. Das entspricht, wiederum bildlich gesprochen, einem guten Nährboden für die Wurzelbildung. Mittels dieses sicheren Bodens können alte seelische Schmerzen gewürdigt und integriert, sowie Mangelbereiche nachgenährt werden. Unter anderem werden dabei schon vorhandene Ressourcen aktiviert und neue gebildet; nicht zuletzt zeigen sich dabei die eigenen Begabungen deutlicher. Selbstentwertungstendenzen, akute und latente Verunsicherungen, werden als aus der Zeit gefallene Überlebensmuster enttarnt und können sich wandeln. Dadurch wachsen Selbstwert, Selbstermächtigung, Lebenssinn und Lebenszufriedenheit.

Vielfältig ausgebildet, verbinde ich bewährte Methoden; zudem erforsche und kreiere ich gerne Neues. So werden in diesem Buch neben der Theorie etliche bisher noch nirgends beschriebene praktische Anregungen, Übungen und Audios mit thematischen Schwerpunkten vorgestellt, die Menschen ermutigen, sich vertrauensvoll in sich selbst zu beheimaten. Und wer gern in seinem Körper wohnt, sich aktiv ausdrücken und tief entspannen kann, ist auf guten Wegen.

Mit dem vorliegenden Buch möchte ich einen Beitrag zur Heilung versehrter innerer Anteile und zu mehr Verbundenheit und innerem Frieden leisten. Verbundenheit und Freiheit, Geborgenheit und Autonomie, Wurzeln und Flügel – wenn diese scheinbaren Gegensatzpaare im Gleichgewicht sind, ist auch die Liebe nicht mehr fern.

Die vorgestellten Konzepte und Übungen dienen in erster Linie der Förderung der inneren Sicherheit und können mit Gewinn in jeglicher Art von Begleitung, Beratung und Therapie eingesetzt werden.

1 Trauma, ein Überblick

Zusammenfassung
Schocktrauma, Bindungstrauma, Entwicklungstrauma, Transgenerationales Trauma, Sekundärtrauma, Komplextrauma – das kann, einzeln oder in Kombination, alle treffen.

Traumata beeinträchtigen die Lebensqualität. Ein Trauma ist eine nicht abgeschlossene Reaktion des autonomen Nervensystems, das nach einer oder mehreren überwältigenden Situationen nicht wieder aus dem Stress hinausfindet. Die erlebte bedrohliche Situation bleibt im Körper gefangen. Das Selbsterleben und die Mitwelt werden fortan durch den Schleier dieser Erfahrungen erlebt. Es sei denn, die erlebten körperlichen und seelischen Reaktionen können mithilfe eines verständnis- und liebevollen sozialen Umfeldes, mithilfe einer adäquaten Therapie oder einer traumasensiblen Begleitung integriert werden. Integration heißt, auch das autonome Nervensystem »weiß« nun, dass die Gefahr vorbei ist, und es kann in neuen Situationen wieder flexibel reagieren.

1.1 Trauma – ganz alltäglich?

Trauma heißt ursprünglich *Wunde* oder Verletzung. Ein Trauma auf der seelischen Ebene tritt immer dann auf, wenn wir Dinge erleben, die unser Nervensystem und unser aktuelles inneres Verarbeitungsvermögen überfrachten und überfordern. Wir sind hoch soziale Wesen. Sind wir eingebettet in ein nährendes, haltgebendes, respektvolles, liebevolles, gesundes Umfeld, kann etwas Schweres, das uns widerfährt, mit der Zeit oft von allein heilen. Die entstandene Dysregulation legt sich wieder, wir können uns wieder entspannen und es entstehen keine Folgesymptome. Idealerweise macht uns das integrierte Erlebte sogar resilienter und wir können fortan ohne Angst mehr Spannung und Lebenskraft in uns halten. Zum Glück!

Wenn wir kein ausreichendes soziales Netz haben, das uns nach einer übermäßigen Belastung liebe- und verständnisvoll auffängt, ist es weitaus schwieriger, uns nach einer überfordernden Situation wieder sicher zu fühlen und uns zu entspannen. Wir sind zudem verwundbarer, wenn uns alte Unsicherheiten oder traumatische Lebensereignisse, manchmal auch die unserer Vorfahren, noch immer bestimmen und somit unser autonomes Nervensystem latent über- oder untererregt ist.

Ein Kennzeichen von Trauma ist ein chronisch dysreguliertes Nervensystem. Ein gewisses Maß an zeitweiligem Stress lässt uns wachsen und macht uns resilient, doch zu viel Stress macht krank. Vor allem, wenn dieser Stress schon sehr früh im Leben erfolgt und lange anhält. Das heißt, wir dürfen die psychophysiologische Auswirkung eines chronisch unausgeglichenen autonomen Nervensystems keinesfalls ignorieren. Wenn sich zum Beispiel jemand ohne Hilfsmittel kaum entspannen kann, ist das ein ernstzunehmender Hilferuf der Seele.

Nicht durchlebte Gefühle verursachen Spannungen im Körper. Diese gefangenen Anspannungen bestehen oft aus einer Summe von Mini- oder Mikrotraumata, und das reduziert die psychische und körperliche Gesundheit. Zudem werden die natürlichen Wachstumsimpulse gehemmt. Manchmal zeigt sich das eher versteckt und manchmal in einem ganz offensichtlichen seelischen oder körperlichen Leiden. Die umfassende ACE-Studie (Adverse Childhood Experiences Study) aus dem Jahre 1998 und viele darauf folgende Studienergebnisse zeigen einen deutlich messbaren Zusammenhang zwischen schwierigen, oft traumatisierenden, Bedingungen in der Kindheit und der psychischen und physischen Gesundheit im Erwachsenenalter.[1,2]

Viele von uns gehen leistungsfähig, mehr oder weniger funktional und gut bis sehr gut kompensiert durchs Leben. Etliche Menschen erbringen dabei Extraleistungen; gerade aus ihren alten Verwundungs- und Entbehrungssituationen haben sie gelernt, zu kämpfen. Die konstant erhöhte innere Anspannung verursacht früher oder später körperliche und seelische Symptome. Werden diese nicht ernst genommen, kann die Anspannung kollabieren und ein Mensch dekompensiert, vergleichbar mit einer zu stark gespannten Saite, die reißt. Auf die ehemalige, langanhaltende Übererregung folgt eine Untererregung oder Depression, die in diesem Falle als Folge von alten traumatischen Ereignissen betrachtet werden kann. Zum Beispiel ist die Arbeits- und Leistungssucht, die mit einer chronischen Übererregung des autonomen Nervensystems einhergeht, eine deutliche Vorbotin einer solchen Depression. Diese Zeichen werden oft nicht erkannt. Im Gegenteil, in unserer Leistungsgesellschaft bekommt ein Mensch, der über seine Grenzen hinaus arbeitet und dazu noch wenig schläft, oft Anerkennung und Bewunderung. Mit der Folge, dass diese Depressionen, zumeist von Männern, so lange überspielt werden, bis gar nichts mehr geht.[3,4]

Beispiel:
Bernd ist arbeitssüchtig, er geht jeden Abend eine große Runde joggen, um seine inneren Spannungen ein wenig abzubauen. Diese funktionale Ressource hilft ihm, und er kann einschlafen. Er wacht jedoch viel zu früh auf, und seine Gedanken kreisen um den vor ihm stehenden, herausfordernden Tag. Er fühlt sich zunehmend erschöpft und freudlos. Es fällt Bernd täglich schwerer, morgens aufzustehen, und nachdem er sich aufgerafft hat, kann er sich bei der Arbeit kaum mehr konzentrieren. Eines Tages geht auch das vormals Einfachste nicht mehr und er wird krankgeschrieben.

Wer selbst von einer chronisch erhöhten inneren Anspannung oder dem scheinbaren Gegenteil, der Untererregung (Depression), betroffen ist - oder zeitweilig sogar von inneren Erstarrungsreaktionen -, weiß oft nicht, woher seine Symptome und Schwierigkeiten im Leben kommen. Wir tragen früheste Prägungen implizit mit uns herum und meinen manchmal, diese gehören zu uns wie unsere Augenfarbe. Wir kennen uns nicht anders.

Große seelische Herausforderungen im Leben, zum Beispiel Verluste, auch im weitesten Sinne, machen uns dünnhäutig. Der vielleicht schon vorhandene chronische innere Stress schnellt durch einen neuen Stressor in ungeahnte Höhen. So haben wir irgendwann das Messer oder das Wasser sprichwörtlich am Hals. Wir suchen uns im besten Falle Unterstützung, weil wir einsehen, dass wir unseren Leidensdruck nicht allein auflösen können. Chapeau.

Es gibt Menschen, die das nicht können. Sie haben kaum Vertrauen in andere Menschen, und die Schamgefühle über ihr vermeintliches Unvermögen, das sie als Schwäche auslegen, ihr Gekränktsein oder ihre Verbitterung über das Leben mit seinen Widrigkeiten sind so groß, dass sie eher den Freitod wählen als sich anderen zuzumuten. An dieser Stelle möchte ich auf eine wirksame, gut erforschte Gratis-App zur Suizid-Prävention aufmerksam machen, die in der Schweiz entwickelt wurde.[5]

Natürlich wäre es sinnvoll, wenn ein Mensch eine Begleitung oder eine Therapie schon *vor* einer körperlichen Folgeerkrankung oder einem kompletten Zusammenbruch aufsucht. Doch die Selbstfürsorge ist bei einem Menschen mit Traumahintergrund in der Regel nicht gut ausgebildet (▸ Kap. 7.6) Selbst ein unsicherer Bindungsstil zeichnet sich dadurch aus, dass mit sich selbst tendenziell wenig fürsorglich umgegangen wird. Es wird von Betroffenen indessen einiges getan, um das Nervensystem mit bestimmten Verhaltensweisen oder mit Substanzen zu regulieren; Suchtverhalten ist zu einem großen Teil der Versuch, innere Spannungen auszugleichen und Unliebsames nicht zu fühlen. Die Anspannungen werden damit zwar ein Stück weit in Schach gehalten, jedoch nicht ursächlich abgebaut.

Beispiel:
Ohne vorherigen Alkoholkonsum kann Alexandra nicht einschlafen. Diese dysfunktionale Ressource (Scheinressource) lässt sie zwar einschlafen, doch der Alkohol schädigt ihren Körper schleichend und sie entwickelt Leber- und Kreislaufprobleme.

Ein traumasensibles Vorgehen ist in einer Begleitsituation schon ganz zu Beginn von Bedeutung. Es zeugt von Respekt und ist vertrauensbildend, unseren *Auftrag* bei einer Erstbesprechung klar zu erfragen. Zu oft wurden Menschen mit Traumahintergrund in ihrer Vergangenheit übergangen: Sie wurden nicht gesehen in ihren Bedürfnissen und es wurde über sie hinweg bestimmt. Wir können im Erstkontakt erfragen, was ein hilfesuchender Mensch konkret von uns erwartet. Möchte er einfach ein vertrauensvolles Gegenüber, das ihn sieht und anerkennt in seiner Not, in seinem Schmerz, in seiner Gefühlslage? Das ist in Ordnung. Wir können zwar für uns, jedoch nie für einen anderen sagen, wann der richtige Zeitpunkt ist für die Aufarbeitung alter Wunden. Wenn sich jemand empathisch und zuverlässig begleitet fühlt, kann bei ihm indessen durchaus ein tieferes Interesse an seinem Innenleben erwachen. Wenn also ein gewisser Forschergeist und Mut zutage tritt, ist eine erneute Auftragsklärung angezeigt.

Der heilende Weg zu sich selbst braucht anfänglich Mut und etwas Ausdauer. Schmerzintegration ist herausfordernd. Wir können mögliche Hilfestellungen aufzeigen, natürlich mit einer realistischen Sicht auf unsere Fähigkeiten, Kompetenzen, unser Zeitbudget, unsere Bedingungen sowie unsere Grenzen.

Seit einigen Jahren findet ein therapeutischer Sprachgebrauch zunehmend Einzug in unsere Umgangssprache, und psychopathologische Begriffe werden inflationär auch für die Beschreibung von Alltagssituationen benutzt.[6] So ist auch der Begriff *Trauma* populär geworden. Das Wissen über Trauma ist ohne Zweifel hilfreich, und Aufklärung hilft Fachleuten und Betroffenen, das Leiden zu verstehen und ernst zu nehmen. Ein verwässerter Traumabgriff könnte sich jedoch auf Menschen mit leidvollen Traumafolgestörungen negativ auswirken, indem sie nicht ernst genommen werden und womöglich nicht die angemessene Unterstützung erhalten, die sie dringend brauchen.

Gemäß dem Psychiater Jan Gysi sollte deshalb zwischen den beiden Begriffen *Trauma* und *Traumatische, belastende Lebensereignisse* deutlich unterschieden werden.[7]

In Anbetracht der Auslastung von Therapieplätzen ist es sinnvoll, wenn möglichst viele Menschen, die andere begleiten, Informationen und Übungen zur Hand haben, die der inneren Sicherheit dienen und die Selbstregulation unterstützen. Und das unabhängig davon, ob es sich dabei um Menschen mit einer Traumafolgestörung im klinischen Sinne handelt oder um Menschen mit belastenden und nicht integrierten traumatischen Lebensereignissen. Im vorliegenden Buch wird oft der Begriff *Menschen mit Traumahintergrund* verwendet. Dabei wird bewusst offengelassen, ob es sich dabei um Traumafolgestörungen im klinischen Sinne handelt oder nicht.

Es folgt nun ein Überblick über verschiedene Traumaformen.

1.2 Schocktrauma

Ein Trauma kann einmalig und plötzlich als *Schocktrauma* auftreten. Ein solches Monotrauma ist zum Beispiel ein Erdbeben, ein Verkehrsunfall, der unerwartete Tod eines nahen Angehörigen oder eine einmalige Gewalterfahrung. Es gibt auch sich wiederholende Schocktraumata, zum Beispiel sexualisierte Gewalt, häusliche Gewalt oder Folter. Eine Naturkatastrophe, auch wenn diese verheerende Auswirkungen haben kann, stufen wir tendenziell als weniger schlimm ein, als wenn uns Gewalt durch Menschen angetan wird. Weil unser Bindungssystem involviert ist, wird unser Vertrauen nachhaltig erschüttert, wenn wir Gewalt, sei sie emotional oder körperlich, durch einen oder mehrere Menschen erfahren.

Ein Schocktrauma ist eine Notsituation und geht mit einer äußerst hohen inneren Erregung einher. Diese kann – als Schutzmechanismus – auch in die Immobilität und Dissoziation führen und zeigt sich in einer eingefrorenen Form, in einer Art Betäubung. Menschen erscheinen dabei teilnahmslos, spalten das Geschehene ab oder zeigen Übersprungshandlungen, die für Laien wenig nachvollziehbar sind.

Beispiel:
Als einer Frau von der Polizei die Nachricht überbracht wurde, dass ihr Mann sich mit dem Sturmgewehr in seinem Auto auf einem Parkplatz erschossen habe, sagte sie: »Und was ist jetzt mit dem Auto, wer verkauft das jetzt?«

Beispiel:
Eine junge Studentin sieht auf dem Weg zur Uni, wie sich jemand auf einer Brücke abrupt in den Tod stürzt. Angekommen an der Uni, spricht sie Mitstudierende an und kann in einem sicheren Rahmen über das Erlebte und ihre Befindlichkeit reden. Das reguliert sie ein Stück weit. Später, in ihrer WG, bekommt sie weitere empathische Zuwendung. Nach wenigen Tagen hat sie das Ereignis integriert und entwickelt keine Traumafolgesymptome.

Die meisten Menschen mit einem Schocktrauma erholen sich wieder, wenn sie sich in einer beruhigenden, sicherheitsspendenden Umgebung, in einem sozialen Gefüge, befinden und sie Zugewandtheit, Fürsorge und Co-Regulation erfahren. So kann die erstarrte, nicht abgeschlossene Reaktion des Nervensystems wieder ins Fließen kommen und aus einem überfordernden, belastenden Ereignis muss kein Trauma mit Folgen entstehen.

Einem Menschen mit akutem Schocktrauma muss in erster Linie gesagt werden, dass er einen Schock erlitten hat, die Gefahr jetzt vorbei ist und er in Sicherheit ist. Dabei kann der Arm oder die Hand des Betroffenen gehalten werden. Wenn wir uns selbst gut reguliert zur Verfügung stellen, gibt das einem Betroffenen den dringend benötigten Boden und Halt. Halt oder Containment zu geben bedeutet, sich als stabilisierendes Gefäß für diese gefangene, wild tosende Energieladung anzubieten, die sich meist erst etwas später in Schmerz und Emotionen zeigt. Halt geben bedeutet viel Sein und wenig Tun. Später hilft es einem Betroffenen, wenn wir ihm in den ganz praktischen Dingen des Alltags auf eine ruhige Art und Weise behilflich sind und ihm zeigen, dass wir Verständnis für ihn und seine Reaktionen auf das Erlebte haben. Es braucht einen sicheren, reizarmen Kontext, um sich wieder sicher zu fühlen und entspannen zu können. Als Begleitende sollten wir dabei unsere Selbstfürsorge jederzeit achtsam im Auge behalten.

1.3 Bindungs- und Entwicklungstrauma

Noch immer ist die Meinung verbreitet, dass ausschließlich ein Schocktrauma ein Trauma ist und heilsame Zuwendung braucht. Gerade in der Beratung und Begleitung haben wir es jedoch in erster Linie mit Menschen zu tun, die von Bindungs- und Entwicklungstraumata betroffen sind. Das sind sequenzielle, also sich wiederholende, Erlebnisse in der Kindheit, die überfordernd waren und nicht integriert werden konnten. Vielleicht ist der Trauma-Begriff dabei nicht ganz glücklich gewählt: Solange jemand im Alltag einigermaßen gut kompensiert funktioniert, denkt er meist nicht von sich, dass er traumabedingten alten Stress mit sich herumträgt.

Im vorliegenden Buch wird näher auf die Bindungsebene eingegangen, weil sich hier oft unbewusster seelischer Schmerz und Anspannung befindet, der sich unter anderem in innerer Unsicherheit und einer Stressanfälligkeit im zwischenmenschlichen Verhalten zeigt. Einschneidende Erlebnisse mit anderen Menschen speichern wir in unserem Nervensystem über lange Zeit. Die Erinnerung an eine physische oder psychische Gewalteinwirkung wie z. B. eine Demütigung, kann zu einer fortgesetzten Belastung werden, beziehungsweise bei geringfügigen Anlässen immer wieder aufflammen.[8]

Schwierigkeiten können früh im Leben auftreten, manchmal schon in der Schwangerschaft oder rund ums Geburtsgeschehen. Wenn in der Kindheit kein sicherer Bindungsmodus etabliert werden kann oder wenn etwas geschieht, das vorhandene Bindungen sukzessive oder auf einen Schlag zerstört, bilden sich Kompensationsmuster. Diese schützen Betroffene, indem sie dem autonomen Nervensystem wenigstens eine Art Schein-Sicherheit versprechen. Dabei entsteht ein fragiles Gleichgewicht, das in größeren Belastungssituationen dekompensieren, also zusammenbrechen kann.

Ein Neugeborenes oder ein Kleinkind hat primäre Bedürfnisse. Je jünger der Säugling ist, desto größer ist seine Verletzlichkeit, und die nicht angemessene Erfüllung seiner Grundbedürfnisse hat eine potenziell traumatisierende Qualität. Ein früh erfahrener Mangel, der zum Beispiel aus einer Vernachlässigung an emotionaler und sensorischer Zuwendung besteht, hat vielfältige Auswirkungen auf die Entwicklung und Identitätsbildung eines Menschen.[9]

Der somatisch orientierte Psychologe Laurence Heller geht von fünf Grundbedürfnissen aus: Es sind dies die Bedürfnisse nach Kontakt, Einstimmung, Vertrauen, Autonomie und Liebe.[10] Werden diese Bedürfnisse nicht oder nicht genügend befriedigt und gestillt, hat das, wie oben schon erwähnt, Konsequenzen für die seelische Entwicklung eines Kindes. Eine grundsätzliche und folgenschwere davon ist, dass sich die Selbstanbindung, also die Beziehung zum eigenen Körper-Selbst, nur unvollständig entwickelt. Umgekehrt bildet sich eine verlässliche Beziehung zum Körper-Selbst, wenn ein Baby seine inneren Zustände mit Beziehungszuständen verknüpfen kann.[11] Eine durch mangelnde Selbstanbindung entstandene innere Unsicherheit zeigt sich unter anderem in einer verminderten Selbstregulationsfähigkeit, dem dadurch innewohnenden Stress und der fehlenden Entspannungsfähigkeit.

Zu diesen sehr früh erfolgten Beeinträchtigungen und Frustrationen auf der Bindungsebene, können schwierige Bedingungen in der Kindheit und Jugend dazukommen. Das kann wie gesagt mangelnde emotionale und körperliche Fürsorge sein, seelische oder verbale Gewalt, Grenzüberschreitungen, Demütigungen, Beschämungen, so genannter Liebesentzug (was soll denn entzogen werden, wenn es nicht da ist?), Drohungen, überhöhte Leistungsansprüche usw., sowie verbreitet auch sexuelle und körperliche Gewalt. Aufgrund der Folgen, die das auf die psychische Entwicklung haben kann, werden heute, je nach Ausprägung und Symptomen, dafür die Begriffe *Bindungstrauma*, bzw. *Entwicklungstrauma* (in sehr schweren Fällen mit Folgen einer kPTBS; ► Kap. 1.5) verwendet: Gewisse innere Reifeschritte in der Kindheit und Jugend können nicht gemacht werden, wenn der Kontext nicht förderlich oder gar destruktiv ist. Mit emotional beeinträchtigten Eltern haben Kinder schlechte Voraussetzungen für ihre Reifung und Identitätsbildung. Ein Kind meint dann zum Beispiel, dass ein Problem *grundsätzlich* unlösbar ist, wenn es mit etwas konfrontiert wird, das zu Lösen seine Fähigkeiten übersteigt. Das Problem und die mangelnde Veränderungsfähigkeit kann somit zu einem unverzichtbar erscheinenden Teil seines Identitätserlebens werden.[12] Eine weitere von vielen möglichen Folgen ist die Vorstellung, dass einem sowieso niemand richtig helfen kann, oder, im Gegensatz dazu, die unbewusste Erwartung, ein Gegenüber sei verantwortlich für die eigene Bedürfnisbefriedigung: Was man früher von den Eltern nicht bekommen hat, soll jetzt ein Partner, eine Partnerin erfüllen.

Entwicklungstraumata sind häufig, und die Folgen eines verunsicherten Bindungssystems durch nicht adäquat befriedigte Bedürfnisse in der Kindheit werden noch immer unterschätzt. Auch hier ist das autonome Nervensystem, wie bei einem nicht integrierten Schocktrauma, zumindest ein Stück weit beeinträchtigt. Das fällt im Alltagsgeschehen nicht unbedingt sofort auf. Doch es gibt Auslösereize, so genannte »Trigger«: Vergleichbar mit einer Sollbruchstelle entsteht im Extremfall bei einem minimalen punktuellen Reiz quasi aus dem Nichts eine hochgradige innere Erregung, die in der Folge bis zu Erstarrung und emotionaler Taubheit führen kann. Betroffene fallen zuweilen auch in ein ganz bestimmtes Verhaltensmuster. Dabei werden neuronale Netzwerke aktiviert und vorübergehende Zustände eines alten Erlebens, einschließlich der Gedanken, Gefühle, Körperempfindungen und Handlungsimpulse wiedererlebt.[13] Ein solches Muster oder Schema kann unbewusst bleiben, solange es nicht berührt und damit aktiviert wird. Es ist irritierend für einen selbst und für andere, wenn man im Erwachsenenalter plötzlich ganz ungewohnt reagiert, und zum Beispiel ein Panikanfall ausgelöst wird.[14]

In der Begleitung von Menschen wird manchmal zunächst übersehen, dass eine aktuelle Schwierigkeit mit der Reaktivierung einer alten Wunde zusammenhängen kann.

Bei Menschen mit einem Entwicklungstrauma sind unter anderem die Bindungssicherheit, der Selbstwert und die Fähigkeit zur Selbstfürsorge beeinträchtigt. Davon sind viele Menschen betroffen, ohne dass es ihnen selbst bewusst ist, und sie meinen: »Ich bin halt einfach so«. Ausgeprägte Entwicklungstraumata verursachen einen disharmonischen, stressintensiven, oder, im Gegensatz dazu, einen langweilig-grauen Alltag, der arm an Expansion, Lebensfreude und Inspiration ist.

Beispiel:
Anna weiß nicht so recht, wer sie ist und was sie im Leben will. Sie spürt sich kaum und orientiert sich fast ausschließlich an den Bedürfnissen von Anderen. Ihr Leben fühlt sich grau, lust- und sinnlos an.

In der Begleitung kommt es häufig vor, dass ein Mensch, der uns wegen eines aktuellen Problems aufsucht, ein latentes Bindungs- bzw. Entwicklungstrauma mit sich herumträgt. In der traumasensiblen Begleitung besteht der erste Schritt darin, einen stabilen, tragenden, sicheren Boden zu schaffen und die Selbstregulation zu fördern, insbesondere die Stress- und Emotionsregulation. Das geschieht, indem das Beziehungs- und Kontaktvertrauen kontinuierlich gestärkt wird: Die Beziehung zu sich selbst ist nur soweit möglich, wie wir zu anderen angstfrei in Beziehung sein können. Und umgekehrt.

Wir können Sicherheit in der Begleitung generieren, wenn wir uns, neben fachlichem Wissen und Erkenntnissen, von unserem eigenen sicheren (oder sicher gewordenen) Bindungsmodus leiten lassen. Das heißt auch, dass wir Verantwortung übernehmen für die Befriedigung unserer Bedürfnisse und uns aktiv um unsere Selbstfürsorge kümmern (► Kap. 7.6).

1.4 Transgenerationales Trauma

Eltern geben ihre ungelösten Konflikte oft weiter. Aufgrund eigener, unverarbeiteter traumatischer Erlebnisse laden Eltern ihren Kindern, zumeist ohne dass ihnen das bewusst ist und ohne die geringste Absicht, ihre abgespaltenen Anteile auf. Kinder werden auf diese Weise indirekt traumatisiert.

Die von Michaela Huber so genannten »Familiengeheimnisse»[15] haben zwar nur indirekt etwas mit selbst Erlebtem zu tun, können jedoch das Leben massiv, und meist unbewusst, beeinträchtigen: *Transgenerationale Traumata* wirken kaskadenartig von Generation zu Generation. Unbewusst übertragen Eltern ihre nicht erfüllten Bedürfnisse und die daraus erfolgten Wunden auf ihre Kinder.[16] Das kann durch die prägende Weitergabe von Verhaltensweisen, doch auch via Epigenetik, also erbgutverändernde Mechanismen, Auswirkungen bis auf die physiologische Ebene haben: Die übermäßige Ausschüttung von Stresshormonen fördert die Anfälligkeit für Krankheiten. Die unverarbeiteten traumatisierenden Geschehnisse unserer Vorfahren werfen demnach lange Schatten auf unser aktuelles Leben. Doch zunächst müssen wir da ja mal draufkommen und einen Zusammenhang zu den oft chronischen seelischen oder körperlichen Beschwerden erkennen. Wer sensibilisiert ist für das Thema, weiß, wie häufig generationenübergreifende Traumata sind.[17–19] Insbesondere die so genannten *Kriegsenkel* und *Kriegsenkelinnen*, also Menschen, deren alte oder schon verstorbene Eltern im Zweiten Weltkrieg Kinder, Jugendliche oder junge Erwachsene waren und deren Biografie vom traumatischen Erbe ihrer Eltern überschattet ist, begegnen uns häufig. Oft werden diese Eltern von ihren Kindern als ›kalt‹ und emotionslos beschrieben, denn sie konnten ihnen meist nur wenig Zuwendung, Liebe und nährenden Schutz geben.[20] Diese Eltern mussten sich mit ihrer Rigidität selbst Halt geben, sie hatten in einer gewissen Weise keine Wahl. Das Unverarbeitete durfte nicht hochkommen, denn sie hätten mit dieser Flut von Schmerz und Schreck ihren Alltag nicht meistern können. Zudem hatten sie von ihren Eltern häufig schon die Gräuel des Ersten Weltkrieges aufgeladen bekommen und nun kam noch das selbst erlebte, zerstörerische Desaster des Zweiten dazu. Diese schweren Lasten landeten nun auf den Schultern der nächsten Generation, der so genannten *Generation Kriegsenkel*, die altersmäßig in etwa den so genannten Baby-Boomern entspricht.

Ich gehöre selbst zu dieser Generation. Auch die Schweiz war beeinflusst vom Krieg: Die meisten Familienväter waren über Jahre im Aktivdienst, also abwesend von zuhause, und das Essen war für alle rationiert. Es herrschte große Kriegsangst. Ich erzähle im Folgenden ein persönliches Beispiel, weil es zeigt, wie die Traumata und Bindungswunden der vorhergehenden Generationen direkt oder indirekt weitergegeben werden, wenn sie nicht aufgelöst oder integriert wurden. Zudem gesellten sich zu den dem Krieg geschuldeten Traumata häufig weitere traumatische Erlebnisse: Wenn Menschen schon geschwächt und verunsichert sind, können sie weniger gut Hilfe holen, fliehen oder sich wehren, wenn sie Übergriffen ausgesetzt sind.

Eigenes Beispiel:
Meine Eltern erzählten mir von Hunger, Verdunkelung, Bombenalarm und angstvollem Rennen in die Luftschutzkeller, als sie Kinder waren. Meine Mutter wurde 1938 in Basel geboren, ihre Mutter Elisabeth war zu diesem Zeitpunkt erst 15 Jahre alt. Meine Mutter landete im Waisenhaus, bis ihre Großmutter Bertha nach zwei Jahren erwirkte, dass sie bei ihr und ihrer Familie aufwachsen konnte, also im gleichen Haushalt wie ihre Mutter Elisabeth und deren jüngerer Bruder Manuel. Manuel war also der Onkel meiner Mutter, die beiden waren nur zwölf Jahre auseinander und lebten fortan wie Geschwister zusammen. 1943, die Grenzen waren kriegsbedingt geschlossen, wollte Manuel, einen Tag vor seinem 17. Geburtstag, nach Deutschland, um Geld zu verdienen für die Familie, wie er in einem zurückgelassenen Schreiben festgehalten hatte. Er wurde bei seinem Versuch, in Basel unter dem Grenzzaun hindurch zu schlüpfen, von einem Schweizer Zollbeamten erschossen. Meine Mutter erinnerte sich, wie Polizeibeamte Manuels blutgetränkte Kleider nach Hause brachten. In der folgenden schweren Trauerzeit wurde meine Mutter von ihrem Großvater, also dem Vater von Manuel, regelmäßig begrapscht und er befriedigte sich selbst dabei. Irgendwann starb er, und es hatte ein Ende. Man mag sich fragen: Wo war damals Elisabeth, die Mutter meiner Mutter? Durch die ungewollte, frühe Schwangerschaft mit meiner Mutter und die abrupte Trennung nach der Geburt entstand zwischen ihnen nie eine förderliche Bindung.

Meine Mutter zeigte, rückblickend betrachtet, noch im Erwachsenenalter alle Kennzeichen von Trauma und Unsicherheit. Sie war lieb zu uns Kindern, doch Eigeninitiative fehlte ihr. Sie war oft fröhlich und sang, dann war sie wieder melancholisch und lethargisch. Sie war abhängig von meinem Vater, der (auch kriegsbedingt) anders gelagerte Traumata aufwies und Wut für zwei auslebte. Wir vier Kinder haben, trotz pädagogisch großer Bemühungen meiner sehr jungen Eltern (meine Mutter war noch nicht 22 bei der Geburt des jüngsten Kindes, mein Vater zwei Jahre älter), alle einen unsicheren Bindungsmodus und verschiedene daraus hervorgehende Folgen »geerbt«.

Als ich meine Mutter vor nicht langer Zeit auf ihrem Totenbett daliegen sah, durchfuhr mich noch einmal dieser transgenerationale Schmerz und ich fühlte gleichzeitig eine große Empathiewelle für sie, die so vieles entbehren und erleiden musste.

Es ist ein berührender und markanter Punkt in der Begleitung, wenn ein unterstützungssuchender Mensch erkennt, dass er jederzeit beginnen kann, sein transgenerationales Trauma anzugehen. Wir können ihn ermutigen, dass sich dieser Weg lohnt: Wir müssen nicht die Lasten unserer Vorfahren auf unseren Schultern tragen oder sie gar weitergeben. Wir können integrieren und erlösen, wozu unsere Eltern oder Großeltern nicht fähig waren. Wir können innere Sicherheit entwickeln. Es ist integrativ, die alte Wut, den alten Schmerz und die darauffolgende Trauer zuzulassen und mit dem ganzen Wesen zu fühlen. In der Folge wird allmählich in der Tiefe erkannt, dass es die Eltern nicht in böser Absicht unterlassen hatten, ihre Traumata aufzuarbeiten. Sondern aus dem Unvermögen, mit der riesigen Last, mit der schweren Bürde, umzugehen. Man hatte überlebt, riss sich zusammen, kompensierte und verdrängte. Zudem: Das Bewusstsein für Trauma und Traumafolgen war damals kaum vorhanden und Therapien waren oft kein Thema.

Zu welchem Zeitpunkt auch immer wir unsere Geschichte aufarbeiten, ist das erlösend für uns selbst, jedoch auch für unsere Nachkommen, unabhängig davon, wie alt diese inzwischen sind. Das leidvolle Geschehene von damals kann heute gesehen, anerkannt und gewürdigt werden. Das ist der Auftakt für Integration.

1.5 Posttraumatische Belastungsstörung (PTBS und kPTBS)

Gemäß WHO (2019) sind Traumata definiert als Ereignis oder Ereignisse von außergewöhnlicher Bedrohung oder katastrophenartigem Ausmaß. Manchmal erholen sich Menschen nach einem traumatischen Ereignis nicht. Sie leiden noch nach Wochen, Monaten oder Jahren beispielsweise unter Albträumen, Flashbacks und Intrusionen, also unkontrollierbar einschießenden Bildern des Geschehens, begleitet von anhaltenden Bedrohungsgefühlen, und sie erschöpfen sich im Versuch, Erinnerungen an das Trauma zu vermeiden. Das alles ist begleitet von massiven Stressreaktionen im autonomen Nervensystem. Man spricht in diesem Falle von einer *Posttraumatischen Belastungsstörung* (PTBS).

Sich wiederholende oder langandauernde traumatische Ereignisse können zu einer *komplexen Posttraumatischen Belastungsstörung* (kPTBS) führen. Die kPTBS ist seit 2022 eine eigenständige Diagnose (ICD-11). Sie ist, neben den Symptomen der PTBS, durch Affektregulationsstörungen, negative Selbstwahrnehmung und Beziehungsstörungen gekennzeichnet.[21] Auch Bindungs- und Entwicklungstraumata von besonderer Schwere werden, wie schon in ▶ Kap. 1.3 erwähnt, heute zu den kPTBS gezählt.

Wir sollten uns als Gesellschaft der Brisanz des Themas bewusst sein und uns klar werden, was diesbezüglich auf uns zukommt. Heute ist weltweit jedes fünfte Kind von bewaffneten Auseinandersetzungen betroffen, vor dreißig Jahren war es jedes zehnte Kind. Krieg zu erleben führt zu Krieg in der Seele und durch die Weitergabe der Traumata wird neuer Unfriede generiert.[22]

Es ist zudem nicht zu unterschätzen, dass eine vormals durch Vermeidung in Schach gehaltene PTBS einen Menschen Jahre oder Jahrzehnte später, oft auch erst im Alter, einholen kann. Wenn die Kraft schwindet, nimmt auch die Fähigkeit zur Kompensation, bzw. zur posttraumatischen Vermeidung, ab. Wenn zum Beispiel ein Mensch fast aus dem Nichts plötzlich Panikattacken oder andere heftige Krisenzustände erlebt, sollte eine späte PTBS (Late Onset PTSD) in Betracht gezogen werden.[7,23]

Viele der praktischen Übungen und Ansätze in diesem Buch helfen, wieder mehr Körperbezug und innere Sicherheit zu gewinnen.

Die Behandlung ausgeprägter Formen einer PTBS und kPTBS gehört in die Hände spezifisch ausgebildeter Fachpersonen.

1.6 Das Leid von anderen miterleben und mitfühlen

Wir sind mitfühlende, soziale Wesen. Zu erleben, wie andere Schmerzen erleiden und nicht helfen zu können, erhöht den Stresspegel ins Unermessliche und gehört zu den schwierigsten erlebbaren inneren Zuständen. Auch wenn man selbst nicht physisch ins Geschehen involviert ist, kann einen das sehr direkt, also *primär,* traumatisieren: Das kann als unfreiwillig Zuschauende bei häuslicher Gewalt oder bei einer Gewalttat im öffentlichen Raum sein, bei einem Unfall, bei einer Naturkatastrophe usw. Die schrecklichste Art, das Leid von anderen mitzuerleben, wird als eigentliche Foltermethode eingesetzt und besteht darin, dass ein nahestehender Mensch vor den Augen seiner Angehörigen in irgendeiner Weise gequält wird. Solche extrem brutalen, interpersonellen Traumata (man-made disaster) haben fast immer eine ausgeprägte kPTBS zur Folge; für die physisch Gequälten selbst wie auch für die Menschen, die seelisch gefoltert werden, indem sie gezwungen werden, dabei zu sein.

Etwas anderes ist die so genannte *sekundäre* Traumatisierung. Sie kann auftreten, wenn uns jemand von schrecklichen Ereignissen erzählt, die ihm widerfahren sind. Als Zeuge oder Zeugin kann uns das überfordern, und wir können in der Folge selbst Belastungssymptome entwickeln, die Traumafolgestörungen ähnlich sind. Die Meinungen darüber divergieren, ob das eine Sekundärtraumatisierung ist oder ob eigenes, nicht integriertes persönliches Leid aktiviert worden ist.[24] So oder so: Menschen in helfenden Berufen sollten eine gute Selbstfürsorge entwickelt haben oder zumindest daran sein, eine solche zu entwickeln.

In der Begleitung besteht die Gefahr, dass wir uns durch berichtete Schreckenssituationen in einen Traumasog hineinziehen lassen und unser Nervensystem durch unbewusste Resonanz »angesteckt« wird. Durch Achtsamkeit, Selbstregulationsfähigkeit sowie das Wissen um Resonanz und Empathie können wir uns davor schützen (► Kap. 7.5).

1.7 Die heilsame Wirkung sicherer Bindungskontexte

Im folgenden Fallbeispiel wird aufgezeigt, wie hilfreich sichere Bindungen und ein gesunder sozialer Kontext bei der Integration von Traumata sein können.

Beispiel:
Dank sicher gebundenen Eltern und einem behüteten, geborgenheitsspendenden Umfeld hat Luisa einen sicheren Bindungsstil entwickelt. Sie war als Fünfjährige einzige Zeugin, als ihre jüngere Schwester von einem Hund angefallen und zu Tode gebissen wurde. Der große Schock und nachfolgende Schmerz wurde im familiären System aufgefangen, das diesen schweren Verlust gemeinsam verarbeitete und betrauerte. Das Geschehen hinterließ naturgemäß eine gewisse »Narbe«, eine Erinne-

rungsspur, in Luisas Seele. Im Alter von sieben Jahren musste Luisa, mit einer hochansteckenden Krankheit infiziert, für etliche Wochen ins Krankenhaus und wurde isoliert. Sie erlitt ein Trennungstrauma. Auch das konnte später im sicherheitsspendenden Familienkontext integriert werden. Später selbst Mutter geworden, verlor Luisa ihr jüngstes Kind bei einem Unfall, als es wenige Jahre alt war. Ein großer Freundeskreis und die Familie halfen, mit dem unsäglich Schweren umgehen zu lernen. Luisa ahnte, dass ihre nachfolgenden, chronisch gewordenen Rückenverspannungen mit ihren schweren Schicksalsschlägen zu tun haben. Sie suchte sich selbstverantwortlich und selbstfürsorglich eine traumasensible Begleitung. Es stellte sich heraus, dass sie, nebst den Rückenschmerzen, zuweilen massive Ängste hat, wenn sie allein zu Hause war und im Alltag, den sie ansonsten erfolgreich meistert, spürte sie sich manchmal kaum mehr, sie dissoziierte. In der Begleitung besserten sich ihre Symptome. Luisa widmet sich nun in einer körperbasierten Traumatherapie dem in ihrer Rückenmuskulatur gespeicherten Schreck und Schmerz. Solche schweren Schicksalsschläge sind zwar Lebensthemen, doch Luisa ist es wichtig, dass nach der schon erfolgten, erfolgreichen Integrationsarbeit nicht alle körperlichen Schmerzen und Verspannungen 1:1 gleichgesetzt werden mit ihren Verlusterlebnissen.

Für die Trauma-Integration sind oft viele kleine Schritte nötig. Körperliche Beschwerden und anhaltende Spannungszustände können, müssen aber nicht, auf unvollständig integrierte traumatisierende Ereignisse hinweisen.

2 Folgeerscheinungen, eine Auswahl

Zusammenfassung
Verbreitete Folgen von Traumata und von traumatischen, schwierigen Kindheitsverhältnissen sind unter anderem: Befinden von Getrenntheit, desorganisiertes autonomes Nervensystem, fehlgeleitete Neurozeption, mangelndes Vertrauen oder Pseudovertrauen, rigides Grenzen setzen oder Grenzenlosigkeit, Scham- und Schuldgefühle sowie Unterordnungstendenz.

Einem Betroffenen Respekt und wohlwollendes Verständnis für seine Lage entgegenzubringen sowie Sicherheit zu vermitteln, gelingt dann, wenn wir uns als Begleitende selbst respektvoll behandeln, Wohlwollen und Sicherheit in uns selbst spüren, kurz: wenn wir innerlich sicher und mit uns selbst verbunden sind.

Die Folgeerscheinungen von Traumata und traumatischen, schwierigen Kindheitsverhältnissen sind vielfältig und kommen häufig kombiniert vor. Im Folgenden werden exemplarisch ein paar Punkte aufgeführt, die mir bei Menschen in Seminaren, in der Einzelbegleitung und im Alltag am häufigsten begegnen und die meist in verunsichernden Bindungskontexten in der Kindheit ihren Anfang nahmen.

Ob von einer Traumafolge*störung* gesprochen wird, hängt unter anderem davon ab, welche Symptome, außer dem im Folgenden Aufgeführten, noch dazukommen. Psychologische Konstrukte sind indessen nichts Fixes, sondern weisen in der Regel dimensionale, kontinuierliche Eigenschaften auf. Nur der davon betroffene Mensch kann sagen, ob und wie stark er (bzw. sein Umfeld) an etwas leidet. Betroffene sind ernst zu nehmen, wenn sie sich dazu äußern, welche Art und Weise von Hilfe sie sich von uns oder von einer entsprechenden psychiatrischen Institution wünschen.[25] Wenn wir Menschen in schwierigen Lebenssituationen begleiten, können wir in erster Linie empathisch lauschen, was uns ein Gegenüber mitteilt und was er sich von uns wünscht. Danach können wir Angebote machen, die in unserer Kompetenz liegen.

Die folgende Aufzählung ist keinesfalls abschließend und die beschriebenen Symptome sind nicht entweder vorhanden oder nicht. Die Auswirkungen von Traumata und von traumatisierenden Umständen in der Kindheit bewegen sich in einem Spektrum: Es ist individuell verschieden, wie stark sich ein einzelner Aspekt zeigt und unter welchen Umständen er in den Alltag hineinwirkt. Oft sind es stille Leiden, die lange kompensiert werden, und die sich bei einer erhöhten Alltagsbelastung verstärken oder ganz plötzlich hervorbrechen.

2.1 Getrennt statt verbunden

Trauma ist die Unterbrechung des Gefühls der Verbundenheit. Es ist verunsichernd, wenn der Zugang zu den Gefühlen, zum Körper, zu den Körperempfindungen geschwächt oder sogar unterbrochen wird. Genauso verunsichernd ist es, wenn sich heftige Gefühlszustände, manchmal ohne klar erkennbare Vorankündigung, einen Weg bahnen und hervorbrechen.

Im Hirn finden bei einem Schocktrauma oder auch bei einem ausgeprägten Entwicklungstrauma die einzelnen Aspekte von Denken-Fühlen-Erinnern nicht mehr zueinander, sie sind mehr oder weniger fragmentiert. Die Erinnerung, falls sie überhaupt noch zugänglich ist, scheint von den dazugehörenden Gefühlen wie losgelöst. Die Beziehung zu sich selbst, zum eigenen Körper, den Gefühlen und den dahinter liegenden Bedürfnissen ist mehr oder weniger unterbrochen. Kurz: Trauma bedeutet ein Abgeschnittensein, eine scheinbare Trennung, und das schmerzliche Fehlen von Verbundenheit. Trauma ist somit seelische Einsamkeit, Isolation, ein Ausgeschlossensein von sich selbst. Das beeinträchtigt naturgemäß auch die Beziehung zu anderen.

Beispiel:
Matilda, mit Entwicklungstrauma, fühlt sich chronisch unverbunden. Das erzeugt eine innere Spannung, die zuweilen so groß ist, dass sie sich mit Essen vollstopft und danach erbricht.

Beispiel:
Hannes, mit Schocktrauma, sagt drei Wochen nach dem Unfalltod seiner Frau: »Ich bin wie taub und spüre mich nicht mehr, ich gehe wie ein Roboter durchs Leben.«

Betroffene erinnern sich manchmal zu Beginn einer Therapie oder traumasensiblen Begleitung überhaupt nicht mehr an ihre Kindheit oder sie äußern sich sehr pauschalisierend über eine in ihren Augen ideale Kindheit.

Manchmal erzählen sie die gruseligsten Dinge mit einem Lächeln im Gesicht. Das zeigt dieses Abgeschnittensein und ist ein Schutz, um nicht von seelischem Schmerz und angstvollen Zuständen von Hilflosigkeit überschwemmt zu werden.

Eine traumasensible Begleitung heißt, einem Menschen mit Schocktrauma zu helfen, die Verbindung zu sich selbst sachte wieder zu knüpfen. Oder, bei einem Menschen mit Entwicklungstrauma, diese überhaupt erst aufzubauen, falls sie nur spärlich ausgebildet ist.

2.2 Chronischer Stress

Das oben beschriebene innere Abgeschnittensein geht mit einem belastenden Nervenzustand einher. Es ist wichtig, bei jedem Menschen, der sich hilfesuchend an uns wendet, Auffälligkeiten des autonomen Nervensystems genauer zu beobachten. Das heißt, eine latente Überaktivierung oder Antriebslosigkeit – oder auch beides im Wechsel – sollte uns aufmerksam machen: Es bedeutet, dass jemand chronischen Stress hat (▸ Kap. 3.4). Häufig tritt dieser Stress zusammen mit einem unsicheren Bindungsmodus auf. Das zeigt, dass dieser Mensch schon als Baby und Kleinkind einiges an Dysregulation ertragen musste.

Unser Hirn ist erst im Alter von zwei bis drei Jahren so weit entwickelt, dass wir uns später mit Bildern an konkrete Ereignisse erinnern und diese verbalisieren können. Implizit, das heißt von den gespeicherten Reaktionen des autonomen Nervensystems her, erinnern wir uns jedoch bis in die Zeit im Mutterleib und reagieren zum Beispiel später in bestimmten Lebenssituationen physiologisch mit der Ausschüttung von Stresshormonen, auch wenn äußerlich keine reale Gefahr droht.

Es ist für Betroffene nicht nur sehr unangenehm, mit so viel Anspannung und innerem Stress durchs Leben zu gehen, es begünstigt auch psychische und physische Krankheiten. Schmerzerkrankungen können mit nicht integriertem seelischem Schmerz in Zusammenhang stehen: Zum Beispiel können beim so genannt sozialen Schmerz oder Ausgrenzungsschmerz, der bei Mobbing entsteht, im Hirn dieselben Regionen wie bei chronischem körperlichem Schmerz betroffen sein.[26]

Sich wiederholende Stolperfallen in Bindungskontexten sind weitere Indikatoren für ein desorganisiertes, gestresstes Nervensystem. Diese zeigen sich beispielsweise in der Partnerschaft, in der Familie, im Beruf und in Freundschaften.

Beispiel:
Martin leistet gute Arbeit, doch sein Selbstwert und sein Gefühl der Daseinsberechtigung im Leben sind gering. Er braucht sehr viel Anerkennung für seine Leistung. Er hat im Büro den Spitznamen »Komplimente-Fischer«. Das ist ihm peinlich und erhöht seine Insuffizienz-Gefühle. In einer Begleitung lernt er unter anderem, sich um seine unsicheren Anteile zu kümmern und zu erforschen, was wachsen darf und was ihm echten Selbstwert gibt.

Eine traumasensible Begleitung strebt neben der Bewusstwerdung bezüglich der äußeren Stressoren auch eine Regulierung der Unausgeglichenheit im autonomen Nervensystem an. Es geht dabei in erster Linie um eine Normalisierung und Harmonisierung der Funktionen des sympathischen und parasympathischen Nervensystems (► Kap. 3.5).

2.3 Fehlgeleitete Neurozeption

In Bezug auf Stress ging man lange von den zwei Schaltkreisen Sympathikus (Anregung) und Parasympathikus (Beruhigung) aus. Stephen W. Porges postuliert einen dritten, bindungsrelevanten Schaltkreis und bezeichnet das Zusammenspiel der drei Schaltkreise (► Kap. 3.4) als *Neurozeption.* Darunter versteht Porges eine uns schützende, neuronale Einschätzung, die dauernd die Umgebung auf Sicherheit, bzw. Reize von Gefahr kontrolliert, und blitzschnell abwägt, welche physiologische Reaktion im Moment sinnvoll ist. Das geschieht vorbewusst und diese Überprüfung umfasst unseren Körper, unsere Umgebung sowie zwischenmenschliche Situationen.[27] Für Menschen mit Traumahintergrund ist diese Wahrnehmung oft fehlgeleitet: Betroffene fühlen sich unsicher, auch wenn Sicherheit besteht oder, im Gegensatz dazu, reagieren sie kaum, wenn eine gewisse Gefahr droht. Mit dem Resultat eines übermäßigen Vermeidungs- oder Risikoverhaltens, oder beidem im Wechsel. Das heißt, und das ist die eigentliche Tragik, sogar die Wahrnehmung für Sicherheit, die Neurozeption, ist verunsichert! Vergleichbar mit der Erfahrung einer korrupten Polizei, wird dabei das Vertrauen in die eigene Wahrnehmung untergraben. Das verwirrt Betroffene und lässt sie in der Tiefe an sich selbst zweifeln. Das Selbstvertrauen und der Selbstwert leiden darunter.

Eine fehlgeleitete Neurozeption findet sich häufig bei Menschen, die massive Überforderungssituationen, also traumatischen Stress, in frühester Zeit erlebt haben. Dabei ist Vernachlässigung, zum Beispiel durch tiefe emotionale Mangelsituationen, ein hoch traumatisierender Stressor. Traumatisierende Erfahrungen können in einem Kinderhirn bewirken, dass es anfängt, alle unvertrauten und aktuell stressenden Ereignisse so zu verarbeiten, als würden sie das Potenzial enthalten, traumatisierend zu sein. Die Reaktionen auf normale Ereignisse sind dann überreaktiv; es kommt zu Übererregung oder zu dissoziativen Symptomen und Verhaltensweisen.[28] Von der Polyvagaltheorie her betrachtet ist dabei das sympathische Nervensystem chronisch übersteuert oder man ist durch innere Betäubung gefangen im dorsalen Vagus (▶ Kap. 3.5). Dies bewirkt, dass ein Mensch wenig fähig ist, reale Situationen auf ihre Gefährlichkeit hin richtig einzustufen: Alles ist gefährlich oder nichts ist gefährlich. Die häufigste Folge einer fehlgeleiteten Neurozeption ist ein deutlich ausgeprägtes Vermeidungsverhalten.

Beispiel:
Isa, 29, hat eine kleine Tochter und leidet unter der chronischen Angst, diese könne sterben. Sie verschließt sich vor Sozialkontakten, weil sie fürchtet, ihre Tochter könne sich dabei mit einer tödlichen Krankheit infizieren. In der traumasensiblen Begleitung erkennt sie, dass ihre tiefe Verlustangst aus Situationen in ihrer Kindheit herrührt, als sie ganz real ihren Vater fast verloren hätte. Isa wird mit der Zeit klar, dass diese alte Gefahr heute vorbei ist. Sie kann zunehmend innere Sicherheit entwickeln.

Wenn im Gegensatz dazu nichts gefährlich erscheint, können Betroffene regelrecht süchtig nach Adrenalin sein, Gefahrensituationen forcieren und dabei ihre Verletzbarkeit unterschätzen im Sinne von: *Angst? Kenne ich nicht.*

Oder sie finden sich in ewiggleichen Stresssituationen wieder, ohne dass sie das bewusst anstreben würden: Ein Reenactment, also die Reinszenierung von Erlebtem, beschert ihnen mit dem ausgeschütteten Adrenalin die Heftigkeit und den inneren Tumult, der ihnen implizit bekannt und somit vertraut ist.[29,30]

In der traumasensiblen Begleitung können wir einen Realitäts-Check machen, wenn der Sympathikus eines Menschen plötzlich hochschnellt. Wenn sich etwas plötzlich sehr intensiv anfühlt, können wir erst einmal überprüfen, ob das möglicherweise ein Gefahrenhinweis ist, der von einem Erlebnis aus der Vergangenheit stammt, das gerade in uns aktiviert wurde, und ob auf der Handlungsebene aktuell überhaupt etwas ansteht.[31]

2.4 Mangelndes Vertrauen und Pseudo-Vertrauen

Fehlgeleitete Neurozeption führt unter anderem zu einem mangelnden Selbstvertrauen oder einem mangelnden Vertrauen in andere Menschen: Ein Teil der Betroffenen glaubt, die Welt und die Menschen seien ihnen grundsätzlich schlecht gesinnt und sie müssten sich vor erneuter Verletzung schützen. Dieser übermäßige Schutz macht hart, das Herz bleibt verschlossen und es können kaum enge Bindungen geknüpft werden. Es ist für Betroffene schwierig, zuversichtlich zu sein und zu vertrauen, insbesondere, wenn sie etwas oder jemanden noch nicht kennen. Unser Hirn gestaltet die Zukunft aus der Vergangenheit und produziert in diesem Falle negative Vorhersagen.[32]

Beispiel:
Lara, Ende 30, spürt eine Sehnsucht nach Partnerschaft und Familie; sie wünscht sich ein Kind. Doch immer, wenn sich eine stimmige Beziehung zu mehr Nähe und Verbindlichkeit entwickelt, bekommt sie massive Ängste und zieht sich zurück. Sie versteht ihr Verhalten nicht, frustriert sie sich doch damit selbst und hinterlässt auch bei Bindungspartnern tiefe Wunden.

Im Gegensatz dazu gibt es Menschen mit einem blinden oder Pseudo-Vertrauen, das sich in einer auffälligen Leichtgläubigkeit zeigt. Warnsignale werden von Betroffenen ausgeblendet oder schöngeredet, und sie tun für Bindung und Nähe alles, Würde hin oder her. Sie zeigen durch ihr überangepasstes Verhalten anderen Menschen unbewusst, dass sie ausgenutzt werden können. Das kann subtil sein, doch Menschen, die es gewohnt sind, andere tendenziell zu benutzen und auszunutzen, können das so gut lesen, wie wenn jemand ein farbiges Zeichen vor sich hertragen würde.

Beispiel:
Marco, ein pflichtbewusster Mann Anfang 30, gerät immer wieder an Partnerinnen, die ihn ausnutzen und danach fallen lassen. Er öffnet sein Herz und hat die Tendenz, sich in einem Gegenüber symbiotisch zu verlieren. Er weiß nicht, weshalb er verlassen wird – gibt er doch immer alles und ist jederzeit für seine Partnerin verfügbar.

Echtes, gesundes Vertrauen und das Zulassen von emotionaler Nähe brauchen sichere Kontexte. Vertrauen bildet sich langsam und schrittweise und ist an Bindungssicherheit, Selbstwahrnehmung und Selbstvertrauen geknüpft.

2.5 Grenzenlosigkeit und rigide Grenzen

Fehlende Grenzen, oder, im Gegensatz dazu, rigide Grenzen, sind ein deutlicher Hinweis auf ein Entwicklungstrauma. Wird die Entwicklung des Eigenraumes eines Kindes, das so genannte Selbst, von dessen Bezugspersonen nicht gefördert oder gar dauernd beschnitten, kann sich kein Empfinden für natürliche Grenzen entwickeln. Menschen, die durch frühe Grenzüberschreitungen verletzt wurden, können sich zudem innerlich nur schwer von der Person trennen, die sie verwundet und in ihrer Entfaltung gehindert hat.[33] Kurz: Verletzung bindet mehr, als einem lieb ist. Mit entsprechenden Folgen.

Menschen, die nur spärliche innere Grenzen entwickelt haben, können sich selbst nicht ausreichend schützen. Sie lassen sich in einem Falle immer wieder verletzen und spüren wenig, wo sie aufhören und wo ein Gegenüber beginnt. Nein sagen fällt ihnen schwer, das Wohl anderer stellen sie über ihr eigenes. Sie nehmen Abhängigkeit und manchmal auch Unterwürfigkeit in Kauf für ein bisschen Zuwendung. Manchmal holen sie sich in der Rolle als gebende Person eine Art Lebensberechtigung oder eine gewisse Kontrolle, die Sicherheit verspricht.

Im anderen, gegensätzlichen Falle etablieren sich rigide Grenzen. Diese geben zwar Halt und eine Art Schein-Sicherheit, sind jedoch unflexibel: Rigide Grenzen sind keine gesunden, natürlich gewachsenen Grenzen. Betroffene wollen nie abhängig werden und das Vertrauen in andere ist gering. Sie haben Angst vor Nähe, auch vor der Nähe zu sich selbst. Denn da lauert alter Schmerz. Wer eine Verbindung mit einem solchermaßen überschützten

Menschen sucht, erreicht ihn nicht oder prallt an seiner Unnahbarkeit und Schein-Autonomie ab.

Nährende Nähe kann ein Mensch mit mangelnden Grenzen genau so wenig erleben wie ein Mensch mit sehr engen Grenzen, denn in beiden Fällen kann erlebte Nähe nicht »gehalten« werden. Wie und wo denn, wenn im Innern kein identitätsbildender, sicherer Raum gewachsen ist? Menschen mit mangelnden oder rigiden Grenzen spüren vielleicht den Schmerz unbefriedigter Bedürfnisse diffus, doch diese Bedürfnisse sind schambesetzt und sie zu kommunizieren wird kaum zugelassen. Zudem, und dieser Punkt ist nicht zu unterschätzen: Wenn kein Bewusstsein für die eigenen Grenzen vorhanden ist, werden die Grenzen anderer eher überschritten und verletzt.

Authentizität wird erst möglich, wenn wir bei uns selbst zuhause sind, unseren eigenen Boden spüren und beginnen, darin Wurzeln zu bilden. Die Angst vor eingelagertem seelischem Schmerz kann groß sein und es braucht oft einiges an Mut, sich für den Weg zu sich selbst zu entscheiden.

Beispiel:
Samantha engagiert sich, neben ihrem Beruf in der Pflege, als Freiwillige – manchmal bis zur Erschöpfung. Sie gibt anderen das, was sie dringend selbst benötigt, nämlich Wärme, Verständnis und Akzeptanz. Als Kind versuchte sie vergeblich, ihre depressive Mutter aufzuheitern. Diese Stimmung von damals, diese Hoffnungslosigkeit, holt sie jetzt immer mehr ein, wenn sie nach der Arbeit ausgelaugt zuhause ankommt. In einer länger dauernden Begleitung, die vorerst hauptsächlich eine Schmerzbegleitung ist, werden ihr ihre alten Muster bewusst und sie beginnt aktiv, Selbstfürsorge zu entwickeln.

Durch das Zulassen von Verletzlichkeit sowie der Ausbildung flexibler Grenzen wird ein Mensch beziehungsfähig und kann sowohl nährende Nähe zulassen sowie befreiende Autonomie erleben. Einmal mehr: Verbundenheit und Freiheit schließen sich keineswegs aus, sondern bedingen einander.

2.6 Traumagebundene Scham- und Schuldgefühle

Scham für ein Fehlverhalten ist im Normalfall dienlich. Wir haben ein großes Bestreben, unsere soziale Zugehörigkeit nicht zu verlieren, denn sie dient unserer Sicherheit. Evolutionsbiologisch gesehen diente Scham einst unserem Überleben, und sie tut es zuweilen noch heute: Wenn eine Bezugsperson ein kleines Kind schützen will und es abrupt, vielleicht auch laut, vor einem potenziell schädigenden Verhalten stoppt, kann das Kind vor Schreck erstarren. Das kann zwar lebensrettend sein, doch das Kind wird dadurch tief verunsichert und schämt sich. Wenn in der Folge von der Bezugsperson die Verbindung wieder sichergestellt und das Kind getröstet wird, kann sich die Bindung im besten Falle sogar vertiefen: Das Kind hat ein nicht genehmes Verhalten gezeigt und es wird trotzdem geliebt.

Auch ein *Schuldbewusstsein* ist im Normalfall dienlich. Es setzt einen denkenden Geist und ein Gewissen voraus und entwickelt sich naturgemäß etwas später als Scham. Man hat jemandem geschadet und möchte das wiedergutmachen. Dieses Bestreben zur Wiedergutmachung dient auf eine gesunde Weise dem sozialen Miteinander.

Traumagebundene Scham- und Schuldgefühle sind etwas anderes. Sie sind chronifiziert und treten meist zusammen auf: Traumatische Scham entsteht in der Kindheit durch Auslachen, Bloßstellen, Abwerten, Entmutigen, Kleinmachen, Rügen, Bestrafen und vielem mehr. Das bewirkt seelische Isolation, Einsamkeit, ein Gefangensein in einer hohen inneren Erregung oder Erstarrung, Kontaktabbruch zu sich und zu anderen, ein niedriger Selbstwert und vieles mehr.[34] Kompensationsmechanismen sind zum Beispiel Perfektionismus und das Bestreben, auch unrealistische Erwartungen von anderen, manchmal geradezu vorauseilend, erfüllen zu wollen, in einem Verhalten, das sich »Please and Appease« nennt (► Kap. 2.7).

Hinter der traumatischen Scham liegt ein großer Schmerz. Es ist der ursprüngliche Schmerz über die Situationen, die diese tiefe, nicht aufgelöste Scham verursacht haben. Der Schmerz ist gepaart mit der immensen Angst, sozial geächtet, also dauerhaft ausgeschlossen, zu werden. *Schamabwehr* zeigt sich unter anderem durch Aggression, Suchterkrankungen oder manchmal auch, indem andere beschämt und abgewertet werden.

Beispiel:
Elen sagt in der Begleitung, dass diese alte Scham, wenn sie über sie kommt, schlimmer sei als Todesangst, die sie ebenso kennt: Beim Erleben von Todesangst möchte sie leben, und wenn sie von dieser alten Scham überrollt wird, sterben. Dieses starke Statement ist der Auftakt einer tiefgehenden Prozessarbeit.

Traumatische, chronifizierte Scham generiert genauso traumagebundene, chronische Schuldgefühle: Diese geben einem die Illusion, man sei »selber schuld« und man hätte es anders machen können. Das gibt eine Art Restkontrolle und dies ist weniger schlimm zu ertragen als den ursprünglichen Schmerz von erlittenen Beschämungen, innerer Verlassenheit und Zuständen wie Angst, Ohnmacht und Hilflosigkeit. Menschen mit chronischen Schuldgefühlen erklären manchmal in Situationen, die dies nicht im Geringsten erfordern, sehr ausführlich die Beweggründe ihres Handelns. Um Schuldgefühle abzuwehren, rechtfertigen sie sich prophylaktisch für Dinge, die ihnen gar nicht angelastet werden. Damit wollen sie sich schützen vor erneuten Beschuldigungen und der dazu gehörenden Angst vor Bindungsabbruch und Ausgrenzung. Unterschwellige, schnell aktivierbare Schuldgefühle werden, wie andere Traumafolgen auch, in vielen Fällen transgenerational weitergegeben.

Für den Abbau von traumatischer Scham und chronischen Schuldgefühlen sind der Aufbau der Selbstakzeptanz und damit die Erhöhung des Selbstwertes vordringlich. So können eigene Schwächen und Unzulänglichkeiten als menschlich eingestuft werden und die Idee, wir müssten jederzeit alles im Griff haben und perfekt sein, kann sukzessive abgebaut werden.[35] Auch wenn wir chronische Schuldgefühle niemandem direkt ausreden können, nützt es doch in vielen Fällen, in der Begleitung zusammen einen Realitäts-Check des Geschehens, das Schuldgefühle auslöst, zu machen.

Wenn ein unterstützungssuchender Mensch das Risiko wagt und sich in der Begleitung in seiner Fehlerhaftigkeit offenbart, auch mit seinen Scham- und Schuldgefühlen, hat dies einen heilenden Effekt, wenn wir ihm dabei verständnisvoll, empathisch und psycho-edukativ beistehen. In einem geschützten, warmherzigen Rahmen über die Scham zu sprechen, *ent-schämt.* Der Schmerz und die Angst, die hinter der traumatischen Scham und den chronischen Schuldgefühlen liegen, können erkannt, gewürdigt und weiter bearbeitet werden.

2.7 Please and Appease

Ein Please-and-Appease-Verhalten (gefallen und zufriedenstellen) ist verbreitet und wird häufig nicht als Traumafolge erkannt. Oft sind Betroffene angenehme, hilfsbereite Mitmenschen! Es geht bei diesem Verhalten um ein frühkindlich erlerntes Überlebensmuster, das sich als Unterwerfung unter eine bedrohlich-aggressive oder innerlich abweisende, emotional vernachlässigende Bezugsperson zeigt. Die Unterwerfung als Überlebensreaktion wird auch *Fawn Response* genannt (▶ Kap. 3.4). Wenn Kämpfen, Fliehen oder Erstarren keine Optionen sind, wird versucht, den beteiligten Menschen zu gefallen und sie zufriedenzustellen. Es ihnen recht zu machen. Keine Aggression zu provozieren. Brav, angepasst zu sein und sich unterzuordnen. Das ist kein absichtliches Täuschungsmanöver, sondern es geschieht unbewusst.[36] Übergroße Anpassung und Unterwerfung waren in der Kindheit ein Schutz, damit nicht noch Schlimmeres passiert. Oder eine Möglichkeit, um wenigstens ein bisschen der so dringend benötigten Zuwendung zu erhalten.

Ein chronifiziertes Please-and-Appease-Verhalten ist in verschiedenen dysfunktionalen Familienkontexten zu beobachten. Insbesondere, wenn eine Parentifizierung, also eine Rollenumkehr Eltern-Kind vorliegt, die von sehr bedürftigen, suchtkranken oder anderweitig psychisch oder physisch kranken Eltern evoziert wird. Es ist für ein Kind, das Mutter sein muss für einen oder beide Elternteile, äußerst schwierig, so etwas wie einen eigenen inneren Raum, eine eigene Lebens- und Daseinsberechtigung, eine eigene Identität zu entwickeln, die unabhängig von Leistung oder genehmem Verhalten sind. Das Selbstwertgefühl von Menschen mit einem Please-and-Appease-Verhalten und seinen dahinter liegenden tiefen Mangelzuständen ist entsprechend gering. Die abgrundtiefe Scham (»Ich bin eine Zumutung mit meinen Bedürfnissen«) und die damit einhergehende Selbstabwertung sind oft unbewusst.

Beispiel:
Marlies ist mit einem cholerischen Vater und einer depressiven Mutter aufgewachsen. Sie hat früh gelernt, ihre Bedürfnisse zu unterdrücken, sich anzupassen, unterzuordnen und einfach lieb und nützlich zu sein. Sie nahm sich auch später in ihrer Ehe komplett zurück, ignorierte ihre eigenen Bedürfnisse und richtete ihre Energie fast ausschließlich auf das Wohlergehen ihrer Kinder sowie in großem Maße auf die Karriere ihres politisch tätigen Mannes. Der sie, als das jüngste Kind 18 Jahre alt war, ohne Vorankündigung nach 25 Jahren Ehe verließ.

Ohne Trauma-Integration wird mit einem Please-and-Appease-Verhalten noch im Erwachsenenalter in erster Linie auf die anderen fokussiert. Es wird alles getan, damit es jenen möglichst gut geht. Das eigene Wohl wird dabei vernachlässigt. Konflikte und Auseinandersetzungen werden gescheut und um jeden Preis Bindung und Harmonie angestrebt.

Der Verzicht auf autonome Bestrebungen gibt eine gewisse Schein-Sicherheit und wird mit dem Preis der Selbstverleugnung bezahlt, der gemäß Arno Gruen einem eigentlichen Selbstverrat gleichkommt: »Man lernt, die eigenen Bedürfnisse und Beweggründe nicht zu erkennen. Der Mensch kann sein Eigenstes nicht erkennen, weil er sich seines eigenen Zentrums, seines Mittelpunktes, nicht bewusst ist. Und dazu kommt die Angst vor der Lebendigkeit der eigenen Bedürfnisse, die als bedrohliche Feinde erlebt werden.«[37] Menschen mit einem ausgeprägten Please-and-Appease-Verhalten sind oft nicht ganz erreichbar, im Sinne von: *Das Licht brennt, doch es ist niemand zuhause.* Betroffene sind wenig fassbar und das nicht etwa, weil sie sich verschließen würden. Sie zeigen durchaus Bindungsambitionen. Doch wo stehen sie persönlich? Wer sind sie? Welche Meinung haben sie? Können sie Wut, Aggression und Lebenskraft spüren?

In der Regel wollen Betroffene auch in einer Begleitsituation möglichst alles gut machen und uns zufriedenstellen. Psychoedukation und ein schrittweises Erforschen der Gefühle und Bedürfnisse sind unabdingbar. Zudem sollte jeder wirklichen Ich-Leistung Anerkennung entgegengebracht werden: Alles, was den Selbstwert erhöht und die Selbstwirksamkeit stärkt, hilft, dass sich jemand als wertvoller, gewünschter Mensch erfahren kann, der sich selbst sein und Raum einnehmen darf.

Die Liste für Symptome und Verhaltensweisen von Menschen mit Traumahintergrund ließe sich fast beliebig vergrößern. Wichtige Stichworte sind auch: Erlernte Hilflosigkeit, Suchterkrankungen (inklusive pathologische Essmuster), mangelnde Selbstfürsorge, Einsamkeit, Depression, generalisierte Ängste und Panikattacken, Hypochondrie, Dissoziation, Derealisation und Depersonalisation, Selbst- und Fremdabwertung, Unterordnung oder Überheblichkeit, Initiativlosigkeit oder Rastlosigkeit, verstrickte Beziehungen, körperliche Erkrankungen ... die Liste der Folgen von traumabedingtem Stress ist offen und lang.

Demgegenüber ist Heilung eine Wellenbewegung, und eine mittig durch die Wellen gezogene Gerade weist eine moderate Steigung auf. Unser Kopf, d. h. unsere Erkenntnisse, unsere Einsicht, sind dabei fast immer ein großes Stück weiter als die körperliche Integration. Die alten, physiologisch wirksamen Schreckmuster, die der natürlichen Expansion des Lebens entgegenwirken, sind so tief ins Körpergedächtnis eingeschrieben, dass es viel Übung und viele korrigierende Erfahrungen braucht, damit von einer nachhaltigen Verbesserung der Symptome, also von Integration, gesprochen werden kann. Integration heißt, mehr sich selbst zu sein, mehr Raum zu haben ohne die alten, einschränkenden Muster. Ein Trauma oder traumatisierende Lebensumstände sind indessen nie ungeschehen und verschwunden. Auch wenn diese integriert sind, können sie sich zuweilen wie ein fernes Echo zeigen. Dieses kann jedoch zugeordnet und die darin innewohnende Erregung reguliert werden.

In den nächsten Kapiteln werden zur Theorie auch Anreize fürs praktische Üben vorgeschlagen.

3 Sicherheit kommt vor Wachstum

Zusammenfassung
Innere Sicherheit und Verbundenheit sind die Basis, auf der wir uns optimal entwickeln und wachsen können. Die Verbindung mit dem Körper-Selbst, die Selbstanbindung, ist die Grundlage für gefühlte Sicherheit und Selbstwert. Die Beziehung zu uns selbst beeinflusst unser Selbstbild, und dieses bestimmt, wie wir die Welt wahrnehmen und unsere Beziehungen gestalten.

Nicht nur Sicherheit, sondern auch Verunsicherung und seelischer Schmerz werden im Körpergedächtnis gespeichert. Weshalb sollten daher Menschen mit Traumahintergrund Sicherheit ausgerechnet in ihrem eigenen Körper suchen? Das Wahrnehmen oder erneute Erleben von altem Schmerz und von Verlassenheitsangst wird gefürchtet und die so dringend benötigte Sicherheit wird in erster Linie in äußerer Kontrolle gesucht. Das wiederum vergrößert die Selbstentfremdung.

Der Körper ist indessen der einzige Zugang, um Sicherheit zu spüren und nachhaltig zu erleben. Sich aus alter Unsicherheit hinauszuentwickeln heißt unter anderem, sich um sein Nervensystem und seine Reaktionen zu kümmern.

Die für dieses Buch zusammengestellten, zum Teil selbst kreierten und von mir häufig angewendeten Übungen werden in einen theoretischen Hintergrund eingebettet. Ein kleines Erklärvideo zu einigen Übungen vereinfacht deren Verständlichkeit. Ein zentraler Teil dieses Buches besteht aus 21 Audiodateien. Die Audios dienen dem entspannten Lauschen nach innen und dem Erkunden neuer Ebenen. Die Empfänglichkeit für direkte Erfahrungen wird in der passiven Audio-Form ungleich stärker stimuliert als dies beim aktiven Lesen eines Textes möglich wäre. Weil sich die Hirnwellen beim Lauschen der vorliegenden Audios in Richtung Entspannung verändern, sind eine bewusste Körperwahrnehmung, eine Weite des Geistes sowie konkrete Ein-Sichten 1:1 erlebbar. Das lateinische *mederi* bedeutet Heilen oder Arznei. Die im Buch vorgestellten Audios oder Reisen nach innen (*Med*itationen), sind auf eine ursprüngliche Weise eine Hingabe-Medizin. Mit etwas Übung entspannt sich das Nervensystem schon bei den ersten Worten eines Audios und Sicherheit kann im eigenen Körper erlebt werden. Mit der gefühlten, Halt gebenden Beheimatung im eigenen Körper entwickelt sich mehr Raum für heilsame, korrigierende Erfahrungen im Alltag.

Die 21 Audios liegen zum Teil in einer Kurz- und Langfassung vor und jeweils in drei verschiedenen Fassungen, was die Hintergrundklänge anbelangt. Damit werden sie unterschiedlichen Bedürfnissen gerecht. Weitere Hinweise zum Umgang mit den Audios sowie deren Texte befinden sich im Download-Bereich.

Das Atmen erfolgt während der Übungen und der Audios immer durch die Nase; die Zunge berührt dabei entspannt den Gaumen. Bei großer Unruhe kann durch den nur ganz leicht geöffneten Mund ausgeatmet werden (mit Lippenbremse, das verlangsamt das Ausatmen).

Für die direkt angeleiteten Übungen in diesem Buch, ob Text oder Audio, wird mehrheitlich die persönliche Anrede verwendet. *Achtung: Viele der Audios haben eine sehr beruhigende Wirkung und sollten aus Sicherheitsgründen keinesfalls beim Autofahren oder dergleichen angehört werden.*

> Den Link, unter dem die Audios, das Erklärvideo und weitere Zusatzmaterialien verfügbar sind, finden Sie am Ende von Kap. 7.

3.1 Mangelnde Sicherheit

> »Es gibt so etwas wie eine Gefühlserbschaft, die wir aus unserer Vergangenheit mitnehmen. Was wir in emotional bedeutsamen Beziehungen erfahren haben, wird zu einem Teil unserer selbst, formt unseren Blick, wird zu einer Art Schablone, mit der wir auf die Welt schauen: Wir erwarten es auch in künftigen Beziehungen, sei es, dass wir uns danach sehnen, sei es, dass wir uns davor fürchten.«[38]
> Cecile Loetz und Jakob Müller

Dem Weisheitslehrer Thich Nhat Han werden die Worte »Die Erde wird sicher sein, wenn wir in uns selbst genug Sicherheit fühlen« zugesprochen. Wir könnten ergänzen: »Die Erde wird friedvoll sein und wir wachsen in unsere eigentliche Größe hinein, wenn Sicherheit und Friede in uns wohnen«. Sicherheit und Frieden zu fühlen ist abhängig davon, wie weit wir uns selbst mühelos regulieren können. Wenn wir verunsichert sind, wackelt, bildlich gesprochen, der Boden unter uns und wir verlieren viel Energie im Ausbalancieren.

Traumafolgen führen zu einem grundsätzlichen Mangel an innerer Sicherheit (Entwicklungstrauma) oder einem plötzlichen Verlust von Sicherheit (Schocktrauma). Wir machen alle immer wieder Erfahrungen, die uns verunsichern, das gehört zum Leben. Das Leben selbst ist nicht vollständig sicher und wird es nie sein. Jeden Tag könnte ein naher Angehöriger oder wir selbst sterben oder eine Umweltkatastrophe über uns hereinbrechen. Gerade weil es so etwas wie eine komplette *äußere* Sicherheit im Leben nicht gibt, ist es zentral, dass wir *innere* Sicherheit entwickeln und uns sozial verbinden. So wächst die Zuversicht, dass wir damit umgehen können, wenn etwas Schwieriges geschehen sollte.

In der Begleitsituation geht es darum, zuerst einmal zu verstehen, was gerade im Nervensystem eines Menschen abläuft und die innere Verunsicherung und ihre Entstehungsgeschichte empathisch zu würdigen. Später kann sachte und kleinschrittig (wieder) ein Zugang zum Körper, seinen Empfindungen, Gefühlen und Bedürfnissen angestrebt werden.

Wird als Kind die Neurozeption in einer Umgebung geprägt, die unberechenbar ist und in der ständig unvorhergesehene Dinge passieren und in der wir uns zudem nicht sicher oder nicht gesehen fühlen, ist der Selbstschutz die einzige Wahl. Unsere im Nervensystem früh entstandenen autonomen Muster können als neurozeptive Tendenzen bestehen bleiben, und aus ihnen kann ein autonomes individuelles Profil resultieren.[39] Das hat unter anderem zur Folge, dass wir im Alltag mit Menschen in eine nähere Verbindung treten, deren autonome Muster in etwa unseren eigenen entsprechen. Etwas Bekanntes verspricht Sicherheit, sogar wenn es einem überfordernde emotionale Intensitäten oder Gefühlskälte und Abweisung beschert. Zum Beispiel erleben Frauen, die als Kind geschlagen wurden, später überproportional häufig häusliche Gewalt.

Unsichere Bindungsmuster ziehen sich oft auf eine diffuse Weise an. Zugrunde liegt ihnen zum einen eine Art Re-Inszenierung von schon Bekanntem, wie oben beschrieben. Doch auch die Aussicht nach Erlösung von altem Mangel kann locken wie eine Droge: Darin liegt eine kindliche Sehnsucht, jemanden zur Seite zu haben, der jederzeit für uns da ist und wortlos spürt, was wir brauchen.[40] Selbst wenn ein von frühem Mangel stark betroffener Mensch das Fehlende später plötzlich bekommen sollte, stellt sich die Erfahrung eines Genährtseins, eines wohliges Sattseins, und, damit einhergehend, das Erleben von Entspannung, Ruhe und Sicherheit nicht oder zumindest nicht nachhaltig ein. Weil in der Tiefe dauernd ein schmerzlicher

Mangel, ein unstillbar erscheinender seelischer Hunger lauert, kann keine Fülle aus sich selbst generiert und mit anderen freudig geteilt werden. Wenn jemand eine Beziehung dazu nutzt, um alten Mangel zu kompensieren, ist das auch für die andere Person eine große Herausforderung, denn ihr Geben verschwindet gleichsam in einem Fass ohne Boden; es wird nie reichen.

Viele Menschen tragen die Idee in sich, dass Sicherheit etwas ist, das in erster Linie von außen kommen sollte. Das war in unserem Leben tatsächlich einmal so. Doch da waren wir noch hilflose Babys, die viel Schutz und Fürsorge gebraucht haben.

Beispiel:
Roman, unsicher gebunden, ist ausgesprochen nähebedürftig. Er möchte, wenn er Stress im Beruf hat, und das ist oft der Fall, seine Frau Sylvie dauernd berühren, und von ihr umarmt werden. Sylvie, sicher gebunden, wird dies manchmal zu viel. Sie merkt, dass mit dieser gesuchten Dauernähe und Dauerkuscheln nicht sie als Person gemeint ist und sie Roman nie in dem Maß beruhigen und die Sicherheit geben kann, die er als Kind schmerzlich vermisst hat. Zudem ist ihr klar, dass mit diesem Beziehungsmuster eine ungesunde Asymmetrie in ihrer Beziehung besteht. Sie schlägt eine traumasensible Paarbegleitung vor, in die Roman sofort einwilligt. Bald darauf lässt er sich zudem auf eine Einzelbegleitung ein.

Was uns selbst fehlt, können wir bei anderen Menschen tendenziell nicht richtig lesen und interpretieren. Die Mentalisierungsfähigkeit ist aufgrund dieses unterschwelligen Schmerzes eingeschränkt und die Vorstellung fällt schwer, dass ein anderer Mensch in einer vergleichbaren Situation etwas anderes braucht als man selbst. Wenn eigene Bedürfnisse unterdrückt oder abgespalten werden, werden diese zudem leicht auf andere projiziert.

Beispiel:
Corinne leidet unter Anorexie. Ihr erklärtes Hobby ist Backen. Ihre Kuchen und Torten, alle mit viel Fett und Zucker zubereitet, verschenkt sie an Bekannte. Diese nehmen die Süßigkeiten zwar an, sind jedoch jeweils etwas befremdet.

Solange die innere Unsicherheit groß ist, ist das seelische Wachstum gebremst. Oder, etwas hoffnungsvoller formuliert, besteht der erste Teil des Wachstums darin, innere Sicherheit zu entwickeln und zu etablieren. Innere Sicherheit haben bedeutet, bei sich selbst zuhause zu sein, und somit fähig sein, sich auch mit anderen Menschen in einer gesunden Weise zu verbinden.

Die Reaktionen unseres Nervensystems auf Sicherheit und Unsicherheit sind ein körperliches Geschehen und sie beeinflussen und steuern unser Leben früh und in einem weiten Ausmaß. Der Pädiater Remo H. Largo war wegweisend in der Erforschung der Entwicklung von Kindern und ihren Bedürfnissen (Zürcher Longitudinalstudien).[41] Die individuellen Anlagen der Grundbedürfnisse und wie wir sie befriedigen, prägt nicht nur unsere Selbstwahrnehmung, sondern auch, wie wir von anderen Menschen wahrgenommen werden. Doch nicht nur unsere Grundbedürfnisse, sondern auch unsere Vorstellungen und persönlichen Kompetenzen bestimmen unser Leben mit. Largo beschreibt den Zusammenhang zwischen erlebter Geborgenheit und innerer Sicherheit wie folgt: »Das Verlangen nach Geborgenheit und Zuwendung ist so elementar wie dasjenige, Hunger und Durst zu stillen. Menschen, denen es an Geborgenheit und Zuwendung mangelt, sind in ihrem psychischen und körperlichen Wohlbefinden beeinträchtigt. Sie sind häufig in ihrer Beziehungsfähigkeit geschwächt ... Menschen fühlen sich dann geborgen und angenommen, wenn ihnen ihre Mitmenschen ein Gefühl von sozialer und emotionaler Sicherheit geben, sie in ihren Eigenheiten, Stärken und Schwächen akzeptieren und sie darin unterstützen, ihre Bedürfnisse befriedigen zu können.«[42]

Wenn primäre Bezugspersonen emotional wenig mit sich selbst verbunden sind, können sie die Bedürfnisse eines Neugeborenen nicht in einem genügenden Maß lesen und erfüllen. So werden eigene Unsicherheiten im Bindungssystem häufig weitergegeben und das Kind bekommt zu wenig Halt und Sicherheit. Zudem: Da Eltern mit einem unsicheren Bindungsmodus ihren Körperempfindungen und Instinkten wenig vertrauen, lassen sie sich von gesellschaftlichen Meinungen und Glaubenssätzen beeinflussen, die da heißen: Kinder sollen abgehärtet werden, oder im Gegensatz dazu, man darf Kindern keine – nota bene Halt gebenden – Grenzen zeigen.[43]

Die meisten Menschen mit einem unsicheren Bindungsmodus wollen es als Eltern grundsätzlich besser machen als sie es bei ihren Eltern erlebt haben. Wenn die alten Muster zumindest halbwegs bewusst sind, wird manchmal ein »Gegenentwurf« gelebt. Das ist zwar oft deutlich besser als das vormals von ihnen selbst Erlebte, doch es führt beim Kind nicht zwangsläufig zu einer ausgeprägten inneren Sicherheit: Kinder wittern die unterschwellige Unsicherheit ihrer Bezugspersonen. Transgenerational wird alles Unerlöste, zumindest in abgeschwächter Form, weitergegeben.

Nicht immer sind es die weitergegebenen Wunden der Eltern: Eine Bindungsverletzung oder ein Bindungstrauma kann auch aufgrund einer schwierige Geburtssituation oder aufgrund eines langen Spitalaufenthaltes mit Isolation entstehen. Oder ein Kind verliert schon früh seine Mutter oder eine andere verantwortliche Bezugsperson. Manchmal bringt das Kind selbst eine neurophysiologische Beeinträchtigung mit, und es kann trotz liebevoller Einstimmung der Bezugsperson(en) nicht adäquat auf deren Bindungsangebote eingehen. Hier braucht es möglichst früh fachliche Hilfe und Begleitung.

3.2 Selbstanbindung, Bindungsmodus und Selbstwert

»Ein Mensch, der ans Vertrauen angebunden ist, bleibt in einer Offenheit, die es ihm ermöglicht, sich immer wieder neu zu wandeln und mit den Erfordernissen des Lebens mitzufliessen.«[44]
Richard Stiegler

Die Forschungen des britischen Kinderpsychiaters John Bowlby Mitte des letzten Jahrhunderts waren der Auftakt für die Entwicklung der bis heute verwendeten Bindungstheorie. Bindung wurde damals in einen *sicheren* Bindungsstil versus verschieden geartete *unsichere* Bindungsstile differenziert. Heute wird die starre, kategoriale Sichtweise der Bindungstypen zunehmend infrage gestellt und von einer mehrheitlich dimensionalen Auslegung abgelöst. Das heißt, ein unsicher gebundener Mensch hat nicht einen ganz bestimmten, definierten unsicheren Bindungsstil, sondern befindet sich eher in einem *Bindungsspektrum.* Weil alle Menschen ängstliche *und* vermeidende Seiten haben, kommt es vor allem darauf an, wie dominant diese Seiten ausgeprägt sind.[45] Ein unsicherer Bindungsstil betrifft etwa 45 % der Kinder und 40 % der Erwachsenen. Menschen mit Symptomen von psychischen Störungen zeigen ausgeprägt häufig unsichere Bindungsmuster. Doch längst nicht jeder Mensch mit einem unsicheren Bindungsmuster leidet an einer als pathologisch definierten psychischen Erkrankung.[46]

Im vorliegenden Buch gehe ich nicht näher auf die in der Fachwelt bisher verwendeten Unterkategorien eines unsicheren Bindungsstils ein. Zudem ersetze ich den Begriff »Bindungsstil« meist mit »Bindungsmodus« oder »Bindungsmuster«. Ein Modus oder ein Muster ist veränderlich und sagt etwas über die momentane Art und Weise des Verhaltens bzgl. eines Geschehens aus. Im Gegensatz dazu bedeutet ein »Stil« eher etwas Festgelegtes, Fixes.

Unabhängig davon, ob in einer akuten Krise die innere Sicherheit vorübergehend abhandengekommen ist, ob sie gar nie vorhanden war oder ob die Unsicherheit gut kompensiert wurde oder wird: Wir liegen in der Begleitung nie falsch, wenn wir von innerer Unsicherheit und Verunsicherung ausgehen und alles dafür tun, Sicherheit aufzubauen.

Sichere Bindung, Autonomie und Selbstwert

Die angeborene Bindungssuche ist das erste überlebenssichernde Verhalten eines Säuglings. Sicherheit und Bindung bedingen und verstärken sich im gesunden Falle gegenseitig. Es ist wohl die Essenz unserer sozialen Natur, dass Verbindung Sicherheit gibt und Sicherheit Verbindung ermöglicht.

Idealerweise werden wir bei unserer Geburt willkommen geheißen und es wird von nahestehenden Bezugspersonen alles getan, damit unser noch unreifes Nervensystem reguliert wird, indem wir genug Geborgenheit und sicherheitsspendende Zuwendung erfahren. Wir entwickeln in der Folge ein ursprüngliches Vertrauen ins Leben und können uns im Laufe unserer Entwicklung immer besser selbst regulieren. Auf die Phase, in der sich unser Bindungsverhalten herausbildet, folgt die Phase unseres Explorations- und Autonomiebestrebens, das bis in die heutige Zeit hinein despektierlich als »Trotzphase« bezeichnet wurde und wird. Ein kleinschrittiges Lernen von Autonomie ist nötig, damit wir selbständiger und im Laufe der Zeit unabhängiger von der Fürsorge unserer Eltern werden. Eine sichere Bindung und der Drang nach Exploration und Selbstermächtigung gehören somit zusammen und sind für die Ausbildung eines stabilen Selbstwertes unerlässlich. Dies bestimmt wiederum wesentlich, wie wir unsere späteren Beziehungen gestalten.[47] Das heißt, wenn wir die Erfahrung machen, um unserer selbst Willen, also bedingungslos, geliebt zu werden, und unseren Raum nehmen und erkunden können, verinnerlichen wir die Überzeugung, dass unsere Bedürfnisse in Ordnung sind und wir unseren ganz eigenen Lebensweg gehen dürfen.

Wenn wir bei sicher gebundenen Eltern aufgewachsen sind, haben wir selbst mit hoher Wahrscheinlichkeit einen sicheren Bindungsmodus verinnerlicht. Auf unsere primären Bedürfnisse wurde feinfühlig eingegangen und demzufolge haben wir eine gute Selbstanbindung entwickelt. Dadurch nehmen wir unser Innenleben differenziert wahr, können uns leicht mit anderen verbinden und nehmen auch sie gut wahr. Als Erwachsene wissen wir auch in schwierigen Situationen, was uns guttut und was nicht. Zudem nehmen wir, wenn wir selbst nicht weiterwissen, früh genug Hilfe von dazu geeigneten Menschen an. Wir glauben daran, dass wir das gemeinsam schaffen. Oder, falls das trotzdem nicht gleich klappt, vertrauen wir vielleicht auf etwas uns Übergeordnetes, das zur Lösung beitragen wird.[48] Anpassungen an veränderte Situationen sowie Neuausrichtungen fallen uns mit einem sicheren Bindungsmodus nicht so langanhaltend schwer, als dass unser Selbstwert oder unser Vertrauen ins Leben daran zerbrechen würde. Kurz: Aus einem sicheren, verlässlichen Bindungskontext im Säuglings- und Kleinkindalter und einem gesunden Autonomiebestreben resultiert ein gesunder, tragfähiger Boden, ein stabiles Fundament. »Seelenbebensicher« sozusagen.

Die Selbstanbindung ist die wichtigste Voraussetzung, um Selbstregulation zu lernen und sich tief entspannen und regenerieren zu können. Die Anbindung an das Körper-Selbst ermöglicht den Zugang zu den Gefühlen und den dahinter liegenden, elementaren Bedürfnissen.

Folgen mangelnder Selbstanbindung

Viele Menschen erleben keine genügend sicherheitsspendende Anfangssituation als Baby. Ein Kind sucht Verlässlichkeit und dauerhafte emotionale Verbundenheit. Das ist biologisch in unserem Bindungssystem angelegt und dient, wie schon erwähnt, dem Überleben. Ein Baby oder Kleinkind wird verunsichert, wenn seine primären Bedürfnisse oder ein Teil davon nicht adäquat befriedigt werden. Es kann sich in der Folge nicht tief mit sich und dem Körperselbst verbinden.[49] Somit ist auch genussvolle Entspannung erschwert und es besteht wenig Kapazität und Spielraum, um Lebensfreude, Expansion und Fülle zu entwickeln. Ein mangelhaft entwickelter Zugang zur Körperwahrnehmung hat Auswirkungen: Das Wahrnehmen von Körperempfindungen ist Bedingung für die Entwicklung des Fühlens differenzierter Emotionen. Letztere können somit kaum als dienliche Wegweiser für die Handlungsebene genutzt werden. Zudem: Was wir bei uns selbst nicht wahrnehmen und interpretieren können, können wir auch bei anderen nicht genau einordnen. Mangelnde Selbstanbindung öffnet somit das Feld für Fehleinschätzungen, Projektionen und Missverständnisse.

Mangelnde Verbundenheit ist nicht nur ein individuelles Thema, sondern wird uns auch in unserer Konsum- und Leistungsgesellschaft gespiegelt. Nie satt werden, Gier und das Streben nach materiellem Status sind weitverbreitet. Eine markante Folge davon ist der fahrlässige Umgang mit Menschen und Tieren sowie unseren Ressourcen. Unser schon fast komatöser Planet zeigt, wieviel Unerlöstes und Unverbundenes in so vielen Seelen wohnt. Wenn wir sorgsam mit uns selbst umgehen, gehen wir auch achtsam mit unseren Grundlagen um. Die Patientin Erde kann nur durch mehr Verbundenheit in und zwischen uns genesen. Verbundenheit generiert Sicherheit. Wer sich innerlich sicher fühlt und in soziale Sicherheit eingebettet ist, kann optimal wachsen und sich entwickeln. Menschen sind kooperativ und handeln konstruktiv, wenn sie sich innerlich sicher, verbunden, gesehen, gewünscht und geliebt fühlen.

Ein unsicherer Bindungsmodus kann sicher werden

Ein unsicherer Bindungsmodus kann sich mithilfe von sicher gebundenen Mitmenschen sukzessive verändern zu mehr Selbstanbindung und Bindungssicherheit. Nicht selten geschieht der Auftakt dazu durch eine Krisenerfahrung, in deren Folge eine Therapie oder eine traumasensible Begleitung begonnen wird, um zu einer vertieften Selbst- und Sinnsuche zu gelangen. Idealerweise führt dies zu einer erhöhten Fühlbereitschaft und zur Integration von altem Schmerz.

Der Einfluss alter Bindungsmuster ist oft unbewusst, solange jemand einigermaßen kompensiert durchs Leben geht. So verstehen wir in der Begleitung manchmal nicht sofort, weshalb ein aktuelles Ereignis jemanden so komplett und so langanhaltend aus der Bahn wirft: Dies ist häufig ein Hochschwappen von altem Schmerz, der vor allem auf der Bindungsebene angesiedelt ist. Es sind die korrigierenden Erfahrungen mit sicheren, zuverlässigen Bindungspersonen, die alte Bindungswunden heilen. Es dauert seine Zeit, und Betroffene brauchen dazu Vertrauen und Mut.

Der Bonus: Die Entwicklung von einem unsicheren zu einem sicheren Bindungsmodus steigert die Lebensfreude und scheint zudem maßgeblich am sogenannten posttraumatischen Wachstum beteiligt zu sein.

Ein unsicherer Bindungsmodus kann nicht im Alleingang verändert werden. Sicherheit setzt zwar die Verbindung zu sich selbst voraus, doch diese resultiert und zeigt sich immer auch im zwischenmenschlichen Kontakt und einer fein abgestimmten, empathischen Kommunikation. Jeder Mensch braucht zuerst selbst die Erfahrung von bedingungsloser Liebe und Zuwendung, bevor er diese in sich fühlen kann und auch anderen zu geben vermag.

Das Wissen um die Veränderbarkeit der Bindungsmuster gibt unsicher gebundenen und bindungsverletzten Menschen berechtigte Hoffnung. Korrigierende, sicherheitsspendende Erfahrungen sind die Basis für das Wachsen des Selbstwertgefühles und der seelischen sowie körperlichen Gesundheit insgesamt.

3.3 Früher Bindungsstress

> »Bindung ist keine Impfung fürs Leben, sondern ein lernendes System aus per Geburt zusammengefügten, genauso aber auch wahlverwandten Menschen, in dem das Kind seine Entwicklung organisiert.«[43]
> Herbert Renz-Polster

Ein Neugeborenes braucht verlässlich Nahrung, Wärme, Pflege, Geborgenheit, Schutz und feinabgestimmte Interaktionen mit nahen Bindungspersonen. Durch deren Feingefühl wird eine geborgene Atmosphäre geschaffen, in der ein Säugling und das spätere Kleinkind möglichst optimale Bedingungen für seine weitere Reifung findet.[50] Ein Säugling erlebt Stress und bekommt Angst, wenn niemand da ist, der seine Grundbedürfnisse befriedigt. Wenn es ihm an etwas mangelt, wenn er Schmerzen hat, sind Weinen und andere körperlich gezeigte Formen die einzige Möglichkeit, sich mitzuteilen. Es braucht Menschen, die fähig sind, seine »Sprache« richtig zu interpretieren und ihm feinfühlig abgestimmt das zu geben, was er braucht. Unter *Responsivität* oder Antwortbereitschaft wird die Fähigkeit von Eltern verstanden, feinfühlig auf die Kommunikationsangebote ihrer Kinder einzugehen.[51] Wichtige und spannende neue Forschungsresultate zeigen, dass uns Babys schon sehr früh sehr viel mehr mitteilen als bisher gedacht. Zumindest wenn wir ihnen genau und empathisch zuhören.[52,53]

Ein Neugeborenes kann etwas noch ganz und gar nicht: sich selbst regulieren. Es kann sich nicht selbst beruhigen, wenn es Schmerz, Frustration, Stress, Angst oder fast alles gleichzeitig erlebt. Das Baby ist für die Regulation seines noch unreifen Nervensystems zwingend auf die Co-Regulation zumindest einer regulationsfähigen Bezugsperson angewiesen. Wenn jemand da ist, der dazu fähig ist, lernt das Baby zunehmend, sich selbst zu regulieren. Es wird sicherer und vermag die Befriedigung seiner Bedürfnisse ein wenig hinauszuschieben, ohne dass es deswegen übermäßig Stress hat.

Kinder sind von Anfang an eigene Persönlichkeiten, und auch wenn sich Eltern die größte Mühe geben, auf die Bedürfnisse eines Kindes passgenau einzugehen, gelingt das nicht jederzeit. Es gibt keine perfekten Eltern und keine Beziehungen ohne herausfordernde Momente. Sicherheit wird nicht gewährleistet mit einer immerwährenden optimalen Einstimmung, sondern genauso wichtig ist die *Absicht*, Verbindung und Wiederverbindung zu schaffen.[54] Die Entwicklung der Selbstregulationsfähigkeit durch Co-Regulation und das Erlangen einer gewissen Frustrationstoleranz gehen Hand in Hand und fördern die Resilienz. Dieser Prozess ist subtil, kleinschrittig und er dauert viele Jahre, genannt Kindheit.

Wer Selbstregulation als Kind nicht auf diese Weise lernen kann, hat ein enges Stress-Toleranzfenster (► Kap. 3.4). Wenn eine Bezugsperson das Kind regelmäßig allein lässt, wenn es weint – aus Unwissen, aus Unvermögen oder aus widrigen Umständen (Spitalaufenthalte etc.) heraus –, ist ein Kind viel zu lange dem schädlich hohen Level der eigenen Stresshormone ausgesetzt. In einem gewissen Maß geschieht das auch, wenn sich eine Bezugsperson dem Kind zwar aktiv zuwendet, sich jedoch kaum selbst regulieren kann. Wir können andere nur in dem Maß beruhigen, wie wir das bei uns selbst schaffen. Das Nervensystem des Kindes gleicht sich dem Nervensystem der aktuellen Bezugsperson an. Es ist seine einzige Option auf der Suche nach Regulation und seine einzige Option, Selbstregulation so zu lernen, wie es die Natur ganz ursprünglich vorsieht. Nämlich mit nahen Bezugspersonen in der Phase, wenn sein Nervensystem ausreift. Damit gelingt das Erlernen von Selbstregulation am einfachsten. Selbstregulation erst später im Leben zu lernen, ist indessen oft harte Arbeit.

Ein alter, fataler Irrtum

Kulturhistorisch gesehen wurden Babys die längste Zeit in der Menschheitsgeschichte von Bezugspersonen herumgetragen, das entspricht unserer Biologie. Das Weglegen von Babys, sogar wenn sie schreien, ist ein betrüblicher Teil der Menschheitsgeschichte, mit immensen Folgen.[55] Für das Nervensystem eines Babys ist es äußerst verunsichernd, wenn es wiederholt so lange schreiend allein gelassen wird, bis sein autonomes Nervensystem kollabiert. Es wird dann auf einmal still. Ganz still. Unsensible oder unwissende Bezugspersonen mögen das dann als Erfolg werten und meinen, das Kindchen könne sich jetzt selbst beruhigen. Weit gefehlt! Das Kind ist innerlich erstarrt und braucht jeweils lange Zeit, um sich davon einigermaßen zu erholen. Kollabieren ist vom Nervensystem her nie ein Sich-selbst-Beruhigen, sondern ein Aufgeben. Solche existenziellen Erfahrungen schreiben sich tief in das so genannte implizite Gedächtnis ein. Implizit heißt, der Körper, das Nervensystem, erinnert sich, nicht jedoch das Großhirn. Dieses ist zu diesem Zeitpunkt noch zu wenig entwickelt, als dass es sich später aktiv erinnern, geschweige denn Worte für das Erlebte finden könnte. Solche schädlichen Erfahrungen hinterlassen wirkmächtige Spuren, die weit ins Leben hinein reichen. Betroffene zeigen später in Beziehungen zuweilen irritierende Verhaltensweisen, die für sie selbst und für nahe Bezugspersonen kaum nachvollziehbar sind. Das kann erneute Verunsicherung im Bindungsverhalten bewirken.

Für die einige Zeit geltende Auffassung »Babys und Kinder soll man abhärten« wurde ein hoher Preis bezahlt. Sie führte ins Gegenteil der beabsichtigten Idee, denn solche frühkindlichen Stress-Erfahrungen vergrößern die Stresstoleranz in keinem einzigen Fall, sondern sie verringern sie, und das sogar drastisch. Die Erziehungsempfehlungen der Ärztin Johanna Haarer aus den 1930er Jahren werfen noch immer lange Schatten, und das so genannte »Kontrollierte Schreien« wird schrecklicherweise noch heute von einigen Kinderärzt:innen empfohlen.[56]

Wenn das Bedürfnis nach Autonomie zu kurz kommt

Sich nicht adäquat um ein Kind zu kümmern, es in seinen zentralen Bedürfnissen zu vernachlässigen, das ist das eine. Integritäts-Grenzen aktiv zu überschreiten durch emotionale, verbale oder körperliche und sexualisierte Gewalt, das andere. Dass all dies äußerst schädlich für die Entwicklung eines Kindes ist, steht außer Frage. Diese Themen werden heute in der Öffentlichkeit breit thematisiert und diskutiert. Das ist wichtig und höchst notwendig.[57]

Etwas, das meines Erachtens etwas wenig explizit thematisiert wird, ist die aktive, übermäßige Reizzufuhr und damit die zu starke Stimulierung eines Babys mit seinem noch unreifen Nervensystem. Überstimulation führt zu einer Überflutung des in der Entwicklung befindlichen Ichs. Damit verwandt ist die Überfürsorglichkeit, die eine in der Betreuungsperson verortete, kompensatorische Ursache hat. Fakt ist: Ein Baby braucht nicht nur Beruhigung, sondern auch angemessene Stimulierung für seine Entwicklung. Feinfühlige Bindungspersonen finden heraus, was das Baby gerade braucht, indem sie die Signale seines Körpers, seiner Mimik und seiner Stimme erfassen und interpretieren. Eltern, die von altem Mangel betroffen und somit sehr bedürftig sind, fällt die Selbstwahrnehmung und Selbstfürsorge schwer. Darunter leidet die *Kontingenz*, wie die fein abgestimmte emotionale Kommunikation zwischen zwei Menschen bezeichnet wird. Unsichere Bezugspersonen merken es womöglich nicht, wenn ein Kind gerade nichts von ihnen braucht, zum Beispiel wenn es ganz zufrieden etwas beobachtet, mit den Händchen etwas zu packen versucht, freudig zappelt und vor sich hin gluckst. Sie greifen dauernd ein und beteiligen sich aktiv am Geschehen, auch wenn das Kind keinerlei Anzeichen dafür zeigt, dass es Unterhaltung, Trost,

Nahrung oder sonst etwas braucht. Sie lassen dem Kind nicht genügend Eigenraum, den es für seine Entwicklung *auch* braucht: Die *Übererfüllung* eines Grundbedürfnisses führt zur *Vernachlässigung* eines anderen Grundbedürfnisses. In diesem Falle werden die Entwicklung der Selbstregulation und der Selbstwirksamkeit beschnitten.[58] Das Autonomie- und Explorationsbestreben ist eines der Grundbedürfnisse, und wenn dem Kind die Luft genommen wird für seine Entwicklung, führt das zu einer verstrickten Familiendynamik (Enmeshment).[59] Ein Kind sollte nicht der einzige Lebensinhalt, der Sonnenschein für eine sehr bedürftige Bezugsperson sein müssen. Zudem: Kinder lassen sich anstecken vom inneren Schmerz und Stress der nächsten Bezugspersonen. Überstimulation und Überfürsorge ist für ein Wesen, das sich nicht wehren kann, übergriffig und führt mit hoher Wahrscheinlichkeit zu einem vermeidenden Bindungsmodus und einem niedrigen Selbstwertgefühl. Zuwendung ist nicht gleichbedeutend mit Liebe. Ein Mensch, der von kompensatorischer Zuwendung früh überschüttet wird, kann, zumindest in abgeschwächter Form, mit ähnlichen Themen konfrontiert werden wie jemand, der zu wenig Zuwendung bekommen hat: Er hat kaum Gespür für sich selbst, den eigenen Raum und seine Grenzen.

Eine zusätzliche Limitierung der Identitätsentwicklung geschieht, wenn Kinder maßlos mit Spielsachen eingedeckt und in jede Frühförderung geschickt werden, also dauernd etwas los ist. Viel Tun, viel Materie, und wenig Sein – das lässt kaum Raum für eine liebevolle, zarte, feinfühlige Zugewandtheit, die nicht nur ein Baby, sondern auch größere Kinder zuinnerst brauchen, um sich entspannt entwickeln zu können.

Wenn das Maß der Zuwendung in der Kindheit nicht stimmig war, kann das später in einer Partnerschaft eine Stressdynamik auslösen. Diese alten Muster sind hartnäckig und nicht leicht zu verändern.

Beispiel:

Mara, mit Bindungstrauma, ist liiert mit einem unsicher gebundenen Mann. Sie hat jedes Mal enorm Stress, wenn dieser etwas für sich selbst machen möchte, sei es allein oder mit Kollegen. Sie hat eine tiefe Angst, er könne sie eines Tages ganz plötzlich verlassen. Je mehr Sicherheit sie durch seine Nähe einfordert, desto mehr zieht er sich zurück. Mara und ihr Partner erfahren in einer traumasensiblen Paartherapie, wie ihre Verlustangst und seine Angst vor Vereinnahmung auf der Bindungsebene zusammenspielen. Die beiden lernen in einer länger dauernden Prozessarbeit und mit viel Üben, wie Vertrauen, nährende, sicherheitsspendende Nähe und echte Autonomie allmählich für beide möglich werden.

Sicherheit durch Verbundenheit entsteht nicht nur im Tun, sondern vertieft sich hauptsächlich in einer Atmosphäre des ruhigen, vertrauensvollen Seins. Das kommt einer Einladung des Raum-Gewährens gleich und motiviert zur Selbstexploration.

Auch in der Begleitsituation ist Feingespür für das stimmige Maß erforderlich. Sorgfältig gilt es in sich hineinzuspüren und auch 1:1 nachzufragen, wie viel Selbsterkundungsraum ein Gegenüber braucht und wie viel Intervention. Wie viel Tun und wie viel ruhiges Sein.

Bindungs- und Raumangebot sind heilsame Erfahrungen für einen Menschen mit Stress im Nervensystem. Was ist, darf sein. So kann sich das Innere zunehmend zeigen, wachsen und entfalten.

3.4 Das Toleranzfenster (WoT) und Co-Regulation

> »Probleme der psychischen Gesundheit und des Verhaltens sind in der Regel mit einer Unfähigkeit zur Co-Regulation verbunden, was in Form von unzureichenden sozialen Beziehungen und Zuständen der emotionalen Dysregulation zum Ausdruck kommt.«[27]
> Stephen W. Porges

Der Begriff *Toleranzfenster* oder englisch Window of Tolerance (WoT), wurde vom amerikanischen Psychologen Daniel Siegel geprägt.[54] Unser autonomes Nervensystem funktioniert in Abhängigkeit von unserem momentanen Zustand und der aktuellen Grundsituation. In den folgenden beiden Grafiken wird mit dem hellgrauen Bereich das WoT schematisch dargestellt: Einmal bei einem Menschen mit guter Selbstregulationsfähigkeit und harmonischem Erregungsverlauf (► Abb. 3.1), und einmal bei einem Menschen mit verminderter Selbstregulationsfähigkeit und dysfunktionalem Erregungsverlauf (► Abb. 3.2).

Unsere innere Aktivierung weist im Zeitverlauf im Normalfall harmonische Schwankungen auf. Solange wir Ruhe und Verbundenheit mühelos selbst wieder herstellen können, wenn uns etwas beunruhigt oder aufregt, erleben wir keinen übermäßigen Stress. Und wenn wir uns etwas bedrückt fühlen, haben wir Möglichkeiten, uns selbst zu aktivieren und zu motivieren. Die Spannweite des WoT zeigt somit an, inwieweit wir uns mühelos selbst regulieren und Energie oder Spannung halten können. Die Spannweite des Toleranzfensters gibt somit 1:1 Auskunft über unsere Selbstregulationsfähigkeit in Reaktion auf das, was uns innerlich und äußerlich bewegt.

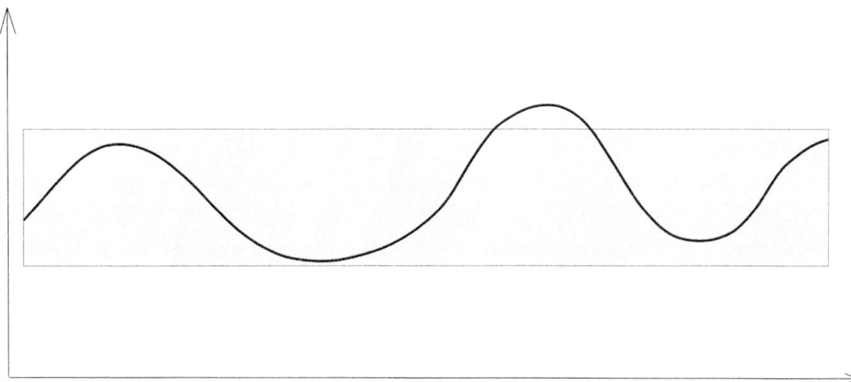

Abb. 3.1: WoT weit und Verlauf harmonisch

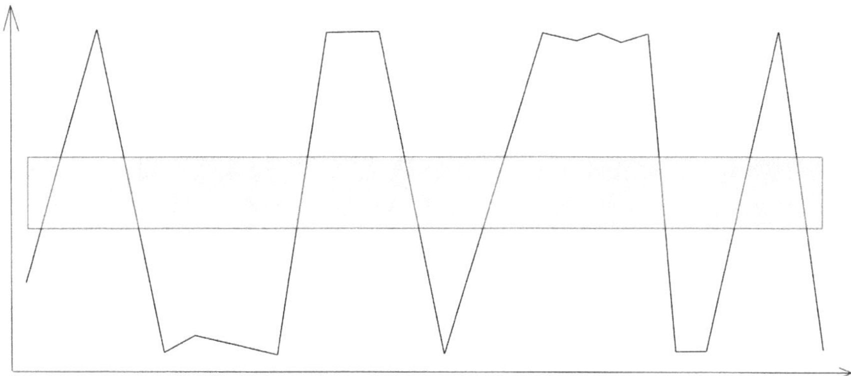

Abb. 3.2: WoT eng und Verlauf dysfunktional
(nach Daniel Siegel; gezeichnet von Fabian Eckhart, Bern)

Oberhalb unseres persönlichen Toleranzfensters sind wir überaktiviert bis in den Zustand des Chaos (Hyper-Arousal). Unterhalb des Fensters sind wir untererregt bis zur Erstarrung (Hypo-Arousal) (▶ Kap. 6.2). Die Selbstregulation fällt uns außerhalb des WoT schwer, denn unsere Reaktionsflexibilität ist vermindert, weil der Zugang zu den kognitiven Fähigkeiten deutlich kleiner ist, als wenn wir uns innerhalb unseres WoT befinden. Auch ohne Traumahintergrund ist es normal, dass wir ab und zu außerhalb unseres Toleranzfensters landen: Sollten wir durch einen größeren äußeren Stressor in einen übererregten Zustand, ins Chaos, gelangen, können wir uns mithilfe der Co-Regulation von nahen Mitmenschen so weit regulieren, dass wir wieder in unser Toleranzfenster gelangen. Oder wir machen zum Beispiel ganz bewusst etwas, von dem wir wissen, dass es uns reguliert, etwa einen Waldspaziergang.

Beispiel:
Andrea, sicher gebunden, hat ein schwieriges Meeting hinter sich. Sie wurde öffentlich auf eine unfaire Art kritisiert. Sie kommt nachhause und sagt zu ihrem Partner: »Bitte nimm mich ein wenig in die Arme, ich muss mich beruhigen«. Er umarmt sie still für eine Weile. Etwas beruhigt, kann Andrea wieder klar denken und erzählt ihm, was vorgefallen ist. Empathisch hört er zu, ohne gleich Ratschläge zu erteilen. Andrea fühlt sich respektiert und gesehen. Sie ist wieder in ihrem Toleranzfenster. Jetzt entwickelt sie in Ruhe eine Stellungnahme, die sie am nächsten Tag im Team vorbringen wird.

Innerhalb unseres WoT, also unseres persönlichen *Energie-Haltevermögens*, sind wir in jenem Zustand, in dem Spielen, Lernen und Kontaktaufnahme am besten möglich sind: Wir fühlen uns sicher und unsere sozialen Funktionen sind aktiv. Wenn wir ein weites WoT haben, werden wir zudem weniger geflutet von unseren Stresshormonen, weil wir diese erstens weniger schnell produzieren und zweitens mehr davon ertragen können, ohne dass wir dabei in einen Überlebensmodus kippen. Je sicherer wir innerlich sind und je mehr herausfordernde Lernerfahrungen wir schon erfolgreich gemeistert haben, desto weiter wird unser WoT. Es sind Herausforderungen und Stresserfahrungen an den Rändern des WoT, die uns stresstoleranter machen. Stress ist somit nicht einfach schlecht, sondern in einer bestimmten Dosis sogar nötig, damit wir lernen, auch mit einem erhöhten inneren Erregungspegel stimmig zu handeln. Eine Weitung des Toleranzfensters dient somit unserer Resilienz. Der Bereich am oberen Ende des WoT entspricht dem optimalen Wachstum und wird auch *Lernfenster* genannt. Darunter wird der Erregungs- oder Spannungspegel verstanden, der uns zwar deutlich *heraus*fordert, jedoch nicht *über*fordert.

Das WoT ist der Energie- oder Erregungs-Haltebereich, in dem wir uns sicher fühlen und somit im Alltag am besten agieren und uns entwickeln können.

Es geht in der Begleitung von Menschen nicht zuletzt um eine fein dosierte Zumutbarkeit von innerer Aktivierung. Wer ein Gegenüber immer nur bestätigt, kaum herausfordert und ihm Dinge abnimmt, die es selbst kann, untergräbt dessen Kompetenzen und behindert damit seine Expansion, sein inneres Wachstum.

Das WoT von Menschen mit nicht integrierten Traumata ist eng (▶ Abb. 3.2). Betroffene switchen oft zwischen Über- und Untererregung hin und her. Somit leben sie fast immer im Überlebensmodus und können sich nur schwer selbst regulieren. Chaos und Erstarrung sind Zustände, die außerhalb der Reaktionsflexibilität liegen und in denen kein »Spannung halten und selbst regulieren« möglich ist, sondern in denen vielmehr ein starres »Aushalten« der Übererregung oder auch der darauffolgenden Untererregung stattfindet. Es bleibt nicht viel anderes übrig, zumindest wenn niemand da ist, der bei der Regulation hilft. Ein Aushalten bedeutet ein Geflutetwerden von selbst produzierten Stresshormonen. Manche Menschen kennen gar nichts anderes, und ihr chronisch überaktivierter Pegel fühlt sich für sie völlig alltäglich an, auch wenn das sehr unangenehm ist und die erschöpfenden Fehlalarme auf Dauer gesundheitsschädlich sind. Es ist wünschenswert, dass die traumabedingten Spitzen im WoT abnehmen und sich gleichzeitig das WoT weitet.

Durch die Co-Regulation von regulierten Begleitpersonen lernen Betroffene, sich wieder selbst zu regulieren. Wenn jemand aufgrund seiner frühkindlichen Lebensumstände kaum Selbstregulation entwickeln konnte, muss er diese sogar fast von Grund auf neu lernen.

Nicht zu unterschätzen ist dabei die Hemmung von Betroffenen, sich durch Co-Regulation helfen zu lassen: In der Kindheit fühlten sie sich allein gelassen mit ihrem inneren Stress. So meinen sie manchmal noch heute, es sei niemand für sie da oder sie dürfen keine Hilfe anfordern, wenn es ihnen schlecht geht. Es ist ihnen bei innerer Übererregung oder in der Erstarrung oft auch peinlich, sich so verletzlich und scheinbar schwach zu zeigen. Es kann einem Betroffenen somit sehr schwerfallen, sich einem anderen Menschen zuzumuten und Beruhigungshilfe in Form von Co-Regulation zu erbeten.

Das Gute: Co-Regulation wirkt auch, ohne dass diese explizit thematisiert wird, einfach weil wir uns als regulierte und geerdete Begleitende für ein Gegenüber zur Verfügung stellen.

Überlebensreaktionen

Wenn der Erregungspegel massiv über unser Toleranzfenster hinaus ansteigt, kommen Überlebensreaktionen zum Zug. Im Körper wird in einer bedrohlichen Situation Energie mobilisiert für eine das Leben schützende, rettende Aktion. Solche sofortigen körperlichen Reaktionen sind mittels des Hirnstammes möglich. Die Reaktionen laufen hormonell unterstützt ab, ohne dass unser Großhirn irgendeinen Gedanken dafür aufwendet, denn das wäre eindeutig zu langsam. Wenn wir zum Beispiel auf einer Skitour eine Lawine kommen sehen, steht uns plötzlich ungeahnt viel Energie zur Verfügung und wir können unser Leben (hoffentlich) retten, indem wir schnellstmöglich und mit all unseren Kräften von diesem Ort fliehen oder uns schützend vor den sich nahenden Schneemassen zusammenrollen. Es ist beruhigend zu wissen, dass wir bei einer echten Lebensbedrohung so oder so richtig handeln, und dies, ohne zu denken. Das geschieht instinktiv und angepasst an die Situation. Wir können unseren Körper erst einmal dafür würdigen, dass er uns diese schützenden Möglichkeiten in einem Notfall zur Verfügung stellt.

Die drei »klassischen« Überlebensreaktionen sind Fliehen, Kämpfen und Erstarren. Eine vierte Überlebensreaktion wird seit einigen Jahren vor allem bei Menschen mit Entwicklungstrauma diskutiert: die Unterwerfungsreaktion oder *Fawn Response*. Die betroffenen Menschen zeigen, wie in ▶ Kap. 2.7 schon etwas erläutert, auch noch im Erwachsenenalter ein überangepasstes, sich unterordnendes, übermäßig loyales Verhalten. Sie bemühen sich, es anderen immerfort recht zu machen und vernachlässigen dabei ihre eigenen Bedürfnisse.[60]

Die Einteilung der Überlebensreaktionen ist eine vereinfachte Sichtweise: Menschen zeigen bei Bedrohung oder Lebensgefahr auch andere Reaktionen als kämpfen, wegrennen, kollabieren oder sich unterwerfen. Auch wenn von mehreren Untertypen von Überlebensreaktionen[61] ausgegangen wird, würde eine fluide Sichtweise individuellen Ausprägungen mehr Rechnung tragen. So ist es wohl realistischer, in Zukunft statt von den 4 f-Kategorien (flight/fight/freeze/fawn) und allenfalls ihren Untertypen, von einem *Spektrum* von Symptomen und Handlungsweisen auszugehen: Je nach Aktivitätsniveau des Sympathikus sind Reaktionsmuster divers und fluid, und je nach Immobilisationsgrad können auch parasympathisch gesteuerte Handlungsweisen verschiedene Ausprägungen haben.

Überlebensreaktionen ergeben evolutionsbiologisch Sinn, wenn die Situation wirklich lebensbedrohlich ist. Nicht jedoch in unserem Alltag, der sich bei uns nur äußerst selten als direkt lebensbedrohlich zeigt. Da raubt dieser chronische, ins Leere laufende Energieanstieg und ein darauffolgender, allfälliger plötzlicher Energieabfall, ziemlich viel Lebenskraft. Ein Leben im chronifizierten Überlebensmodus bedeutet Stress im ganzen Körper. Den Stress verstärkend wirkt die Tatsache, dass die willentliche Selbststeuerung bei einem hohen Stresslevel eingeschränkt oder sogar verunmöglicht ist. Das Großhirn ist nur beschränkt leistungsfähig, wenn fast die ganze zur Verfügung stehende Energie in die Muskeln geschickt und unter anderem für eine erhöhte Herzleistung aufgewendet wird. Zudem steht in dieser Zeit die

Funktion des ventralen Vagusnerves kaum zur Verfügung, und das beeinträchtigt unser Bindungssystem (▶ Kap. 3.5).

Beispiel:
Jan, bisher im unsicher gebundenen Spektrum, ist Onkologe. Wenn er einer Patientin oder einem Patienten einen schlechten Befund mitteilen muss, hat er schweißnasse Hände, einen hohen Puls und eine flache Atmung. Er bringt seine Sätze nur stockend heraus. Dass er damit wenig Zuversicht ausstrahlt, weiß er, was seinen Stress noch erhöht. Mit einer längeren, körperorientierten, traumasensiblen Begleitung, bei der er viele praktische Übungen kennenlernt, findet er zu einer verbesserten Selbstanbindung. Auch wenn oben beschriebene Situationen per se anspruchsvoll sind und es auch bleiben werden, spürt Jan sich und seinen Körper inzwischen besser: Seine Stimme ist klar, sein Atem auch in schwierigen Situationen langsam und ruhig. Weniger Stress dient nicht nur seiner Gesundheit, sondern hat zur Folge, dass sich Kranke und deren Angehörige nicht allein gelassen fühlen mit dem mitgeteilten Befund. Ganz im Gegenteil, sie fühlen sich empathisch begleitet. Nicht zuletzt kommt Jan seine zunehmende innere Sicherheit, sein größer gewordenes WoT, auch privat zugute.

Wenn sich ein Mensch chronisch in einer Art Überlebensmodus befindet, kann er sich kaum auf eine natürliche Weise regulieren und entspannen. Entspannung setzt innere Sicherheit, ein gefahrloses Hier-und-Jetzt-Erleben voraus und ist nur innerhalb des WoT körperlich so erlebbar, dass sie nachhaltige Erholung generiert.

Wir können einen von uns begleiteten Menschen zuerst durch Co-Regulation und später mittels Wahrnehmungsübungen darin unterstützen, sein Nervensystem besser zu regulieren. So wird mit der Zeit sein Toleranzfenster weiter und er kann in verschiedenen Lebenskontexten eine gesündere Funktionsweise entwickeln: Im besten Falle kann er besser unterscheiden, was ihm guttut und was nicht. Die Fähigkeit zur Selbstfürsorge wächst interessanterweise, doch genau genommen auch logischerweise, mit der Weite des Toleranzfensters. Sie ist abhängig von der Verbindung zu sich selbst.

Aus Angst vor Übererregung und einem nachfolgenden Kollabieren vermeiden Menschen mit einem engen Toleranzfenster intensive Gefühle manchmal schon prophylaktisch. Eine energieintensive Emotion wie zum Beispiel Wut oder Freude kann für einen Menschen mit einem engen Toleranzfenster schon »gefährlich intensiv« sein. Um sich vor Intensitäten zu schützen, kann das Leben Betroffener tendenziell oder chronisch auf einem energie- und erregungsarmen Niveau stattfinden. Denn in der Intensität ist auch der seelische Schmerz und die Übererregung aus alten Zeiten zuhause.

Traumabedingte Depressionen sind hier anzusiedeln. Das muss sich nicht unbedingt in einer klinisch relevanten Depression zeigen. Verbreitet ist die so genannte *Weiße Depression*, ein chronischer Zustand der inneren Leere, der mit einer Grundstimmung von Sinnlosigkeit einhergeht.[38]

Dass ein Leben in der chronischen Untererregung ein Zeichen für inneren Stress und gefangenen Schmerz ist, wird von Begleitpersonen manchmal übersehen.

Mit einem regulierten, ausgeglichenen Nervensystem können wir für einen dysregulierten Menschen einfach da sein. Einfach, und da, und Sein.

Dos und Don'ts

Einen Menschen, der sich oberhalb seines WoT befindet, also in einem *hoch aktivierten Erregungszustand* ist, zu einer ausgedehnten Innenwahrnehmung anzuleiten, ergibt keinen Sinn. Eine differenzierte Innenwahrnehmung ist in diesem Zustand schlicht nicht möglich. Ein Mensch mit hohem Stress braucht in erster Linie Co-Regulation, das kann zum Beispiel durch einfache Atemanleitungen oder auch durch Berührung geschehen (▸ Kap. 4). Sicherheitsspendend ist es z. B. auch, eine akut gestresste Person anzuleiten, die Außenwelt mit den Sinnesorganen wahrzunehmen. (▸ Kap. 4.1).

Wenn wir bemerken, dass sich ein Mensch durch sein eigenes Erzählen noch weiter dysreguliert oder dissoziiert, soll der Redefluss nicht mit Fragen weiter befeuert, sondern im Gegenteil reduziert oder unterbrochen werden. Wir können darauf aufmerksam machen, dass die Vorgehensweise verlangsamt werden muss, damit ein Erregungsabbau stattfinden kann.

Mittelfristig, und nicht bei akutem Hochstress, können indessen achtsame, sicherheitsspendende sowie selbstregulationsfördernde Körperwahrnehmungs-Übungen in die Begleitung eingebaut werden (▸ Kap. 4).

Bei einer *Untererregung* (chronisch oder akut) darf die Innenwahrnehmung *sorgfältig und achtsam* stimuliert werden. Sorgfalt ist zentral, weil die Untererregung bei einem engen WoT abrupt in die ursprüngliche Übererregung des Traumaerlebens springen kann (▸ Abb. 3.2). Wenn wir selber achtsam und reguliert sind, werden wir das merken, und unser Vorgehen verlangsamend anpassen.

→ Selbstreflexion: *WoT*

Wir können lernen, unser autonomes Nervensystem in Bezug auf unser Toleranzfenster zu lesen und zu interpretieren. Bin ich reguliert und innerhalb meines WoT? Wer oder was hilft mir, wieder in mein WoT zu kommen, wenn ich außerhalb davon, also dysreguliert bin?

Es ist von unschätzbarem Vorteil, wenn wir als Begleitende ein weites Toleranzfenster haben, sensibel und gleichzeitig stabil sind. Gut geerdet, bleiben wir im regulierten Bereich, auch wenn sich ein Gegenüber im oberen chaotischen Bereich oder gar in der Untererregung, in der Erstarrung, befindet.

Nervensysteme sind interaktiv: Die unruhigere Person findet etwas Ruhe und Sicherheit – und die innerlich ruhige, regulierte Person lässt sich hoffentlich nicht anstecken von der Verunsicherung und dem Stress des Gegenübers. Wenn das gelingt, kann das mit der Zeit zur Folge haben, dass auch das WoT eines Gegenübers sukzessive weiter wird, weil seine eigene Regulationsfähigkeit wächst. Es können mehr Emotionen und innere Aktivierung nicht nur gehalten, sondern produktiv erlebt werden – und vielleicht sogar allmählich als Lebensenergie genossen werden.

3.5 Autonomes Nervensystem, Vagusnerv und Bindung

»Sicherheit ist keine kognitive Übung, Sicherheit ist eine autonome Erfahrung»[31]
Deb Dana

Das autonome Nervensystem (ANS) wird unterschieden in das sympathische und das parasympathische Nervensystem:

Das *sympathische Nervensystem* steht vereinfacht gesagt für Antrieb, Erregung, Pulserhöhung; das *parasympathische Nervensystem* steht für Erholung, Entspannung und Pulsreduktion. Wir brauchen beides: Zur Anspannung gehört die nachfolgende Entspannung. Bei einem Menschen, der sich sicher und verbunden fühlt, sind diese beiden Systeme im Einklang. Nach einer anstrengenden Leistung ist Ausruhen und Entspannen angesagt. Der Parasympathikus gleicht den Sympathikus auf der physiologischen Ebene aus.

Zum ANS gehört zudem als Drittes das Nervensystem im Verdauungstrakt, das *enterische Nervensystem* (ENS). Dieses wird von Sympathikus und Parasympathikus mitbeeinflusst.[62] Der Einfluss der Nerven-Verbindungen vom Darm zum Hirn und umgekehrt ist essenziell.

Beispiel:
Wenn Claudia Stress hat, den sie kaum regulieren kann, bekommt sie zuerst Magenschmerzen und dann Durchfall.

Das autonome Nervensystem kann durch unseren Willen nicht direkt beeinflusst werden, daher sein Name. Es ist zuständig dafür, welche Hormone oder andere Stoffe in welchem Maß im Körper ausgeschüttet oder zurückgehalten werden. Das ANS reguliert alle wichtigen Organfunktionen und ist, weil es Körper und Psyche verbindet, mitverantwortlich für unsere Befindlichkeiten und Stimmungen. Ob wir aktiv Sport treiben, tanzen, uns eine geführte innere Reise gönnen oder Yoga praktizieren – all das zeigt deutliche Wirkung in unserem ANS.

Die Haupt-Regelkreise für das sympathische und das parasympathische Nervensystem befinden sich im Hirnstamm und in den Kernbereichen des Hypothalamus, dem Regulationszentrum des Zwischenhirns. Da kommen wir mit unseren Willenskräften nicht hin. Doch indirekt ist eine Mitsteuerung möglich! Insbesondere, wenn wir wissen, wie unsere inneren Abläufe funktionieren, können wir unsere diesbezügliche Wahrnehmungsfähigkeit steigern.

Nicht integrierte Traumata führen zu einer latenten Übererregung, zu einer chronischen Aktivierung des sympathischen Nervensystems. Dieses steht dann nicht nur für eine uns dienliche Leistungsbereitschaft und Aktivierung, sondern zeigt aufgrund des engen Toleranzfensters im Alltag vorschnell Bedrohung oder sogar akute Lebensgefahr an. Das bewirkt bei Menschen mit Traumahintergrund oft eine chronische Ausschüttung von Stresshormonen, welche die Energie zum Überleben bereitstellen. Das ANS hat dabei quasi verlernt (oder manchmal gar nie gelernt), dass es so etwas wie Sicherheit und Verbundenheit gibt. Es ist immer am Suchen nach weiterer Gefahr und kaum fähig, die Aufmerksamkeit auf Anzeichen von Sicherheit zu richten. Ein Betroffener ist überwach (hyperalert), und somit in dauernder Alarmbereitschaft. Oder, im Gegensatz dazu, werden reale Gefahren ausgeblendet und eine übergroße Risikobereitschaft an den Tag gelegt (► Kap. 2.3).

Beispiel:
Beruflich und privat hat Edi Angst, er könnte von anderen Menschen hintergangen oder ausgenutzt werden. Er nimmt überfein Hinweise wahr, die seine Angst bestätigen. Das Leben kann er kaum genießen.

Beispiel:
Anton geht gerne Klettern und liebt es, sich ungesichert durch die Felswand zu

hangeln. Auf den Einwand seiner Frau, dass die beiden kleinen Kinder weiterhin einen Vater brauchen und auch sie ihn nicht verlieren möchte, sagt er, dass er das Klettern brauche, um sich »richtig lebendig« zu fühlen.

Der Vagusnerv

Das parasympathische Nervensystem wird mehrheitlich vom *Vagusnerv* bestimmt, der etwa 75 % desselben ausmacht. Die Funktionen des Vagusnervs werden unterstützt von weiteren Hirnnerven. Der Vagus ist der zehnte von zwölf Hirnnerven, zudem der längste und der am weitesten verzweigte (vagus = wandernd). Er zieht sich vom Hirnstamm über die Ohren, Hals, über Lungen und Herz bis in die Eingeweide. Der Vagusnerv ist somit eine Hauptverbindung zwischen dem Hirn und den lebenswichtigen Organen und er ist unter anderem verantwortlich für die Überwachung von Herz, Atmung und Verdauung. Dabei gehen ca. 20 % der Fasern des Vagusnervs vom Hirn zu den Organen und etwa 80 % der Fasern senden Signale von den Organen ins Hirn.[63,64] Das ist insofern von Bedeutung, als wir das, was wir in unserem Nervensystem bewusst wahrnehmen, zumindest indirekt, mitsteuern können.[65]

Stephen W. Porges ist der Begründer der so genannten *Polyvagaltheorie.* Diese ist ein dienliches Arbeitsmodell, um sich selbst und seine Reaktionen unter Stress besser kennen zu lernen. Porges unterscheidet den Vagusnerv in einen ventralen (vorderen) und einen dorsalen (hinteren) Ast. Der dorsale Ast innerviert die unteren Bauchorgane und ist entwicklungsgeschichtlich älter; der ventrale Ast ist jünger und innerviert die oberhalb des Zwerchfells gelegenen Organe wie Herz und Lungen. Porges spricht nicht nur vom Vagusnerv selbst, sondern genau genommen von einem *ventral-vagalen Komplex,* der andere Hirnnerven einbezieht und er verwendet diesen Begriff synonym für das *System der sozialen Verbundenheit.*[66,67]

Der ventrale Zweig des Vagusnervs wird auch *Sozialnerv* oder *Ruhenerv* genannt und kann zum Beispiel über den Kehlkopf stimuliert werden, indem wir summen oder singen.[68] So, wie das viele Eltern intuitiv mit ihren unruhigen Kindern machen. Das leise Summen von Wiegenliedern beruhigt die Kinder auditiv und, via indirekte Stimulierung der eigenen Vagus-Nervenbahnen im Hals, die Erwachsenen selbst. Das heißt, beim singenden, beruhigten Elternteil beruhigt sich das Kind. Der ventral-vagale Komplex ist zudem via Gesichtsmuskulatur bedeutsam für unsere sozialen Interaktionen. Mimik sagt viel aus über unsere soziale Zugewandtheit und Verbindung. Lächeln die Augen mit? Stimmt das Gesagte mit der Mimik und der übrigen Körpersprache überein? Hebt sich die Stirnhaut, wenn wir etwas Bedeutsames mitteilen oder erstaunt sind?

Was hat es nun auf sich mit dem vielgepriesenen ventralen Ast des Vagusnervs? Die Erfahrung von Verbundensein ist jedem von uns naturgemäß schon intrauterin bekannt. Im gesunden Falle reißt die Verbindung zur Mutter nicht ab nach der physischen Geburt, sondern die Verbindung wird mit der Zeit erweitert durch den Kontakt mit verschiedenen Menschen. Unser Körper bietet ideale Grundlagen, um gesunde, sichere Bindungen zu knüpfen. Insbesondere Oxytocin, das wichtigste Bindungshormon, wird nach der Geburt sowohl vom Baby als auch von der Mutter und weiteren Bindungspersonen ausgeschüttet. Die Erfahrung eines Babys, beschützt zu werden und sich sicher und geborgen zu fühlen, wird gefördert, wenn sich Menschen zuverlässig, wohlwollend, feinfühlig und liebevoll um es kümmern. Der ventrale Ast des Vagusnervs wird bei empathischer Zuwendung aktiviert und das wiederum reduziert allfälligen Stress und Angst. Der Vagusnerv könnte somit auch *Sicherheitsnerv* genannt werden. Die Auswirkungen eines aktiven ventralen Vagusnervs auf Herz- und Hirnströme sind groß. Zum Beispiel werden seit einiger Zeit mittels elektrischer Vagusstimulation vielversprechende neurologische Therapieformen angeboten.[69]

Welche Aspekte unseres autonomen Nervensystems im Moment am aktivsten sind, bestimmt uns mehr als alles andere. Das Nervensystem und seine Reaktionen sind somit zentral für unser tägliches Erleben. Wenn wir lernen, diese bewusst wahrzunehmen, sind wir schon einen großen Schritt weiter in der Selbstwahrnehmung und Selbststeuerung. Wie »fit« unser autonomes Nervensystem ist, hat bedeutsame Auswirkungen auf andere Bereiche, allen voran auf unser Hormonsystem und unser Immunsystem.

Wenn der ventrale Vagusnerv im Alltag mehrheitlich aktiv ist, greifen wir in einer akuten Bedrohungslage zuerst auf Bindungspersonen zurück. Zudem sind wir fähig, jederzeit neue, vertrauensvolle Bindungen zu knüpfen. Ein ausgeglichenes autonomes Nervensystem, mit einem aktiven ventralen Vagusnerv, ist nicht nur wohltuend und sicherheitsspendend im Augenblick, sondern auch die beste Vorsorge gegen Einsamkeit.

Der Polyvagalkreis nach Mathias Thimm

Mit dem Polyvagalkreis zeigt Mathias Thimm in seinen Lehrvideos auf, worum es beim Thema Sicherheit neurologisch geht, und wie wir vom einen in den anderen autonomen Zustand gelangen[70,71] (► Abb. 3.3, ► Abb. 3.4).

Der *ventrale Vagusnerv* ist aktiv, wenn wir uns verbunden fühlen, und das unabhängig davon, ob äußerlich jemand da ist oder nicht. Verbundenheit gibt uns Sicherheit und wir sind innerhalb unseres Toleranzfensters.

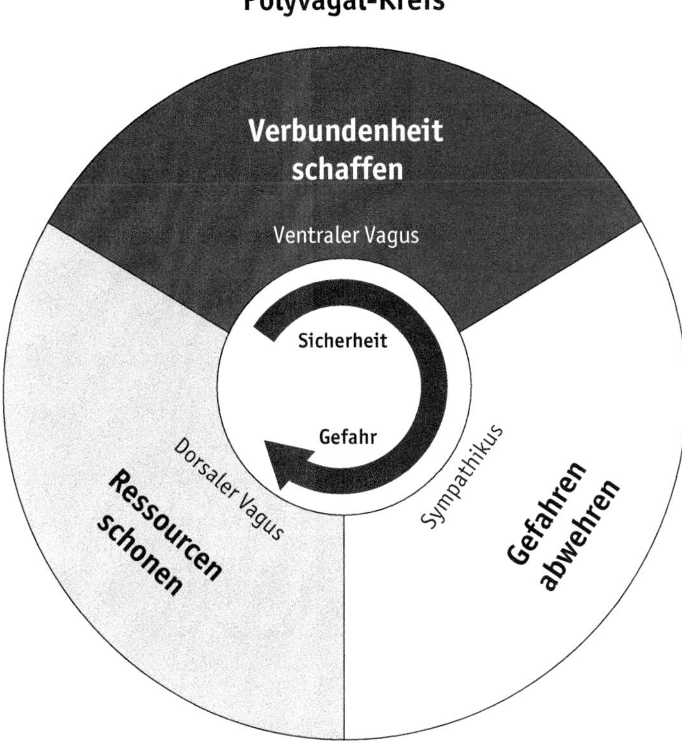

Abb. 3.3: Polyvagalkreis I (mit freundlicher Genehmigung von Mathias Thimm)

Manchmal sind wir etwas mehr erregt, bekommen es aber ganz gut hin, uns zu regulieren, ohne aus der Verbindung mit uns selbst oder anderen zu fallen. Oder wir sind in der Hingabe, in der Immobilität ohne Angst. Wir fühlen uns tief verbunden und in Sicherheit; wir sind in einem Zustand von vertrauensvoller Tiefenentspannung und Regeneration. Der Atem wird entspannt, ruhig und langsam, die Herzratenvariabilität steigt (▸ Kap. 3.6). In dieser Verfassung können wir auch gut einschlafen, sofern wir müde sind.

Die obere, mittige Pfeillinie in ▸ Abb. 3.4 zeigt unser Dasein in Verbundenheit und Sicherheit an sowie die gesunde Fluktuation: auf der rechten Seite hin zu einer höheren Erregung, und auf der linken Seite hin zur regenerativen Immobilität ohne Angst. Dieser Bereich entspricht unserem Toleranzfenster.

Was geschieht nun bei einer Bedrohungslage? Wenn wir uns innerlich mit anderen Menschen verbunden fühlen, suchen wir bei einer Gefahr zuerst Schutz und Unterstützung bei ihnen. Wenn niemand da ist und die Bedro-

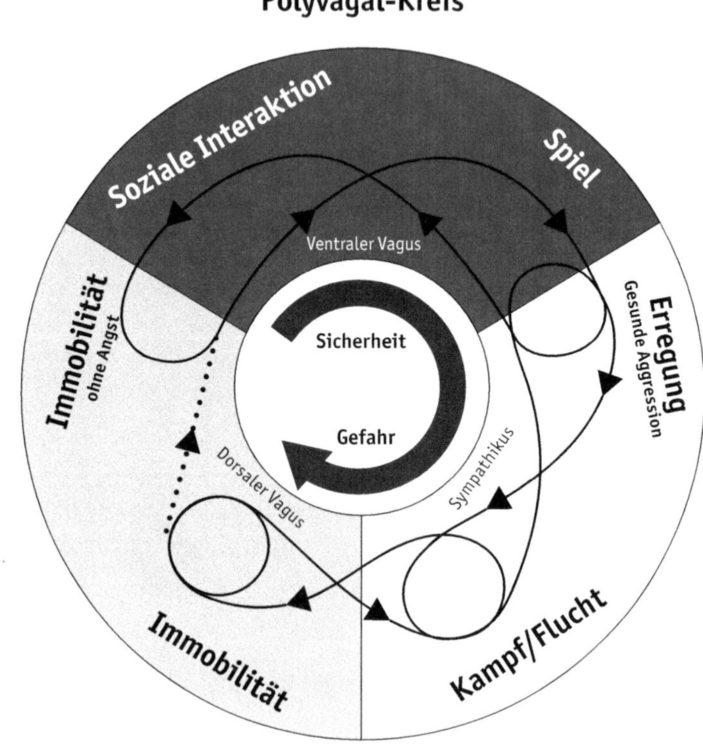

Abb. 3.4: Polyvagalkreis II (mit freundlicher Genehmigung von Mathias Thimm)

hungslage für uns ansteigt, geraten wir in den Flucht- oder Kampfmodus oder in Variationen davon: Hier wird Energie und gesunde Aggression bereitgestellt, um zu fliehen oder eine Gefahr abzuwehren. Für Verbundenheit bleibt dabei kaum Raum: Sie wird sogar regelrecht abgekoppelt, denn es geht primär um den Eigenschutz. Oder manchmal auch um den Schutz von Menschen, die uns sehr nahe stehen.

Eine Stufe weiter, wenn es um echte (oder eben meist nur erwartete) Lebensgefahr geht, hilft manchmal nur noch die Immobilität, die Erstarrung. Der dorsale Vagusnerv betätigt sozusagen die Notbremse. Das schont die allerletzten Ressourcen.

Wer hat nicht schon in leichterer Form im Alltag erfahren, dass er bei einem größeren Konflikt »die Nerven verliert« (genaugenommen: aus dem ventralen Vagusmodus fällt) und in einer Art Kampf-, Flucht, oder Erstarrungsmodus landet? Die ventrale Vagusfunktion fällt dabei komplett aus, und von Verbundenheit und Sicherheit ist in dieser Situation nichts mehr zu spüren.

Die Erlösung aus leichten, mittleren oder auch schwereren Immobilitäts-Zuständen sollte gemäß Thimm den ganzen Weg retour nehmen: also zurück in die ursprüngliche Erregung und danach wieder in die Verbundenheit. Durch das Kitten eines Bindungsabbruchs kommt wieder Sicherheit zustande. Die Erfahrung der Bindungs-Wiederherstellung macht bei kurzzeitigen, subjektiv erfahrenen Bindungsabbrüchen resilient: Wir verinnerlichen, dass die Verbindung zu einem Menschen auch bei einer Auseinandersetzung nicht grundsätzlich auf dem Spiel steht.

Beispiel:

Bea ist vom Wesen her eher zurückhaltend. Ihre Chefin sagt ihr während einer Sitzung beiläufig, dass sie in Zukunft etwas mehr proaktives Vorgehen von ihr erwarte. Bea sagt nichts, sie nickt nur. Innerlich ist sie wie erstarrt und kann gar nicht nachfragen, wie sie das meine und was genau sie von ihr erwarte. Die Sitzung geht weiter und Bea geht danach in einer diffusen Gefühlslage nach Hause. Der Appetit für das Abendessen ist ihr vergangen und sie ist in einer mulmigen Stimmung, begleitet von einer erhöhten inneren Anspannung. Eine liebe Freundin macht ihr am Telefon Mut, das Ganze mit ihrer Chefin zu besprechen. Bea sagt ihrer Chefin am nächsten Tag, dass solche nebenbei hingeworfenen Sätze, und dazu noch während einer Sitzung mit anderen, für sie nicht in Ordnung seien. Die Chefin bittet Bea um Verzeihung und es folgt ein konstruktives Gespräch über das Geschehene. Bea weiß nach dem Gespräch nicht nur, was ihre Chefin genau von ihr erwartet, sondern die gute Verbindung zu ihrer Vorgesetzten ist wiederhergestellt.

Mathias Thimm macht aufmerksam auf einen in unserer Kultur häufig angewendeten, jedoch ungesunden »Schleichweg« (schwarz gepunktete Pfeil-Linie, ▸ Abb. 3.4): nämlich den direkten Weg von der Immobilität zurück in die soziale Interaktion.

Beispiel:

Dora und Leo haben Streit. Wie so oft machen sie sich gegenseitig Vorwürfe über Nichtigkeiten, und keiner hört dem anderen wirklich zu. Beide können ihre dahinter liegenden Bedürfnisse kaum wahrnehmen, geschweige denn formulieren. Irgendwann sagt Dora laut, dass das wohl keinen Wert mehr habe mit ihrer Beziehung. Leo zuckt zusammen, erstarrt innerlich und schweigt. Er geht ein paar Stunden spazieren, um sich zu beruhigen und mit seiner hoch aktivierten Angst vor dem Verlassenwerden klarzukommen. Gegen Mitternacht schleicht er ins gemeinsame Schlafzimmer und legt sich neben Dora. Am nächsten Tag tun beide so, als wäre nichts gewesen. Sie frühstücken, plaudern über Oberflächliches und gehen dann wie gewohnt zur Arbeit. Die unterschwellige Aggression bleibt gefangen und wird bald zum nächsten Konflikt über Nichtigkeiten führen. Die eigentliche Ursache wird nicht angesprochen, das tieferliegende Bedürfnis nach echter Verbundenheit wird nicht kommuniziert: Der Zugang dazu fehlt beiden.

Wenn sich ein Mensch, den wir begleiten, der sich meist schlapp und unverbunden fühlt, auf einmal aufregt, wütend wird und Angst oder andere Gefühle ausdrückt, ist das eine positive Entwicklung. Indem wir Verständnis für die gezeigten Gefühle aufbringen, können wir einen Menschen auf dem Weg zurück in die Verbundenheit begleiten. Untererregung und alte, eingefleischte Erstarrungs-Reaktionsmuster können sich auf diese Weise allmählich lockern und abschwächen.

Wenn wir uns selbst gut regulieren und verbinden können, macht uns das sicherer. Das verändert nicht nur unser eigenes Leben, sondern auch das Leben anderer. Deb Dana spricht in diesem Zusammenhang von einem *Wohlwollen*, das sie definiert als eine aktive, andauernde, bewusste Nutzung der ventralvagalen Energie im Dienste der Heilung.[31]

→ Selbstreflexion

Welche Zustände im Polyvagalkreis kenne ich und wie fühlen sich die verschiedenen Zustände des autonomen Nervensystems (ANS) im Körper an?

- Verbundenheit: ventral-vagal
- Aktiviert, Kampf/Flucht: Sympathikus
- Immobil/Shutdown: dorsal-vagal

Wie hoch ist aktuell der Sympathikus, der aktivierende Part in meinem autonomen Nervensystem? (Skala 0–10; 5 ist ausgeglichen) Kann ich mit der aktuellen Energie umgehen, sie regulieren, sie vielleicht sogar genießen? Oder schütze ich mich vorsorglich vor hoher Energie und lebe eher in einer Art Untererregung?

→ Selbsttest nach Stanley Rosenberg[65]

Mittig des Gaumensegels befindet sich das Gaumen- oder Halszäpfchen. Mit geöffnetem Mund und Blick in den Spiegel wird nun laut und stakkatoartig a-a-a-a-a gesagt. Wenn der Rachenast beidseitig gut funktioniert, sich also symmetrisch anspannt, heben sich die Bogen auf beiden Seiten symmetrisch. Wenn nur auf einer Seite der Bogen neben dem Halszäpfchen angehoben wird und somit das Halszäpfchen schief steht, zeigt das eine Funktionsstörung des ventralen Vagus-Astes an.

Wenn wir in der Begleitung eines dysregulierten Menschen entspannt im Kontakt mit uns selbst bleiben können, ist das co-regulierend für ein Gegenüber und schützt uns selbst. Vagalsprachlich: Wir bleiben innerlich sicher und unser ventraler Vagus-Ast bleibt aktiv. Wir verschließen uns nicht und lassen uns nicht anstecken, wenn sich das Gegenüber in einer intensiven Reaktion seines autonomen Nervensystems befindet. Ruhig und empathisch mit ihm in Verbindung zu bleiben, ist die größte Hilfe, die wir einem Menschen in Stress und Not zur Verfügung stellen können.

3.6 Herzkohärenz

»Die Bestimmung der sogenannten Herzratenvariabilität zeigt sehr genau, in welchem emotionalen Zustand sich ein Mensch befindet, ob er im Kampf-Flucht-Modus oder in einer entspannten und gelassenen Grundverfassung ist.«[72]
Harald Banzhaf

In den beiden letzten Unterkapiteln wurde die *Weite des Toleranzfensters* (WoT) und insbesondere der *ventrale Vagusnerv* thematisiert. Mit der *Herzkohärenz* haben wir einen dritten Zugang zum Thema Stresstoleranz, der in der traumasensiblen Begleitung von Bedeutung ist. Ein weites Toleranzfenster, ein aktiver ventraler Vagusnerv und Herzkohärenz – diese drei Bereiche sind miteinander verbunden und beeinflussen sich gegenseitig.

Atem und Gefühle

Es spielt eine Rolle, auf welche Weise wir die ungefähr 11.000 Liter Luft, die wir täglich benötigen, einatmen und wieder ausatmen. Da sich Atem, Gedanken und Gefühle gegenseitig beeinflussen, kann dieser Zusammenhang genutzt werden.[73]

Bei akutem, jedoch auch bei chronischem Stress, ist der Atem flach. Eine oberflächliche Atmung führt zu einer Vermeidung der Körperwahrnehmung und somit zu einer Vermeidung von Schmerzen und Gefühlszuständen. Je größer der Stresspegel ist, desto weniger kann entspannt ausgeatmet werden. Ein ausgeglichenes Verhältnis von Sympathikus und Parasympathikus sind bei der Atmung wichtig: Unterdrückte Gefühle, wie zum Beispiel Aggressionen, Trauer und Ängste verspannen die Atemwege. Das kann weitreichende Folgen haben.[74]

Ein flacher und demzufolge schneller Atem erzählt immer eine Geschichte des Schutzes, und diese braucht Würdigung. Gleichzeitig kann schrittweise oder eben atemzugweise mit dem Üben von kohärenter Atmung eine langsame Veränderung im Atemmodus initiiert werden. Es ist wie ein tropfenweises Auftauen von altem Eis, ein Schmelzen von alter Anspannung, wenn das Zwerchfell durch die ruhige, langsame, tiefe Atmung elastischer wird und das Lungenvolumen mit der Zeit besser genutzt werden kann.

Wenn eine langsame, ruhige Atemweise im Alltag zur Verfügung steht, kann sie auch im Notfall besser angewendet werden. Die Psychotherapeutin Anna Dorothea Keller-Brand schlägt gerade auch in einer *akuten* Schrecksituation einen tiefen, langsamen Atem vor: »Ich kann nicht kontrollieren, was auf dieser Welt geschieht, wie jemand zu mir ist oder dass ich mit einem bestimmten Gefühl auf etwas oder jemanden reagiere. Ich kann nur meinen Schrecken über etwas kontrollieren, nämlich indem ich durch ruhiges Hineinatmen mich im Schreck entspanne – statt die Luft anzuhalten oder flacher zu atmen.«[75]

Intro: Kohärentes Atmen

Unter *Herzkohärenz* wird die optimale Synchronisierung der Rhythmen von Herzschlag, Blutdruck und Atmung verstanden. Das autonome Nervensystem wird dabei harmonisiert und flexibler. Beim Einatmen wird jeweils das sympathische Nervensystem aktiviert, beim Ausatmen das parasympathische. Viele Menschen atmen, auch wenn der Körper in Ruhe ist, pro Minute etwa 15-mal ein und aus. 10 Atemzüge würden indessen längst genügen. Kohärentes Atmen heißt, die Atemfrequenz schrittweise sogar auf etwa sechs Atemzüge pro Minute zu reduzieren, also fünf Sekunden lang einatmen und fünf ausatmen. Das ist vergleichbar mit dem ruhigen, tiefen Atemfluss während einer Meditation.

Mit unserem Atem können wir unseren vegetativen Zustand direkt und die Herzfrequenz indirekt beeinflussen. Das kohärente Atmen ist dabei eine einfach zu erlernende Methode, um erstmal die Funktionen des Parasympathikus zu stärken.[76] Wenn wir zum Beispiel oft angespannt sind, können wir mit täglich ein paar Minuten kohärenter Atmung unseren Geist beruhigen und damit zunehmend ein sicheres Aufgehobensein in uns selbst generieren. Die Stresstoleranz wird in der Folge erhöht.

Es fällt uns mit einer verinnerlichten herzkohärenten Atmung einfacher, uns auch in schwierigen Situationen zu regulieren. Doch Achtung: Auch wenn eine kohärente Atemübung in fast jeder Situation unterstützend wirkt, kann damit ein Trauma oder chronischer Stress nicht einfach »weggeatmet« werden. Eine herzkohärente Atmung ersetzt bei körperlichen oder seelischen Krankheitssymptomen weder einen Arztbesuch noch eine Therapie. Traumaintegration und Gesundheit werden jedoch durch kohärentes Atmen unterstützt und gefördert.

In der herzkohärenten Ruhe-Atmung wird nicht das volle, sondern ein mittleres Atemvolumen beansprucht. Bei einem langsamen, gleichlangen Ein- und Ausatmen durch die Nase, ohne künstliche Halte-Pause dazwischen, kann das natürliche Spiel von Sympathikus und Parasympathikus, von Anspannung und Entspannung, besser stattfinden. In der Folge entsteht eine gute Fokussionskraft und gleichzeitig Entspannung; Sympathikus und Parasympathikus sind im Einklang und flexibel, wie ein harmonischer Tanz oder eine Wellenbewegung. Nebst der organischen Gesundheit fördert die Herzkohärenz unter anderem die Fähigkeit, anspruchsvolle Gefühlslagen innerlich halten und regulieren zu können. Umgekehrt verhilft eine gelassene, wohlwollende Einstellung zu den Gefühlen und Befindlichkeiten zu mehr Herzkohärenz (▶ Kap. 5 und ▶ Kap. 6). Sich mittels der kohärenten Atmung zu entspannen, verbessert somit fast jeden dysregulierten Zustand, weil es dadurch einfacher gelingt, sich körperlichen und seelischen Herausforderungen anzupassen.

Im kohärenten Atmen lenken wir unser Bewusstsein achtsam auf unseren Atem. Wir gelangen in die Ruhe und in den gegenwärtigen Moment. Weil der Körper in Kohärenz mit dem Denken und dem Fühlen gelangt, wird auch auf der geistigen Ebene vermehrt Harmonie und Entspannung erlebt. Durch die Änderung unserer Atemmuster senden wir spezifische Botschaften an das Herz und das Gehirn, und letztendlich beeinflusst das auch unsere Verhaltensweisen in einem förderlichen Sinne. Ein herzkohärenter Zustand ist somit sehr viel mehr als einfach Entspannung: Wir sind in diesem Zustand flexibel, in unserer Kraft und kreativ. Klare Entscheidungen, die aus unserer Mitte kommen, werden möglich – eben Herzentscheide. Dies ist der Grund, weshalb unter Stress, zumindest wenn keine akute Bedrohungslage vorliegt, keine größeren Entscheidungen gefällt werden sollen.

Spezielle Übungen oder Geräte erübrigen sich, wenn das neue Atemmuster einmal verinnerlicht ist. Bei eingefleischten, sehr flachen Atemmustern ist zusätzlich eine begleitende Therapie mit der Aufarbeitung alter Traumata hilfreich.

Es gibt zum kohärenten Atmen inzwischen viel Literatur und Schulungsseiten im Internet. Insbesondere die visualisierte Atemübung zum kohärenten Atmen mit fünf Sekunden Einatmen und fünf Sekunden Ausatmen ist verblüffend einfach.[77]

Übung: Kohärentes Atmen

Im Ruhemodus im besten Falle fünf Sekunden lang einatmen und fünf Sekunden lang ausatmen: So kann die Herzkohärenz wirkungsvoll via Atem unterstützt werden. Der Atem erfolgt durch die Nase und die Zunge liegt dabei entspannt am Gaumen. Das kann als Versuch sechs Wochen lang dreimal täglich fünf Minuten lang geübt werden. Es können wöchentliche Messungen der Atemfrequenz und des Ruhepulses durchgeführt werden, eventuell auch die Messung des Blutdrucks und der Herzratenvariabilität (HRV) am Anfang und am Schluss dieser sechs Wochen.

Vielleicht stellen wir fest, dass sich im Verlauf dieser sechswöchigen Übung der Ruhepuls sowie der Blutdruck gesenkt haben und die HRV angestiegen ist. Das ist die messbare Überprüfung, ob wir herzkohärenter leben als vorher. Im besten Fall wird das Zwerchfell so elastisch, dass die Lungen sich in Ruhe füllen und jeweils langsam und vollständig leeren. Die herzkohärente Atmung kann so lange als Übung in den Alltag eingebaut werden, bis sie ein Stück weit verinnerlicht ist.

Es ist nun interessant, in einer weiteren sechs Wochen dauernden Übungssequenz mit dem kohärenten Atmen zu messen, wie viel Zeit es braucht, um nach einer genau definierten körperlichen Anstrengung mit Pulsbeschleunigung wieder in den Ruhepuls zu gelangen.

Herzratenvariabilität (HRV)

Das autonome Nervensystem ist bei einem gesunden Menschen flexibel und adaptiv. Eine rasche Anpassungsfähigkeit ist biologisch gesehen immer ein Plus und kann indirekt über das Messen der Herzratenvariabilität (HRV) erfasst werden. Mit der HRV ist die Fähigkeit des Herzens gemeint, auf unterschiedliche Anforderungen angemessen und flexibel zu reagieren: Der Herzschlag eines ausgeglichenen Menschen passt sich nicht nur bei jedem Ein- und Ausatmen, sondern auch bei physischen und psychischen Belastungen situativ und schnell an.[76] Sport, Engagement, doch auch Entspannung und Zufriedenheit steigern die HRV. Stress, mangelnder Schlaf und Krankheiten senken sie. Wenn die kleinen Unterschiede der Herzfrequenz in der Ruheatmung nachlassen und starr werden, kann dies unter anderem ein

Anzeichen für eine beginnende Herzerkrankung sein.[78] Eine niedrige HRV kann somit indirekt auf ein gewisses Krankheitsrisiko hinweisen.

Auch die Erholungswerte können mit der HRV gemessen werden: Je rascher die Entspannung auf eine Anspannung erfolgt, und je besser die Kopplung des Herzschlages an eine tiefe Atmung funktioniert, umso erholter, flexibler und fitter ist ein Organismus. Die HRV zeigt somit indirekt an, wie rasch und wie tief wir uns entspannen können. Sie wird nicht nur im Fitnessbereich, sondern auch als Referenzgröße bei psychischen Erkrankungen herangezogen: Das Messen der HRV wird zum Beispiel in der klinischen Praxis benutzt, um die Behandlungserfolge bei Menschen, die unter einer PTBS leiden, einzuschätzen.[79]

Im Alter sinkt die HRV generell. Das ist nicht nur ein Zeichen dafür, dass mit zunehmendem Alter für mehr Regeneration gesorgt werden sollte. Weil die Kraft für Kompensation und Vermeidung mit dem Alter sinkt, kann eine niedrige HRV auch ein Hinweis auf alten, nicht integrierten, traumabedingten Stress sein.[80–82]

Die HRV-Messung kann mit einem klassischen EKG geschehen, jedoch auch mit einem Fitnesstracker oder dem so genannten Qiu Ball, der fürs Üben in die Hand genommen wird.[83] Letzterer kann eingesetzt werden, um mittels Atemübungen die HRV zu optimieren. (Diesen Ball gebe ich Menschen mit einem hohen Stresspegel manchmal zu Trainingszwecken für ein paar Wochen mit nach Hause.)

Herzkohärenz zeigt sich darin, dass wir belastbarer werden und uns nach einer Anstrengung schneller erholen. Man könnte Herzkohärenz als eine Art neurobiologische, ganzkörperlich wirkende Fitness bezeichnen. Wir sind ausgeglichener und haben mehr Energie zur Verfügung. Das Leben wird harmonischer, wenn Sympathikus und Parasympathikus im Einklang sind, wenn beide angemessen, flexibel und adaptiv reagieren. In der altasiatischen Meditationstradition wird dafür das Bild des stabilen und gleichzeitig flexiblen Bambus verwendet.

Wenn wir selbst genug Erfahrung in der herzkohärenten Atmung gesammelt haben, können wir dieses Wissen in der Begleitung weitergeben und zum Beispiel fragen: »Lust auf ein Experiment?«; »Möchten Sie etwas Neues ausprobieren? Man kann nichts falsch machen«; »Wollen wir eine spezielle Atmung zusammen üben? Ich habe eine App dazu«.

Die von mir kreierte und im Online-Zusatzmaterial als Audio zur Verfügung gestellte Übung hat ein hohes Entspannungspotenzial und fördert die Kohärenz.

- **Audio 1:** Kohärenzfördernde Meeratmung

3.7 Innere Anteile, Ich-Zustände, Ego-States

> »Unsere Teile sind nicht schlecht – sie sind in mehr oder weniger extreme Rollen geraten, in der Zeit und in schmerzlichen Erfahrungen stecken geblieben und wenden die Strategien an, die einmal gut funktioniert haben, belohnt wurden oder notwendig waren.«[84]
> Heike Mayer

In der traumasensiblen Begleitung können wir die uns mitgeteilten Gefühle und Befindlichkeiten nicht nur 1:1 spiegeln, sondern diese grundsätzlich als Teil benennen, zum Beispiel: »Ah, ein Teil von Ihnen ist gerade ängstlich.« Oder »Ich sehe, ein Teil von Ihnen ist im Moment traurig.« Oder: »Mir scheint, da wird ein Teil von Ihnen ziemlich wütend.« Es spielt dabei keine Rolle, wenn wir nicht gleich das Richtige treffen mit unserer Vermutung; ein Gegenüber positioniert sich und korrigiert unser »Affekt-Labeling«, wenn etwas nicht oder nicht vollständig zutrifft. Wenn jemand erkennt, dass er als ganze Person mehr ist als seine Gefühle oder seine Befindlichkeit, hilft das, im inneren Sortierprozess eine übergeordnete Sicht (»Adlerblick«) einzunehmen. Das ist hilfreich, doch im Folgenden geht es nicht um solche Teilaspekte des authentischen Erwachsenen-Ichs, sondern um nicht integrierte Muster, die meist unbewusst aktiviert und ausgelöst werden.

Es gibt verschiedene Zugänge, um sich mehr mit sich selbst zu verbinden und sich zu akzeptieren mit all dem, was einen im Moment ausmacht. Einer davon ist die Arbeit mit den inneren Anteilen. Das ist eine Modellvorstellung, in der es um neuronale Netzwerke geht, die in spezifischen Situationen aktiviert werden.

Alle Menschen haben verschiedene und manchmal sich widersprechende innere Anteile oder Muster. Das gehört zur menschlichen Identität. Wir tragen immer auch ressourcenreiche Anteile in uns. Viele von uns kennen das: Eine Lieblingsmelodie erklingt irgendwo und wir verspüren sogleich Lust, zu tanzen. Welch schöner Ressourcenanteil! Viele Gründe sprechen dafür, sich auch den ressourcenreichen Anteilen vertiefter zu widmen (▶ Kap. 7.2).

Manchmal haben wir Erregungsmuster ausgebildet, die zwar einmal nützlich waren, heute jedoch mehr zu Verwirrung und Irritation führen, als dass sie jemandem dienen würden. Diese Anteile schützten einst vor seelisch allzu Schmerzlichem und halfen bei der Kompensation. Sie sind im Erwachsenenalter immer noch da, wenn sie sich nicht weiterentwickeln und ausheilen konnten. Diese Anteile »wissen« sozusagen noch nicht, dass die Gefahr heute vorbei ist und dass die alten Bewältigungsmuster hinfällig geworden sind. Weil diese inneren Anteile unter Traumastress entstanden sind, aktivieren sie das autonome Nervensystem in einer vergleichbaren Weise, wenn später im Leben eine ähnlich gelagerte Gefahrenlage wie früher vermutet wird. Oder eben häufig und vorschnell auch dann, wenn nur ein Hauch davon zu spüren ist.

Wer in einer aktuellen Lebenssituation großen Stress erlebt, fällt in alte, sich unangenehm anfühlende oder überfordernde innere Zustände und Muster zurück, sofern diese nicht integriert worden sind. Diese alten Befindlichkeiten sind an ihre ebenso alten, inneren Erregungszustände gekoppelt, und oft genug auch an Verhaltensweisen, die wie aus der Zeit gefallen scheinen.

Wir bekommen Aufschluss über unsere inneren verletzten Anteile, wenn wir merken, dass wir bei bestimmten Themen oder in gewissen Situationen äußerst empfindlich oder, in Relation zum Geschehen, überproportional stark reagieren oder uns im Gegensatz dazu wie taub fühlen. Diese Anteile können noch immer von Menschen und Situationen geweckt oder ausgelöst (getriggert) werden, vergleichbar mit einem Alarmsignal. Dabei wird »auslösen« oft mit »verursachen« verwechselt: Man meint, ein Gegenüber oder eine Situation würden diese intensive Gefühlslage *verursachen.* Doch die übermäßige Reaktion zeigt, dass da noch ein wunder, unverarbeiteter Alarmknopf in uns ist, der durch einen bestimmten Auslösereiz aktiviert worden ist. Das Einordnen einer solchermaßen aktivierten alten Wunde, das Würdigen derselben und der bewusste, selbstempathische Umgang damit ist integrativ.

Beispiel:
Eva packt in der Küche ihre Einkäufe aus. Ihr Partner Rolf fragt sie beiläufig, weil er gerade mit dem Kochen beginnen will, ob sie den Schnittlauch vergessen habe. Hat sie. Sie faucht ihn an: »Was scherst du dich immer um meine Sachen und mischst

dich ein, kontrollier mich doch nicht dauernd!« Rolf ist ziemlich verdattert. Kurz darauf können die beiden das klären und sie erinnert sich daran, dass ihre Mutter ihr in ihrer Kindheit nichts zutraute und jedes Mal nach einem Einkauf genau nachkontrollierte, ob sie wirklich alles gemäß ihrem Auftrag eingekauft hatte. Die Bindungsirritation zwischen Eva und Rolf konnte dank ihrer Offenheit und Bereitschaft, gemeinsam hinzuschauen, problemlos und rasch bereinigt werden.

Menschen mit Traumahintergrund wissen manchmal um ihre verletzten inneren Anteile oder erahnen sie, und manchmal auch nicht: Im Extremfall ist das Abgeschnittensein von sich selbst so groß, dass diese Anteile dem Erwachsenen-Ich nicht bewusst, also dissoziiert sind, und ein Anteil nicht vom anderen Anteil weiß.[85,86]

Viele Menschen leiden an ihren Reaktionen auf bestimmte Auslösereize, die eigentliche Fehlalarme in ihrem Nervensystem sind. Es ist ein Leiden an sich selbst, weil es, zumindest in einem bestimmten Lebensbereich, zu einer Entfremdung vom gesunden Selbst geführt hat.

In der Arbeit mit den inneren Anteilen geht es um eine freundliche Annäherung, Würdigung und Wandlung dieser alten und einst schützenden Teile. Eine erfolgreiche Integration zeigt sich daran, dass ein bestimmtes Muster kaum mehr ausgelöst wird. Vielleicht ist je nach Situation noch eine Art Echo zu spüren, doch das führt nicht mehr zu einem unkontrollier- und unregulierbaren Anstieg des inneren Erregungspegels oder zu einer Dissoziation.

Die inneren Anteile werden, je nach Richtung, auch Ich-Zustände oder Ego-States genannt. Schon Sigmund Freud hat unterschieden in ein Ich, ein Über-Ich und ein Es. Seither entwickelten sich daraus mehrere, etwas unterschiedliche Strömungen und Sichtweisen über das Ich, das Selbst und die inneren Persönlichkeits-Anteile, die unter anderem in der traumasensiblen Beratung und Therapie angewendet werden.[87–89]

Alle Sichtweisen und Richtungen gehen davon aus, dass im ausgeglichenen, gesunden Zustand das denkfähige, emotional kompetente Erwachsenen-Ich das Sagen in uns hat. Im besten Falle sind dabei verletzte Anteile, die in der Kindheit in ihrem Wachstum gehindert worden waren, integriert und nachgereift.

In der traumasensiblen Begleitung wird immer mit dem Erwachsenen-Ich oder Echtzeitalter-Ich gearbeitet. Die Stärkung der Funktonen des Erwachsenen-Ichs steht im Vordergrund, denn einem Menschen, der sich in einer seelischen Not befindet, stehen diese nicht mehr vollumfänglich zur Verfügung: In großem Stress übernehmen alte, oft verletzte Anteile das Steuer, der handlungsfähige Erwachsene verschwindet manchmal nahezu von der inneren Bühne und kindliche Anteile übernehmen sie. Das kann einer Überflutung von Schmerz, Angst oder Verzweiflung gleichkommen. Die vor der momentanen Notlage vorhanden gewesenen, ressourcenreichen Anteile rücken dabei in weite Ferne. Das heißt: Die Ressourcen des Erwachsenen-Ichs sind im Stress oft kaum mehr zugänglich und manchmal scheinen sie sogar richtiggehend »vergessen«.

Wenn wir einen *verletzen alten Anteil* vermuten und wir mit einer Person auf dieser Ebene weiterarbeiten möchten, können weiterführende Fragen gestellt werden, zum Beispiel: »Wie alt ist dieser Anteil? In welchem Kontext hat er diese Gefühle? Was würde er am liebsten tun? Was braucht er, damit es ihm besser geht?« Persönlich erlebe ich es so, dass fixe Bezeichnungen für innere Anteile und Zuschreibungen eher einschränken. Wir werden einem Menschen und seiner Geschichte gerechter, wenn wir ihn einen aktivierten inneren Anteil oder ein Muster mit seinen eigenen Worten beschreiben lassen und ihn nicht aus vorgefertigten Bezeichnungen und Funktionen aussuchen lassen, wie das manchmal vorgeschlagen wird.

Intro: Stärkung Echtzeitalter-Ich

Gabriela von Witzleben, eine Heilpraktikerin für Psychotherapie, inspirierte mich auf einem Workshop zu einer Übung, die ich inzwischen mit PEP (Prozess- und Embodimentfokussierte Psychologie) kombiniere (▶ Kap. 4.6). Wir können damit die Selbstkompetenz und das Selbstwertgefühl insgesamt stärken. Zusätzlich können wir, darauf aufbauend, in einem zweiten Schritt selbstermächtigt wieder in das aktuelle Erwachsenen-Ich (Echtzeitalter-Ich) gelangen, wenn ein verletzter Kinderanteil oder jüngerer Erwachsenen-Anteil aktiviert ist.

Es werden zwei Kissen oder zwei Kartonstücke mit etwas Abstand nebeneinander auf den Boden gelegt. Ein Platz steht für den aktivierten verletzten Kinderanteil, der andere für das Erwachsenen-Ich im Echtzeitalter. Wir erfragen nun die Kompetenzen des Echtzeitalter-Ichs und motivieren zu einer aufrechten, klaren, Kraft ausstrahlenden Körperhaltung, indem wir das vorzeigen und mitmachen. Wir kreieren zusammen Kraftsätze, indem wir mit der Faust leicht auf unser Brustbein klopfen. Die Kraftätze für die Unterstützung des Echtzeitalter-Ichs werden nach der Übung verschriftlicht und mit nach Hause gegeben, wo weiter geübt werden kann. Ein Kraftsatz könnte z.B. folgendermaßen lauten: »Ich bin xx Jahre alt und bin ein kompetenter Mensch mit vielen Begabungen und Fähigkeiten. Ich habe große Lebenserfahrung und ich weiß um meinen Wert«.

Zuhause braucht es für diese Übung ein Blatt Papier oder ein Stück Karton, auf dem groß das eigene Geburtsjahr steht und das somit deutlich das Echtzeitalter-Ich repräsentiert. Wenn nun im Alltagsleben eine gewisse »Schrumpftendenz« in einen jüngeren Anteil aktiviert ist und man aktiv in das aktuelle Erwachsenen-Ich zurückkommen möchte, kann man auf den Karton stehen und die Brustklopfübung mit den Kraftsätzen durchführen. Die Übung kann auch täglich gemacht werden, um die Funktionen des Erwachsenen-Ichs, die Selbstkompetenz und den Selbstwert, zu steigern.

Übung: Stärkung Echtzeitalter-Ich

Stehe aufrecht und in einer kraftvollen Pose auf dem Kissen, das dein aktuelles Erwachsen-Ich repräsentiert. Welchen Jahrgang hast du? Was kannst du? Was hast du schon geschafft im Leben? Welche Kompetenzen hast du? Welche Begabungen? Klopfe dir mit der Faust leicht auf das Brustbein und sprich aus: »Ich bin erwachsen, ich kann ... ; ich habe schon so vieles geschafft, zum Beispiel ... ; ich bin kompetent in vielen Dingen, zum Beispiel ... etc.«

Wie fühlst du dich jetzt? Wenn du deine Kraft als erwachsene, kompetente Person so richtig gut spürst, kannst du dich für einen kurzen Moment auf das andere Kissen stellen. Es repräsentiert den bestimmten, vorher angesprochenen verletzten Anteil. Wie ist deine Körperhaltung? Deine Stimme? Wie fühlst du dich? Zeigt sich noch etwas?

Wechsle nun wieder auf das Echtzeitalter-Kissen und aktiviere dein Erwachsenen-Ich wie vorher, mit dem Klopfen auf die Brust und den Kraftsätzen. Wenn du magst, kannst du zur Übung auch ein paar Mal im Wechsel auf den beiden Kissen stehen und ruhig in dich hineinspüren.

Innere Anteile sind aktivierbare neuronale Netzwerke, die sich entweder in der eigenen Lebensgeschichte gebildet haben oder die transgenerational übernommen wurden. Letzteres ist gerade bei sehr feinfühligen Menschen häufig der Fall und bleibt oft unerkannt. Das kann dazu führen, dass Betroffene manchmal noch als Erwachsene in schwächenden, Lebenskraft raubenden Loyalitäten gegenüber ihren Eltern gefangen sind. Damals bedeutete Bindung *Überleben*, auch, weil die Bindung unsicher oder sogar destruktiv war. Als Erwachsene ist unser Überleben jedoch nicht mehr von der Herkunftsfamilie abhängig. Wenn wir uns freiwillig mit Menschen verbinden, die uns chronisch schwächen, ist das selbstzerstörerisch. Bindungen, wenn sie durchwegs destruktiv sind, können wir beenden; sie untergraben unseren Selbstwert und unsere Fähigkeit zur Selbstermächtigung. Wenn indessen auch gesunde Teile in einer Verbindung vorhanden sind und wir die Beziehung zu diesem bestimmten Menschen weiter pflegen wollen, auch wenn sie schwierig ist, können wir den Fokus ausschließlich auf die gesunden Anteile der Verbindung richten. Gleichzeitig können wir lernen, uns von alten, destruktiven, ungesunden Loyalitäten aktiv zu distanzieren.

Richard Schwartz, Familientherapeut und Begründer von Internal Family Systems (IFS), geht von einem inneren, heilen und unverletzbaren Kern aus, dem »Selbst«. Er spricht in seiner Modellvorstellung von einer ursprünglichen Essenz oder heilen Instanz in jedem Menschen, die sämtliche Anteile der eigenen Persönlichkeit respektiert und diese, weil sie ein gemeinschaftlich kooperierendes Team geworden sind, weise leiten kann. Diese heile Essenz kommuniziert mit belasteten Anteilen und kann nachvollziehen, wie sie entstanden sind und was sie brauchen, um zu heilen.

Schwartz geht von bestimmten *Selbst-Qualitäten* des gesunden, heilen, unverletzbaren Kerns eines jeden Menschen aus. Es liest sich wie eine Zusammenfassung dessen, was Ganzheit ausmacht, nämlich: Ruhe, Zuversicht/Vertrauen, Verbundenheit, Kreativität, Mitgefühl, Mut, Interesse/Neugier und Klarheit. Weitere Aspekte sind Humor, Leichtigkeit, Verspieltheit, Liebe, Dankbarkeit, Geduld, Perspektive und Unvoreingenommenheit.[84] Davon inspiriert, ist Audio 2 entstanden: Das, worauf wir den Fokus richten, kann wachsen.

• **Audio 2:** Raum für innere Qualitäten

Im folgenden Beispiel geht es um eine stark gekürzte Beschreibung einer anderthalbstündigen therapeutischen Sitzung mit einem transgenerational übernommenen, verletzten Anteil. Methodisch ist es eine Mischung aus Teile-Arbeit und PEP bei Trauma (► Kap. 4.6). Manchmal zeigt sich in einer Sitzung eine transformative Wendung, ein neuer Blick auf das Geschehen. Innere Anteile wegzumachen, das geht nicht. Anteile dürfen jedoch aus ihrem Kinderstatus hinauswachsen und nachreifen; wir können ihnen explizit die Erlaubnis dafür geben. Mit der Zeit übernehmen diese Anteile gerne eine neue Aufgabe im inneren Team; neuronale Netzwerke transformieren sich durch neue Erfahrungen.

Meiner Erfahrung nach liegt hinter jedem verletzten Anteil eine Ressource, eine Begabung, eine Fähigkeit. In der folgenden Sequenz zeigt sich, wie diese plötzlich zum Vorschein kommen. Es soll hier indessen keinesfalls der Eindruck entstehen, dass mit der Teile-Arbeit so etwas wie Instant-Lösungen generiert werden. Es ist immer Arbeit, ein Dranbleiben und Üben im Alltag.

Beispiel:

Klientin Lea im Fallbeispiel ist Künstlerin und lässt sich schon längere Zeit traumasensibel begleiten; ihr Thema mit dem Selbstwert wurde schon mehrfach bearbeitet.

Vor einer Ausstellung ist Lea jeweils sehr nervös und wird geplagt von selbstentwertenden Gedanken wie: »Wen interessiert denn das schon?« und »Wofür soll das gut sein?«. Dabei fühlt sie sich klein und nichtig. Offensichtlich übernimmt in dieser Situation ein alter, verletzter Anteil die innere Bühne und die erwachsene Lea hat kaum mehr etwas dazu zu sagen.

Zuerst wird die Selbstakzeptanzkurbel angewendet, d. h. mit der Hand wird unter dem gegenüberliegenden Schlüsselbein eine kreisende Bewegung gemacht: »Auch wenn so ein Teil in mir ist, der sich nichtig fühlt vor Ausstellungen, liebe und wertschätze ich mich, mit allem, was mich ausmacht.« *(▸ Kap. 4.6.)*

T (Therapeutin) stärkt nun mit Lea ihr Erwachsenen-Ich mit dem Satz: »Ich bleibe die erwachsene, kompetente, vielfältig begabte Frau, die ich bin, und ich bin jetzt und heute in Sicherheit.« Das wird mehrmals ausgesprochen und dabei mit der eigenen Faust leicht aufs Brustbein geklopft.

T: *»Ist es ok, wenn wir mit diesem sich nichtig fühlenden Anteil Kontakt aufnehmen?« Die erwachsene Lea (LErw) bejaht und stellt auf Geheiß einen Stuhl für diesen Kinderanteil (KA) bereit, direkt vor sich, mit der Rücklehne zu ihr.*

Lea setzt sich jetzt als KA auf diesem von LErw für sie hingestellten Stuhl. (T wurde vorher von LErw etwa im rechten Winkel dazu platziert.)

T zu KA: *»Danke, dass du da bist und dich zeigst. Wie geht es dir, wenn eine Ausstellung naht, und somit auch Kritik kommen könnte?«*

KA: *»Ich fühle mich allein gelassen, völlig verlassen.«*

T: *»Was würde dir helfen?«*

KA: *»Umarmung, Trost.«*

T: *»Würde dir die erwachsene Lea das geben?«*

KA: *»Sie macht das nicht!«*

T: *»Wollen wir sie fragen?«*

Bejahung und Stuhlwechsel.

T zur LErw: *»Hast du gehört, was die Kleine gesagt hat? Sie braucht Trost.«*

LErw: *»Ich habe es gehört. Doch ich habe Mühe, sie zu trösten. Sie fühlt sich so fremd an, nicht zu mir gehörig. Meine beiden realen Söhne konnte ich immer trösten, daran liegt es nicht.«*

Positionswechsel auf den Stuhl von KA.
KA verschiebt plötzlich ihren Stuhl in etwa 2 Meter Entfernung zu LErw und dreht ihn um, schaut also zu ihr.
T holt ein langes Seil, dass sie, stehend vor KA, mehrfach zusammenfaltet und dann dieses gefaltete Seil hinter dem Stuhl, auf dem KA sitzt, auf den Boden legt.

T: »Hinter dieser Grenze sind die vergangenen Generationen, mütterliche und väterliche Seite.«

Stille.
KA nimmt einen tiefen Atemzug und sagt danach: »Es geht mir gerade viel besser, oh ja!«
Inhaltlich folgt nun die Aufarbeitung der konkreten Inhalte, die in KA aufscheinen.
T macht nun eine Übung mit KA: »Was immer mit euch los war und ist (ein Arm mit offener Handfläche dezidiert nach hinten ausstrecken), die Verantwortung dafür liegt bei euch. Ich übernehme nur noch die Verantwortung für mich und mein Leben (andere Hand aufs Herz legen). Ich bleibe verbunden mit euren gesunden Anteilen, und den Rest lasse ich bei euch und eurer Verantwortung.«
Ein längerer Moment der stillen Wahrnehmung.
T nach einiger Zeit:
»Was passiert gerade?«

KA: »Keine Ahnung, das Verlassenheitsgefühl wird schwächer. Es verändert sich etwas, ich werde ruhiger.«

T: »Wenn dieses Elend schwächer wird oder vielleicht ganz aufhört, was ist denn noch von dir übrig? Ich nehme jetzt mal an, du willst nicht sterben.«

KA: »Nein, ich will nicht sterben. Einfach anders leben!«

T: »Wie denn oder als was denn?«

Stille.
Plötzlich und von ganzem Herzen bricht es aus KA hervor: »Ich bin der Selbstwert von Lea!« KA hält kraftvoll beide Arme mit Fäusten seitlich hoch, dreht den Oberkörper im Halbkreis hin und her und schaut selbstbewusst im Raum herum.

T: »Oh, wow! Danke für dein Mitmachen, KA! Dürfen wir der erwachsenen Lea jetzt mitteilen, dass du in Zukunft der Selbstwert-Coach bist für sie? Können wir dich so nennen?«

KA: »Sicher!«

Stuhlwechsel.

T zu LErw: »Willkommen zurück! Was meinst du zur spontanen Transformation dieses Anteiles? Vielleicht magst du direkt zu ihm sprechen?«

LErw zu KA (Richtung leerer Stuhl vor ihr): »Also ich finde das super, danke dir! Jetzt habe ich dich fortan als Ressourcen-Anteil bei mir, gerade auch, wenn's brenzlig wird.

Und falls du selbst mal etwas brauchst, gell, so kann ich dir das jetzt auch geben. Du gehörst jetzt ganz zu mir.«

*T erweitert die Klopfübung mit der Faust aufs Brustbein (**▶ Kap. 4.7.**) und ein Kraftsatz für zuhause wird gemeinsam formuliert: »Ich bleibe die erwachsene, kompetente, vielfältig begabte Frau, die ich bin, mit allem, was mich ausmacht. Mein Selbstwert-Coach steht mir ganz besonders vor Ausstellungen zur Verfügung. Donner nochmal!«*

Der Mensch ist mehr als seine momentane Befindlichkeit; er *hat* im Moment gewisse Emotionen und Befindlichkeiten, *ist* diese jedoch nicht. Sobald eine Selbst-Qualität direkt oder indirekt von einer unterstützungssuchenden Person erwähnt wird, kann diese im Gespräch aufgenommen und bestärkt werden. So kann sie als Ressource bewusst genutzt werden.

Allen inneren Anteilen begegnen wir freundlich. Sie hatten ausnahmslos einmal eine wichtige Aufgabe. Sie haben uns einmal gedient, sie waren *für* uns. Auch wenn sie sich in Loyalitäten mit vergangenen Generationen verstrickt haben, diente das uns, indem es uns wenigstens eine minimale Sicherheit oder auch nur eine überlebenswichtige Schein-Sicherheit verschaffte. Wir können lernen, solche Anteile sanft aus ihrem versteckten, isolierten Kämmerchen bzw. aus ihrer Gefangenschaft in der alten Schutzaufgabe zu befreien. Sie stehen in ihrer transformierten, geheilten Form für neue, konstruktive Aufgaben zur Verfügung. Gerade verletzte Anteile können sich in eine feinfühlige Ressource im Sinne von mehr Selbstfürsorge entwickeln. Solche Transformationsprozesse brauchen Selbstreflexion, Zeit, und ein nicht bewertendes, respektvolles Gegenüber, das jeden der sich zeigenden Anteile willkommen heißt und würdigt. Insgesamt sind wir jedoch nicht einfach Teile. Sondern ein Ganzes. Und das ist sehr viel mehr als alle Teile zusammen.

Das Wissen über Toleranzfenster, Vagussystem, Herzkohärenz und innere Anteile sind Grundlagen für das nächste Kapitel, in dem es um die sicherheitsspendende Wirkung von bewährten praktischen Übungen geht.

4 Achtsame Übungen für Sicherheit und Halt

Zusammenfassung
Traumatische Erfahrungen gehen einher mit einem Kontrollverlust, und das löst Verunsicherung und Hilflosigkeit aus. Nach einem belastenden Erlebnis die Kontrolle wieder zu erlangen und Sicherheit zu spüren, besteht für Betroffene in einem ersten Schritt darin, Co-Regulation zu erhalten. Erst danach kann ein Geschehen verstanden und eingeordnet werden. Doch durch Reflexion allein werden das Vertrauen und die Verbindung zu sich selbst und der Welt nicht zwangsläufig wiederhergestellt. Genauso wenig wird innere Sicherheit durch erhöhte äußere Kontrolle wettgemacht. Im Gegenteil: Kompensation und Vermeidung verbrauchen viel Lebensenergie.

Durch eine differenzierte Körperwahrnehmung (Interozeption) wird ein Zugang zu den Gefühlen und Bedürfnissen (wieder) hergestellt, was eine Verbindung mit sich selbst bedeutet.

Körperwahrnehmung und Selbstwahrnehmung fördern die Präsenz, und damit kann der Fokus bewusst auf das gerichtet werden, was Verbundenheit und Sicherheit gibt. Das ist der Boden, um das Leben aktiv und selbstermächtigt zu gestalten. Bisherige Haltungen und Überzeugungen können dabei hinterfragt und durch neue Erfahrungen korrigiert werden.

In diesem zentralen, praxisorientierten Kapitel geht es, wie im ganzen Buch, nicht um Therapie mit Traumaexposition. Sondern um Psychoedukation, sicherheitsspendende, resilienzfördernde Übungen und die Entwicklung des Bewusstseins für den eigenen inneren Raum. All dies kann durchaus integrative, therapeutische Wirkung zeigen.

Trauma gilt als der schnellste Weg, um etwas zu verinnerlichen. Wenn Ereignisse schockartig bis auf die Zellebene einwirken, ist es nie einfach, diese neuronale Erfahrung zu korrigieren. Gute Chance bestehen, wenn wir achtsam auf die Gegenwart fokussieren. Das bringt Kontakt, Einsichten, Lebendigkeit und Lebensqualität (zurück).[90] Wenn wir eine aktuelle Situation annehmen können, so wie sie im Moment ist, und wenn wir uns selbst annehmen, so wie wir sind, sind wir gegenwärtig.[91]

Achtsamkeitsübungen sollten immer traumasensibel sein. Das heißt, wir müssen dafür sorgen, dass die begleitete Person in ihrem Toleranzfenster für innere Erregung und Selbstregulation bleibt und nicht überwältigt wird durch unverarbeiteten seelischen Schmerz und Angst. Im Gegensatz dazu ist ein vermeidendes *Spiritual Bypassing*, ein Ausweichen der Körperwahrnehmung und Fliehen in »höhere Gefilde«, genauso wenig dienlich. Damit entsteht vielleicht ein zeitweises Wegrücken vom Schmerz, doch mit der Integration von alten Wunden hat das nichts zu tun. Selbstwahrnehmung heißt indessen, sich selbst mit einer radikalen Ergebnisoffenheit wahrzunehmen. Ohne Bewusstwerdung kann nichts dauerhaft heilen und genauso ist Heilung, ohne den Körper einzubeziehen, schwierig: Das Gehirn und der restliche Körper stehen physiologisch in einer sehr engen Verbindung. Ein Wiederanschluss an den Körper ist somit unabdingbar.[92] Wer lernt, sich bewertungsfrei wahrzunehmen, wird allmählich lernen, den Körper zu entspannen. Umgekehrt erleichtert ein entspannter Körper die Selbstwahrnehmung. Mit der Folge, dass mehr und mehr auch intensivere Erregungszustände zugelassen und reguliert werden können. Das Toleranzfenster weitet sich im Maß derjenigen Erregung, die gehalten und reguliert werden kann. Mithilfe unseres Bewusstseins und Übung toppen wir ein Stück weit die Autonomie unseres Nervensystems: Seine Reaktionen sind somit durchaus in die gewünschte Richtung von uns beeinflussbar.

Unser Körper steht uns als lebendiges Wesen zur Verfügung und Körperwahrnehmung heißt, sich selbst unvoreingenommen zuhören zu können. Dieses innere Lauschen ist bei Menschen mit Traumahintergrund beeinträchtigt, denn sie sind von ihrer Körperwahrnehmung mehr oder weniger abgeschnitten. Oder sie nehmen ihre Körpersignale verzerrt wahr.[93] Das kann sich in schweren Fällen so zeigen, dass jemand schon bei kleinen Herausforderungen dissoziiert und dabei starke Entfremdungsgefühle zum eigenen Körper erlebt. Manchmal ist das so anhaltend und quälend, dass von einer eigentlichen Depersonalisations- und Derealisationsstörung (DDS) gesprochen wird.[94,95] Die Wiederanbindung an den Körper zu fördern ist in diesem Falle ganz besonders vordringlich.

Unabhängig davon, wie stark die Entfremdungsgefühle zum eigenen Körper sind: Weil seelischer Schmerz im Körper gespeichert wird, ist eine bewusste Körperwahrnehmung für Menschen mit Traumahintergrund ein schwieriges Unterfangen. Achtsamkeitsübungen sind somit ganz besonders sorgfältig zu gestalten.[96] Es besteht ein gewisses Dilemma: Innere Sicherheit zu erfahren hat viel mit der Wahrnehmungsfähigkeit des eigenen Körpers, und darauf aufbauend, mit seinen Empfindungen und Gefühlen zu tun. Wie soll man sich jedoch vertrauensvoll auf sein Inneres einlassen wollen, wenn da so viel Schmerz, Spannung und Schreck wohnt?

Die achtsame Reise ins Innere verlangt eine subtile Vorgehensweise. Ein Mensch mit Traumahintergrund braucht manchmal zuerst viel Co-Regulation, bis Wahrnehmungsübungen sinnvoll eingesetzt werden können. Ohne ein Minimum an Selbstregulationsfähigkeit wirken die Übungen entweder nicht oder sie verkehren sich schlimmstenfalls in ihr Gegenteil. Ziel der Übungen ist immer, dass sich ein Mensch im eigenen Körper vertrauensvoll beheimaten und verwurzeln kann und sich somit allmählich sicherer und freier fühlt.

Es ist unabdingbar, dass die von uns begleitete Person *immer* mitteilt, wenn sich bei einer Übung etwas nicht gut oder seltsam anfühlt, wenn etwas peinlich oder irritierend für sie ist. *Darauf muss zu Beginn jeder Übungssequenz konsequent aufmerksam gemacht werden!* Denn: Viele Betroffene sind es nicht gewohnt, dass ihre Grenzen respektiert werden, sie »halten einfach mal aus«. Das tun sie gewohnheitsmäßig, aber auch, weil sie ihre Grenzen nicht oder kaum spüren. Deshalb muss die »Meldepflicht« bei Irritation, unangenehmen Empfindungen und Gefühlslagen meist mehrfach und deutlich angesprochen und ebenso deutlich vereinbart werden. Dieses explizit formulierte Ernstnehmen der Grenzen bewirkt zudem, dass sich jemand gesehen und ernstgenommen fühlt. Oftmals ist das ein erster, wichtiger Lernschritt zum Thema »Eigene Grenzen wahrnehmen und kommunizieren«.

Es gibt unzählige Wahrnehmungsübungen, die die innere Sicherheit und den inneren Halt erhöhen. In der folgenden Auswahl werden einzelne Übungen beschrieben, die gemäß meiner Erfahrung mit kleinem Aufwand große Wirkung erzielen. Jede feinfühlige, empathische und regulierte Begleitperson kann diesen Ideenschatz nutzen.

Die Übungen eignen sich für alle Menschen, die in ihrem Sicherheitsgefühl beeinträchtigt und/oder sich selbst entfremdet sind, das heißt auch für Menschen mit Neigung zu Dissoziation, Depersonalisation und Derealisation. Ebenso eignen sich die Übungen für Menschen, die keinen konkreten Leidensdruck verspüren, sich jedoch selbst differenzierter wahrnehmen und besser regulieren können wollen. Es geht dabei um kleine Schritte: Step by step – Babysteps sozusagen. Doch Achtung: Trotz Babysteps wird bei allen vorgestellten Übungen mit dem Erwachsenen-Ich gearbeitet.

4.1 Sinnesorgane, Verlebendigung, Fokus-Set für ruhige Präsenz

»Die Nacktheit des Inneren im Verhältnis zum Nervensystem und der direkte Zugang, dessen sich das Nervensystem relativ zu dem Inneren erfreut, sind einzigartige Aspekte der Interozeption.«[97]
António Damásio

Intro Übung: Die fünf Haupt-Sinnesorgane
Wir können die Körperwahrnehmung sanft angehen, indem in einem ersten Schritt die Welt mit den Sinnesorganen bewusst wahrgenommen wird. Wenn wir unsere Sinne achtsam schulen, wirkt das stabilisierend, weil es sanft und gefahrlos ins Hier und Jetzt, in die Präsenz, führt. Eine später erfolgende, differenziertere Fokussierung nach innen macht weniger Angst, weil sich ein Teil des alten Schreckens mit der achtsamen, entspannten Außenwahrnehmung durch die Sinne schon zu transformieren beginnt. Die Sinnesorgane bewusst zu nutzen, gibt die hier sehr erwünschte Kontrolle und Sicherheit ein Stück weit zurück: *Ich bin da und mein Körper besitzt Sinnesorgane, mit denen ich wahrnehmen kann.* Dieser Fokus vermittelt Selbstbestärkung und eine gewisse Entspannung. Die Empfindung für Sicherheit und das Selbstvertrauen können damit wachsen.

Mit den Sinnen bewusst wahrzunehmen, fördert die Verbindung zum Körper und damit die Körperpräsenz. Präsenz ist Gegenwart, Präsens. Jetzt. Da. Sein. Interessanterweise steht das englische *present* auch für ein persönliches Geschenk. Wenn wir präsent sind, sind wir in der Gegenwart. In der Gegenwart zu sein bedeutet, uns nicht in der Vergangenheit oder in der Zukunft zu verlieren. In der Gegenwart können wir uns sicher fühlen. Und nur die Gegenwart können wir bewusst gestalten. Wenn wir präsent oder gegenwärtig sind, sind wir mit uns selbst tief verbunden. Das ist die beste Voraussetzung dafür, uns auch mit anderen Menschen zu verbinden. Es ist das Gegenteil eines unfreiwilligen Kontrollverlustes. Sich innerlich sicher zu fühlen, kommt tatsächlich einem Geschenk gleich.

Die fünf Sinne können mittels der Übung einzeln oder alle nacheinander aktiviert werden, immer begleitet von einer ruhig fließenden Atmung.

Die bei jedem Sinnesorgan aufgeführte mögliche Erweiterung kann situativ einbezogen werden. Die Erweiterung braucht eine sorgfältige Anleitung, da sie ein Übergang zur Innenwahrnehmung ist. Unter Umständen können unangenehme gespeicherte Erinnerungen geweckt werden, die zu einer Übererregung oder darauffolgend zu einer Untererregung oder Dissoziation führen. Das wäre das Gegenteil der hier vorgeschlagenen, sicherheitsspendenden Erfahrungen. Daher gilt: Im Zweifelsfalle immer in die reine Außenwahrnehmung zurückkehren. Die Therapeutin Thea Rytz verbildlicht die Verbindung zur Gegenwart über die körperlichen Empfindungen und Sinne mit einer Schale, in der sich die Gefühle und Gedanken bewegen oder gar toben dürfen: »Die Schale ruht in der Gegenwart und behält den Bezug zur konkreten Umgebung. Diese neutrale Wahrnehmungsebene hilft uns, in jeder Situation innezuhalten, wahrzunehmen und Veränderungen zu beobachten. Sobald es uns zu sehr ins Innere der Schale zieht, achten wir wieder auf schlichte körperliche Empfindungen und Sinneswahrnehmungen.«[98]

Übung: Die fünf Haupt-Sinnesorgane

Nimm mit deinen *Augen* die Umgebung rundherum wahr, ohne sie zu bewerten. Bewege deinen Kopf dabei und nimm den ganzen Raum wahr. Welche Formen siehst du? Welche Farben und Farbtöne? Welche Linien? Welche Materialien? Wie ist das Licht? Siehst du Wiederholungen oder eine Art Gesetzmäßigkeit in Linien, Farben, Formen, Materialien und Lichtverhältnissen?

Das genaue Beobachten der Umgebung gibt Orientierung. Orientierung gibt Sicherheit.

Eine mögliche Erweiterung: Die Augen können nach einer Weile geschlossen und die Augenlider von innen betrachtet werden. Dann die Hände auf die geschlossenen Augen legen und auf den Unterschied achten.

Nimm mit deinen *Ohren* die Umgebung wahr, ohne sie zu bewerten. Du kannst deinen Kopf dazu bewegen, wenn du magst. Welche Töne, Klänge oder sonstige Geräusche hörst du? In welcher Tonhöhe? In welcher Tonqualität? Gibt es Wiederholungen, ein Zusammenfallen oder Überschneiden von verschiedenen akustischen Elementen?

Das genaue Hinhören fördert die Wachheit und Feinfühligkeit für Stimmungen und atmosphärische Qualitäten. Die Fähigkeit zu einer differenzierten Hör-Wahrnehmung ist kostbar und spendet Sicherheit.

Eine mögliche Erweiterung: Die Ohren können nach einer Weile mit den Mittelfingern geschlossen werden und es kann gelauscht werden, wie das Blut fließt und das Herz pumpt.

Nimm mit deiner *Nase* die Umgebung wahr, ohne sie zu bewerten. Du kannst deinen Kopf dazu bewegen. Welche Nuancen riechst du in der Luft, die du einatmest? In welcher Intensität und Qualität? Gibt es dominante, vorherrschende Geruchsnoten und weniger auffällige?

Das achtsame Riechen gibt dir viele aktuelle Informationen, weckt jedoch auch schnell die Verbindung zu alten Geschehnissen. Wir können die Aufmerksamkeit *gezielt auf ein ressourcenreiches, geborgenheitsspendendes Riecherlebnis lenken: Das ist zum Beispiel der Kuchenduft in Großmutters Küche. Geborgenheitserinnerungen geben Sicherheit. Angenehme neue Düfte auch.**

Eine mögliche Erweiterung: Ergänzt mit dem Tast- und Temperatursinn in der Haut kann der Atemstrom wahrgenommen werden. Wo und wie wird der Atemstrom im Körperinneren wahrgenommen? Wie ist seine Qualität beim Einatmen und wie beim Ausatmen? Mit dem Hörsinn wahrgenommen: Welche Geräusche begleiten den Atemstrom?

Nimm mit deinem *Mund* den Geschmack darin wahr, ohne diesen zu bewerten. Ist er überall im Mund gleich?

Das genaue Schmecken oder nur schon die Vorstellung von einem Lieblingsgeschmack kann uns mit Genuss, Aktivität und Lebensfreude verbinden.

Eine mögliche Erweiterung: Stell dir vor, wie du einen Bissen von deiner Lieblingsfrucht isst, und du wirst bemerken, wie der Speichelfluss dabei angeregt wird.

Nimm mit deiner *Haut* die Umgebung wahr, ohne sie zu bewerten. Mache eine kleine Reise durch die Hautoberfläche des ganzen Körpers, von den Füßen bis zum Kopf: Spürst du die Kleider auf der Haut? Was nehmen die Hautpartien wie Gesicht und Hände wahr, die nicht bedeckt sind?

Die Haut ist unser größtes Sinnesorgan und die natürliche Grenze unseres physischen Körpers. Wenn wir unsere materielle Außengrenze achtsam wahrnehmen, kann das Bewusstsein für den Körperraum wachsen. In unserer Haut wohnt der Berührungssinn. Er ist der wichtigste, älteste Sinn, und »berührt sein« ist sehr viel mehr als eine rein sensomotorische Wahrnehmung.

Eine mögliche Erweiterung: Was spürst du körperlich an den Stellen, wo du mit einem anderen Körperteil, einem Stuhl, dem Boden oder etwas anderem in Berührung bist?

* Nur schon deshalb sollte es in einem Behandlungszimmer jederzeit angenehm riechen. Meine Favoriten sind ein Raumspray mit Weißtannen-Öl, das Geborgenheitsgefühle aktiviert und Palo Santo, das den Geist öffnet (▶ Kap 4.7).

- **Audio 3:** Sinnesorgane (Kurzversion)

Während einer Übung oder während eines Gesprächs können trotz aller Vorsichtsmaßnahmen Reiz-Auslöser in Gang gesetzt werden. Wie und in welcher Stärke jemand auf etwas reagiert, kann nicht immer vorausgesehen werden. Falls unbeabsichtigt zu viel ausgelöst wird, reguliert die angeleitete Außenorientierung mit den Sinnesorganen den ausgelösten Zustand; Sicherheit und Kontrolle werden wiederhergestellt.

Nach einem solchen Vorfall wird das Geschehene besprochen und zusammen reflektiert: Als Begleitende haben wir, eine sorgfältige Vorgehensweise vorausgesetzt, nicht eine Reaktion *verursacht*, sondern eine Reaktion *ausgelöst*. Es ist integrativ, wenn dank der Reflexionsfähigkeit unterschieden werden kann, was geweckte alte und was reale neue Gefühlslagen sind.

Intro Audio 4 und 5: Verlebendigung der Hände und Verlebendigung der Füße

Eine tiefgehende Übung zum Thema Verlebendigung und Ganzheit lernte ich Anfang der 2000er Jahre beim Mystiker, Priester und Zen-Meister Willigis Jäger an einem Kongress über Psychotherapie und Spiritualität kennen. Er führte mit dieser Übung die 2.000 Menschen im Saal in eine hohe Präsenz. Für mich war das Erlebte eine Offenbarung. Die Energiedichte im Saal war fast greifbar und während der Übung, die ich nie mehr vergessen werde, nahm ich eine große Verbundenheit und Kraft wahr. Das Prinzip dieser Übung ist Folgendes: Wir können von außen etwas von verschiedenen Seiten betrachten. Dabei sehen oder erkennen wir die verschiedenen Ansichten oder Aspekte nie gleichzeitig. Wir sehen immer nur die eine *oder* die andere Seite, im Wechsel. *Von innen* hingegen können wir alle Seiten gleichzeitig wahrnehmen. Es ist eine besondere Qualität von Verbundenheit, wenn wir das Prinzip von Ganzheit und Präsenz mithilfe unserer Körperwahrnehmung erfahren; es lässt uns unsere Lebendigkeit unmittelbar erleben.

Diese Übung ist fester Bestandteil meines Repertoires. Ich habe sie im Laufe der Zeit sukzessive weiterentwickelt bis hin zum bewussten Wahrnehmen unseres Angeschlossenseins an diejenige Energie, die unseren Körper lebendig hält. Dieses energetische Fließen, das feinfühlige Menschen insbesondere via Handflächen wahrnehmen, wird in spirituellen Traditionen mit Beten, Segnen oder heilendem Handauflegen in Zusammenhang gebracht.[99]

Die Fußsohlen sind beinahe gleich empfindsam wie die Handflächen. Sie sind für die Erdung und somit für die Erfahrung von Sicherheit zentral. Ein Gespür für die Fußsohlen zu entwickeln, dient somit der Traumaintegration. Durch die Verlebendigung von Händen und Füßen wird das Handeln unterstützt, und man wird ermutigt, seinen Weg selbst zu gehen und zu gestalten. Hände und Füße sind, im ganz ursprünglichen Sinne, die dazu benötigten Körperteile, die es erst einmal wahrzunehmen und zu würdigen gilt.

- **Audio 4:** Verlebendigung der Hände
- **Audio 5:** Verlebendigung der Füße

Später können Wahrnehmungsübungen mit weiteren Körperteilen dazugenommen werden, doch es ist von Vorteil, mit den äußersten Gliedmaßen, also den Händen und Füßen, zu beginnen. Warum? Obwohl Wahrnehmungsübungen mit den Händen und Füßen sehr potent sind, sind sie weit genug entfernt vom Rumpf mit seinem gespeicherten Schmerz; sie bergen somit kaum die Gefahr einer Re-Traumatisierung. Übungen mit den Händen und Füßen lockern chronische Spannungen von den Rändern her; sie schaffen einen sanften Zugang zu einer gefahrlosen Körper-Innenwahrnehmung. Metaphorisch gesprochen, beginnen wir wie bei einem Knäuel Schnur, der verwickelt ist, diesen sanft etwas zu lockern. Wenn die Verlebendigung von Händen und Füßen gut gelingt und Wohlbefinden auslöst, kann achtsam und kleinschrittig die Wahrnehmung der Verlebendigung via Waden, Knie, Oberschenkel und via Unterarme, Oberarme und Schultern ausgedehnt werden. Die Kraft der Selbstermächtigung wird stimuliert und aktiviert, wenn sich Arme und Beine lebendig anfühlen.

Wenn genug Sicherheit aufgebaut wurde, kann die Wahrnehmung mit der Zeit auch in den Rumpf hinein ausgedehnt werden.

Intro Übung: Fokus-Set für ruhige Präsenz

Sich selber berühren ist eine sicherheitsspendende Kontaktaufnahme mit sich selbst, eine Rückversicherung: *Ich bin da.* Wir berühren uns häufig unbewusst, meist um uns zu beruhigen oder zu stimulieren. Es ist interessant, im Alltag einmal vermehrt darauf zu achten, bei welcher Gelegenheit wir uns an welchen Körperstellen wie berühren.

Wir können mit definierten, wohlwollenden Berührungen nicht nur unseren Körper, sondern auch unsere Seele und unseren Geist berühren. Das aktiviert die Selbstheilungskräfte. Dies gelingt umso besser, wenn wir zur Körperberührung einen selbstbestärkenden Fokus einbeziehen. Das im Folgenden beschriebene sicherheitsspendende, siebenteilige *Fokus-Set* ist eine Art »Selbst-Hypnose-Tool«, das einen natürlichen Kontakt mit ruhigen, tiefen Seins-Schichten ermöglicht. In der Begleitsituation kann, wenn es sich stimmig anfühlt, auch nur ein einzelner Fokus aus dem Set angewendet werden. Das Fokus-Set kann schriftlich abgegeben werden, zur täglichen, auch mehrmaligen Übung (zu finden im Download-Bereich). Die Fokus-Übungen werden von einem tiefen, ruhigen Atem begleitet, oder führen zumindest dazu. Es kann stehend, sitzend oder liegend geübt werden.

In der Begleitsituation machen wir immer alle Übungen 1:1 mit.

Übung: Fokus-Set für ruhige Präsenz

Du kannst sitzen oder liegen. Atme bei allen Übungen ruhig und fließend durch die Nase. Nimm nach jedem Fokus wieder eine neutrale Körperhaltung ein. Den Fokus kannst du leise für dich aussprechen, wenn du magst.

- Fokus 1:
  Lege eine Hand oder beide Hände sanft auf dein Herz mit dem Fokus: *Es ist in Ordnung, wie ich bin, mit all dem, was mich ausmacht.*
- Fokus 2:
  Lege eine Hand sanft auf deine Stirn, die andere auf den unteren Teil des Hinterkopfes mit dem *Fokus: In mir ist Ruhe, in mir ist Frieden, ich bin in Sicherheit.* Wechsle nach ein paar Atemzügen die Hände, mit dem gleichen Fokus.
- Fokus 3:
  Lege eine Hand auf deine Stirn, die andere auf das Herz mit dem Fokus: *Ich bin verbunden und in mir zuhause.* Nimm nach ein paar Atemzügen die Hand von der Stirn und platziere sie unterhalb des Bauchnabels, die Herzhand bleibt. Gib den gleichen Fokus.
- Fokus 4:
  Lege eine Hand auf die Rippen unter den gegenüberliegenden Oberarm. Umfasse mit der andern Hand kräftig den andern Oberarm auf der Außenseite mit dem Fokus: *Ich gebe mir Halt und Sicherheit.* Wechsle nun die Hände, mit dem gleichen Fokus.
- Fokus 5:
  Strecke die Beine aus und überkreuze sie. Bilde mit deinen Händen eine Kuppel, so dass sich die Fingerspitzen berühren und lege sie locker auf die Oberschenkel, mit dem Fokus: *Ich bin verbunden mit dem großen Lebensfluss und gebe mich vertrauensvoll hin.*
- Fokus 6:
  Lege beide Hände unterhalb des Nabels auf den Bauch mit dem Fokus: *In mir drin wohnt viel Lebenskraft.*
- Fokus 7:
  Lege die Handflächen entspannt ineinander. Nun nimm mit der rechten Hand die linke Hand wahr und danach mit der linken Hand die rechte Hand mit dem Fokus: *Ich kann meine Aufmerksamkeit im Körper steuern.*

- **Audio 6a:** Fokus-Set für ruhige Präsenz (Langversion)
- **Audio 6b:** Fokus-Set für ruhige Präsenz (Kurzversion)

Für therapeutisch oder beratend Arbeitende ist das Fokus-Set in Bezug auf die weiterführende Arbeit mit Klient:innen aufschlussreich: Es ist von Bedeutung, welche der sieben Fokus-Übungen schwer fallen oder gar Abneigung auslösen. Das kann behutsam thematisiert werden. Zudem: Mit dem Set können auch kostbare Ressourcen erkannt und verstärkend unterstützt werden.

Das hier vorgestellte Fokus-Set kann 1:1 genutzt werden. Ein maßgeschneidertes, der aktuellen Thematik angepasstes Fokus-Übungsset kann mit einem unterstützungssuchenden Menschen jedoch auch gemeinsam kreiert werden. Dabei können neue, eigene Übungen entstehen. Zusammen etwas Wirksames zu erforschen, kann mit Verspieltheit, Neugier und Leichtigkeit gestaltet werden. Es gibt dabei kein Richtig oder Falsch. Wir können verschiedene Vorschläge und Optionen zusammen ausprobieren und uns zeigen lassen, wie, wo und bei welcher Gelegenheit im Körper am ehesten Sicherheit verspürt wird. Für eine optimale Wirkung werden definierte Berührungen mit einem konkreten, prägnanten Fokus-Satz kombiniert. Wir machen auch bei einem Ausprobieren alle Übungen jeweils 1:1 mit.

4.2 Boden und Wurzeln finden, Halt und Haltung

> »Nichts von dem, was wir hören oder sehen, ist vollkommen. Aber da, mitten in der Unvollkommenheit, ist die vollkommene Wirklichkeit.«[100]
> Shunryū Suzuki

Intro Audio 7 und 8: Tragender Boden und Baum mit Wurzeln

Menschen mit Entwicklungstrauma leiden oft am Schmerz aus Mangelsituationen in der Vergangenheit. Elementare Bedürfnisse wie z. B. bedingungslose Liebe wurden in der Kindheit nicht ausreichend befriedigt. Je mangelhafter diese Bedürfnisse befriedigt wurden, desto größer ist der daraus resultierende, *bodenlos* erscheinende Schmerz von Verlassenheit: Für eine Kinderseele ist, wenn sich niemand zuständig zeigt für die Befriedigung der elementaren Bedürfnisse, das praktisch gleichbedeutend mit der Befindlichkeit von tiefer Verlassenheit: *Es ist niemand da für mich.*

Alter Frustrationsschmerz, Angst und Verlassenheitsschmerz werden zwar gelindert, wenn im Erwachsenenalter Menschen da sind und die Bedürfnisse ein Stück weit befriedigt werden. Ohne Schmerzintegration hat jedoch eine heute erfahrene Zuwendung die Tendenz, wie durch eine Falltür, haltlos ins

Bodenlose, ins Leere, abzugleiten. Die Falltür im eigenen System kann sich schließen, wenn Erfahrungen von einem tragenden, stabilen Boden gemacht werden. Erst jetzt kann sich ein innerer Raum bilden, in dem Sicherheit und Vertrauen wohnen. Aktuell erfahrene Zuwendung kann nun besser »gehalten« oder »getragen« werden. Nährende Nähe wird in sicheren Bindungen erlebt, und dies setzt eine gewisse Selbstanbindung voraus: »*Ich* bin da, und der Boden trägt mich.« Nachhaltiges seelisches Genährtsein durch Begegnungen, echte Nähe und Intimität, können nur erfahren werden, wenn bei sich selbst jemand zuhause ist.

Je nach Stimmigkeit und Kontext, kann, nach dem Durchführen einer der folgenden Übungen, zum Beispiel das Lied »Fest verwurzelt in der Erde« gemeinsam gesungen werden und vielleicht entsteht sogar eine leichte, freie Bewegung dazu.[101]

In meinen Kursen und Seminaren singen wir oft. Dies ist für viele Menschen ein neuer, öffnender und heilsamer Zugang zu ihrem Körper als Resonanzkörper. Singen fördert zudem den Sinn für Verbundenheit in der Gruppe. Das wiederum generiert Sicherheit. Nicht zuletzt tut uns Singen auch physisch gut: Wenn wir singen, stehen wir gerade. Das verbessert unsere Haltung und somit unseren inneren Halt; die Körperspannung und das Zwerchfell werden durch die tiefe Atmung gestärkt.[102]

- **Audio 7:** Tragender Boden
- **Audio 8:** Baum mit Wurzeln

Wir erleben die Welt zu jedem Zeitpunkt so, wie wir unseren Körper, im Speziellen unser Nervensystem, erleben. Indem wir den Boden unter uns bewusst wahrnehmen und uns von ihm tragen lassen, erfahren wir Sicherheit und Stabilität. Dies sind einander bedingende Faktoren.

Die beiden folgenden Übungen erden sehr rasch und aktivieren gleichzeitig. Sie eignen sich gut auch für Gruppen, zum Beispiel nach einer Pause.

Übung: Trampeltier

Gehe im Raum herum. Klopfe dabei mit den flachen Fußsohlen schnell trappelnd-vibrierend auf den Boden. Hebe dabei deine Füße jeweils nur einen knappen Zentimeter vom Boden und tuckere mit schnellen Fußbewegungen zentimeterweise vorwärts: taktaktaktaktak. (In Seminaren sage ich zuweilen: Unter dem Boden befindet sich ein sehr starker Magnet.

Unsere Füße werden von ihm so stark angezogen, dass wir die Füße kaum heben können.)

Stehe nach wenigen Minuten still da und spüre in deine Beine und Füße. Nimm den Boden wahr. Lockere zum Abschluss den ganzen Körper aus den Hüft- und Schultergelenken heraus, wie wenn du eine Marionette wärst und jemand zieht wild an den Schnüren. Den Kopf nicht vergessen. (Tipp für die Gruppe: Die Person, bei der es am »doofsten« aussieht, gewinnt).

Übung: Kreuzbeinschaukel (im Downloadbereich: Videosequenz 1, 0:00–0:46)

Lehne dich mit dem Rücken an eine Wand und gehe etwas in die Hocke, die Oberschenkel sind kraftvoll angespannt. Die Füße stehen flach auf dem Boden. Der Rücken ist mit dem Kreuzbein an der Wand angelehnt. Rolle nun dein Kreuzbein entlang der Wand ab, von links nach rechts, indem du nacheinander die Beckenschaufeln etwas abhebst. Die horizontal an der Wand laufende Bewegung könnte man als flache, breite Schale verbildlichen. Halte danach kurz still. Dann wechsle in eine vertikale Bewegung: Das Becken macht nun eine Schaukelbewegung von oben nach unten, über das ganze Kreuzbein. Das Kreuzbein wird in dieser Übung horizontal und vertikal abgerollt und damit massiert, bei leichter Hocke und mit angespannten Beinen. Du kannst nun mit dem Kreuzbein vier Punkte unten-rechts-oben-links nacheinander ansteuern, also mit dem Kreuzbein kreisen, und danach die Richtung wechseln.

Diese Übung verbindet dich mit deiner Kraft. Außerdem mobilisiert sie den bei Stress oft verspannten unteren Rückenbereich. Die Übung funktioniert auch im Liegen; ist dabei jedoch etwas weniger kraftvoll und vitalisierend.

Intro Audio 9: Halt und Haltung via Wirbelsäule

Boden, Erdung und Verwurzelung geben uns Sicherheit und inneren Halt. Doch was hat das mit der Körperhaltung zu tun? Tendenziell sind die muskulären Strukturen des Rückens bei Menschen mit Traumahintergrund angespannt. Die Körperhaltung im oberen Rücken und den Schultern ist bei Menschen mit wenig natürlichem Halt tendenziell entweder rigide und starr oder nach vorne eingefallen, auch die Kreuzbeinregion ist oft verspannt. Dieses Audio dient dazu, eingefleischte Kontraktionsmuster im Rumpf sanft aufzuweichen, sowohl aktiv in sanfter Bewegung als auch passiv im Liegen.

Neben der Wirbelsäule als flexible, haltgebende innere Längsachse sind in unserem Körper die beiden Querachsen Hüften und Schultern von Bedeutung. Der bewusste, dynamische Gebrauch der Kugelgelenke in den Hüften und Schultern verbessert die Körperhaltung und macht uns beweglicher. Etliche Muskelgruppen (und deren Faszien) sind bei der Mobilisierung dieser vier großen Gelenke mitbeteiligt, und deren Dynamisierung wirkt alten, dysfunktionalen Körperhaltungen entgegen.

Der erste Teil des Audios findet stehend und in leichter Bewegung statt. Die beiden Querachsen Schultergürtel und Hüftgürtel werden mit der Längsachse, der Wirbelsäule, in ein schwingendes, flexibles Zusammenspiel gebracht: sicherheitsspendender Halt und Zentrierung, Stabilität sowie gleichzeitige Flexibilität werden kraftvoll aktiviert. Das bewusste Wahrnehmen und Bewegen der elastischen Wirbelsäule fördert ihre natürliche Funktion und verändert die Körperhaltung auf eine gesunde Weise: Weil bei einer aufrechten Haltung mehr Platz für die Lungen da ist, richtet sich ein chronisch nach vorn gebeugter Oberkörper auf, ein nach vorn gestreckter Halsbereich und der Kopf kommen zurück auf ihre natürliche Position in die vertikale Verlängerung der Wirbelsäule; starre oder hoch- und eingezogene Schultern werden entspannt und gesenkt.

Der zweite Teil der Übung findet im Liegen statt und widmet sich der vertieften, entspannten Wahrnehmung der Wirbelsäule von unten nach oben. Ganz am Schluss des Audios wird wieder aufgestanden und das Erlebte mithilfe leichter Bewegungen integriert.

- **Audio 9:** Halt und Haltung via Wirbelsäule

Intro Übung: Komm her!

Wir erleben Erdung und Halt, wenn wir mit unserem Körper verbunden sind; er ist die Basis. Inneren Halt entwickeln wir am natürlichsten in der Kindheit. Wir sind hoch soziale Wesen und wir brauchen echte, gesunde Verbindungen mit anderen Menschen, um zu gedeihen. In einem aufschlussreichen, berührenden Gespräch zeigt die Traumatherapeutin Dami Charf zusammen mit der Körpertherapeutin Andrea Silwanus auf, was es für die Körperhaltung und die dahinter liegende Muskelspannung im entsprechenden Gewebe heißt, wenn ein Baby oder Kleinkind die Arme nach der Bindungsperson ausstreckt und dies chronisch ignoriert wird.[103] Irgendwann streckt das Kind die Ärmchen nicht mehr aus und verspannt sich. Diese Spannungen, die aufgrund der tiefen Frustration der Komm-her-Bewegung entstanden sind, können auch im Erwachsenenalter noch bestehen und sich in der Körperhaltung zeigen. Ein wissenschaftlicher Beitrag von Maja Storch inspirierte mich zur folgenden kleinen Armbeugebewegungs- oder Komm-her-Übung.[92] Für Menschen, die sich Hilfe nicht zugestehen und nicht davon ausgehen, dass sie sich etwas holen dürfen im Leben, habe ich die Übung mit einem spezifischen Fokus ergänzt.

Übung: Komm her!
Setze dich an einen Tisch und lege beide Handflächen flach unter die Tischplatte. Atme dabei ruhig und fließend. Drück deine Handflächen eine Weile kraftvoll an die Tischplatte mit dem Fokus: *Ich darf es zeigen und es ist in Ordnung, wenn ich etwas brauche und etwas für mich wünsche.* Löse deine Hände zwischendurch und mache die Übung ein paar Mal.

Gehe danach ein wenig im Raum herum. Wie ist deine Gesamtbefindlichkeit? Wie deine Körperhaltung insgesamt? Wie deine Schulterpartie?

In der traumasensiblen Begleitung können die hier vorgestellten, einfachen Übungen heilsame Erfahrungsräume öffnen, die das Körpergedächtnis mit einbeziehen. Zudem: Durch das Staunen darüber, was wir mit dem Körper alles wahrnehmen und verändern können, bringen wir diesem mehr Wertschätzung entgegen. Das dient unter anderem der Selbstfürsorge und Selbstliebe (▶ Kap. 7.6).

Es ist wunderbar, wie sicher gebundene Kleinkinder ihre Emotionen mit dem ganzen Körper zeigen. Ein »Werdet wieder wie die Kinder« können wir durchaus in diesem Sinne verstehen: Diese kindliche Unvoreingenommenheit, Präsenz und Lebendigkeit lassen den inneren Raum wachsen. Lebensfülle und Lebensfreude finden ihren ganzheitlichen Ausdruck.

Eigenes Beispiel:
Kürzlich hütete ich meine dreijährige Enkelin nach zwei Wochen Ferienpause. Wir hatten einen großen, verkehrsfreien Platz für die Übergabe vereinbart. Der Papa und die Kleine standen schon da, ich sah sie von Weitem. Als die Kleine mich erblickte, rannte sie los und steuerte mit wehendem Haar und erhobenen Ärmchen auf mich zu. Ich folgte diesem Beispiel, breitete ebenso meine Arme aus und rannte auf sie zu, dann hob ich sie hoch zu mir und wir knuddelten glücklich.

→ Experiment für den Alltag
Wenn wir jemanden treffen, den wir für gewöhnlich zur Begrüßung herzlich umarmen, können wir versuchen, die Arme ganz bewusst schon einmal etwas früher auszustrecken beim Aufeinanderzugehen.

4.3 Radial-Zwerchfellatmung, Bodenatmung, Kreuzatmung

»Die Stille heilt. Sie ist das einzige wirkliche Mittel gegen Stress. Die Ruhe macht etwas mit uns. Ungeahnte Kräfte liegen in der Ruhe, ordnende, heilende, harmonisierende Kräfte.«[104]
Willigis Jäger

Intro Audio 10: Radial-Zwerchfellatmung
Bei allen in diesem Buch vorgestellten Atem-Übungen wird ein ruhiges, fließendes Atmen mit dem Zwerchfell empfohlen. Das Zwerchfell (Diaphragma) ist eine elastische, äußerst dehnbare Muskel-Sehnenplatte, die sich wie ein Gewölbe unter den Lungen aufspannt. In vielen populären Atemtechnik-Anleitungen wird, statt der verbreiteten flachen und die Rippen anhebenden Brustatmung, eine tiefe Bauchatmung empfohlen. Diese wird als *Zwerchfellatmung* bezeichnet und ist im Ruhemodus ganz sicher besser als eine oberflächliche Brustatmung. Doch sie hat einen kleinen, bedeutenden Haken. Weil bei der tiefen Bauchatmung das Zwerchfell in erster Linie nach unten gedrückt oder gar gepresst wird, entsteht mit jedem Atemzug ein mittiger Druck auf die darunter gelegenen Organe. Das schwächt unter anderem den Beckenboden. Was also tun? Die Zwerchfellatmung kann modifiziert werden, indem der Druck nach unten bewusst etwas rausgenommen wird und seitlich verteilt wird. Bei einem ruhigen Einatmen schiebt sich das Zwerchfell nach unten und gleichzeitig weiten sich die Rippen etwas auseinander. So kann die Luft ungehindert in die Lungenflügel strömen, ohne Druck zu verursachen. Idealerweise dehnt sich somit das Zwerchfell beim Einatmen *radial* (und nicht nur nach unten) aus und schafft Volumen durch die Ausdehnung in alle Richtungen, gleich einer sich sanft ausdehnenden runden Kuppel. Wenn sich die Lungenflügel gleichmäßig ausdehnen, können sich die Lungenflügel ganz mit Luft füllen und die Organe, die *über* dem Zwerchfell liegen, werden durch die im Wechsel erfolgte Ausdehnung und Entspannung mittels der Atmung massiert. Und die *unter* dem Zwerchfell liegenden Organe erfahren keinen Druck, sondern ebenfalls eine Atemmassage durch die zarte, radial gleichmäßige Ausdehnung des Zwerchfells, mit anschließender Kontraktion der gesamten Rumpfmuskulatur. Das sind die Gründe, weshalb ich die vielgepriesene Zwerchfellatmung sprachlich differenziere und sie als *Radial-Zwerchfellatmung* bezeichne.

Es braucht ein gewisses Training, bis sich das Zwerchfell beim Einatmen elastisch radial, also gleichzeitig nach unten sowie seitlich unter die Rippen ausdehnt und beim vollständigen Ausatmen den gleichen Weg wieder ganz zurückgeht. Die Radial-Zwerchfellatmung kann sehr gut mit der kohärenten, also einer langsamen und ruhigen Atmung, kombiniert werden.

Audio 10 führt zu einer neuen Qualität und Tiefe der Entspannung. Gähnen, Seufzen, oder ein besonders tiefes Ausatmen, können die Wirkung der Übung anzeigen.

- **Audio 10:** Radial-Zwerchfellatmung mit Fokus: ES atmet

Gelegenheiten, um tagsüber bewusst und mit liebevoller Aufmerksamkeit langsam ein- und vollständig auszuatmen, gibt es zur Genüge. Eine rote Ampel, Anstehen an der Kasse oder auf den Zug warten sind ideal dafür: Wartezeiten mittels der Radial-Zwerchfellatmung werden zu kurzweiligen Mikro-Meditationen. Achtsam den fließenden Atem zu beobachten, wie er kommt und geht; das ist die einfachste und wirksamste Übung überhaupt, um das parasympathische Nervensystem zu unterstützen. Entspannen können heißt unter anderem, vollständig auszuatmen ohne Angst und im Vertrauen darauf, dass der Atemreflex von allein wieder einsetzt. Sich bewusst auf den Atem einzustimmen, führt in die Gegenwart: Mit dem Einatmen lassen wir die Vergangenheit hinter uns und mit dem Ausatmen verlieren wir die Angst vor der Zukunft.

Mit etwas Übung ist eine tiefe, entspannte Atmung möglich und wird zur neuen Gewohnheit. Körperempfindungen und Gefühle können mit der Radial-Zwerchfellatmung besser wahrgenommen, gehalten und bei Bedarf reguliert werden. Zudem wird, mit der bewussten Verbindung zum Atem, besser wahrgenommen, wie sich innere Befindlichkeiten mit der Zeit verändern, und es wird bestenfalls erkannt, wie wir deren Qualität mitsteuern können.

> Unsere Atemtätigkeit entspringt einer tiefen Weisheit. Mit jedem Atemzug verbinden wir unser Inneres mit dem Äußeren. Atmen ist ein Akt der ewigen Verbundenheit: mit uns selbst, unseren Mitmenschen, allen Mitlebewesen und dem Universum. Der ruhige, bewusste Atemstrom vermittelt eine Art übergeordnetes Aufgehobensein.

Intro Audio 11: Energie-Bodenatmung

Die folgende, von mir entwickelte Energie-Bodenatmung nutzt unsere Vorstellungskraft und nicht die reale Anatomie. Sie erdet rasch und in fast jeder Situation und verbindet uns mit unserer Kraft und Lebendigkeit. Gleichzeitig vermittelt sie tiefe Ruhe. Ich wende diese effiziente Übung seit vielen Jahren in Einzelbegleitung sowie in Gruppen an, indoor und outdoor. Die Übung wird in Audio 11 stehend angeleitet, klappt jedoch auch im Sitzen und Liegen; der Boden unter den Füßen wird im Liegen dabei imaginiert.

- **Audio 11:** Energie-Bodenatmung

Intro Audio 12: Energie-Kreuzatmung
Die Energie-Kreuzatmung ist eine Erweiterung der Energie-Bodenatmung und dient der tiefen Harmonisierung und der Sicherheit, dass wir nie allein, sondern verbunden sind: Mit uns selbst und anderen Menschen, mit unserer Mitwelt, ja sogar mit etwas Größerem, das uns umfasst und übersteigt. Daraus *können* wir gar nicht herausfallen – wohin denn?

Die Kreuzatmung sollte erst vermittelt werden, wenn die Bodenatmung gut geübt wurde. Die Energie-Kreuzatmung ist wie die Bodenatmung reines Erfahrungswissen und ich gebe hier für Interessierte deren Entstehungsgeschichte gerne als Inspiration weiter:

Die Kreuzatmung ist mir in der Jahrtausendwende in einer luziden Erfahrung, die man auch Einheitserfahrung nennen könnte, »zugefallen«. Sie ist seither mein fast jederzeit aktivierbarer »Schalter« in die Präsenz geworden. Ich erlebte damals im Liegen Folgendes:

Zwei glasklare, etwa handgroße Pyramiden schwebten sanft, schwerelos und langsam in meinen Körper hinein, eine von unten, eine von oben, die Spitzen Richtung Herz. In der Herzgegend schoben sich diese beiden Pyramiden ineinander und es entstand eine Art Kristall, dessen Licht und verdichtete Energie sich in mir ausbreitete. Ich erlebte ein energiereiches Licht-Fließen von der Erde und vom Himmel in mich hinein zum Herz, und vom Herz aus floss dieser Strom gleichzeitig via Arme aus meinen beiden Handflächen hinaus: Es entstand also eine Kreuzform aus fließendem Licht. Kreuzpunkt des Kreuzes war das Herz, in dem sich der Kristall befand. Die Botschaft wurde mir klar: Himmel und Erde sind in meinem Herzen verbunden, und mit meinen Armen und Händen kann ich in dieser Verbundenheit etwas für die Welt tun. (Kurz darauf habe ich mich zu meiner ersten mehrjährigen, berufsbegleitenden therapeutischen Ausbildung angemeldet. Bis dahin war ich vorwiegend in der Erwachsenenbildung sowie journalistisch zum Thema »Gesundheit ganzheitlich« tätig.)

- **Audio 12a:** Energie-Kreuzatmung (im Stehen)
- **Audio 12b:** Energie-Kreuzatmung (im Liegen)

4.4 Eigenraum und schützende Grenzen

> »Einfach innezuhalten, statt den offenen Raum augenblicklich vollzustopfen, ist eine transformierende Erfahrung.«[105]
> Pema Chödrön

Weil Menschen mit schwierigen Kindheitserfahrungen ihren Eigenraum, ihre Identität, nicht optimal entwickeln konnten, werden hier den konkreten Übungen ein paar grundsätzliche Zusammenhänge vorangestellt.

Vertrauen in etwas Gutes, in die Heilungsfähigkeit, in unser seelisches Wachstum ist möglich, wenn wir innere Sicherheit spüren. Wir können somit auch anderen Menschen vertrauen, die es gut mit uns meinen. Ob uns jemand guttut, erkennen wir in erster Linie daran, ob er uns respektvoll begegnet. Respekt wiederum zeigt sich unter anderem daran, ob ein Gegenüber die von uns kommunizierten Grenzen achtet und sie nicht dauernd infrage stellt oder überschreitet. Dazu gehört auch, jemanden in eine Rolle drängen zu wollen.

Im Alltag geschieht es manchmal, dass wir die Grenzen eines Gegenübers unabsichtlich etwas überschreiten; das ist normal und nicht weiter schlimm, sobald wir damit aufhören, wenn uns dies kommuniziert wird. Wir können für eine unbeabsichtigte Grenzüberschreitung um Verzeihung bitten. Auf diese Weise kann sich eine allfällige Bindungsirritation wieder klären.

Niemand ist perfekt. Manchmal tappen wir unabsichtlich über die Grenze eines Gegenübers. Wichtig ist in erster Linie unsere Absicht: Wir wollen etwas Konstruktives bewirken – und sind im Moment vielleicht etwas unachtsam. Wir können zudem nicht jederzeit wissen, auf welche Auslösereize jemand reagieren wird. Kleine Grenzüberschreitungen, die in der Begleitsituation passieren, können wir thematisieren, das ist integrierend. Große Überschreitungen passieren in der Begleitung nicht, wenn wir achtsam, einfühlsam und präsent sind und somit unsere eigenen Grenzen kennen.

Die Grenzen von Menschen haben eine sehr große Spannweite. Abhängig von der Genetik, von der Persönlichkeit, von der Biografie, vom aktuellen Thema und von der momentanen Befindlichkeit, sind Grenzen nicht immer gleich. Das heißt, Grenzen sind individuell verschieden und zudem im besten Falle auch flexibel und dynamisch: Zum Beispiel kann auf einer Bühne stehen höchst peinlich sein, ein kraftvoller Moment oder auch ganz Vieles dazwischen, und das sogar für denselben Menschen.

Es wird oft vergessen, dass ein Gegenüber unsere Grenzen nicht erkennen kann, wenn wir sie ihm nicht zeigen. Doch um unsere Grenzen jemandem zu zeigen, müssen wir sie erst einmal selbst wahrnehmen. Viele Menschen spüren ihre Grenzen nur, wenn diese massiv überschritten werden, und manchmal nicht einmal dann. Oder die Grenzen werden zwar vage gespürt, jedoch nicht als wichtig erachtet. Aufgrund ihrer inneren Unsicherheit sind es viele Menschen gewohnt, ihre Aufmerksamkeit auf andere zu richten, deren Bedürfnisse zu erfüllen und ihre eigenen zu vernachlässigen. Kurz: Sie verlieren oder vernachlässigen sich dabei ein Stück weit.

Ohne das Wahrnehmen und Ernstnehmen der eigenen Grenzen ist kein adäquater Selbstschutz möglich. So wissen Menschen mit Traumahintergrund oft nicht, *wie* sie sich schützen können. Bei sehr offenen – eben grenzenlosen – Menschen wird oft übersehen, dass auch diese »Offenheit« eine unflexible Haltung und nicht frei gewählt ist. Es ist nie dienlich, wenn sich jemand nicht selbst schützen kann. In helfenden Berufen treffen wir diese Disposition gar nicht so selten an. Ausgenutzt zu werden ist z. B. eine der Folgen.

Wer seinen eigenen Raum nicht wahrnimmt, hat wenig Möglichkeit, Flexibilität im Bereich des sich Öffnens zu entwickeln. Es handelt sich dann eher um ein chronisches *On* oder *Off* oder manchmal auch um ein Oszillieren zwischen diesen beiden gegensätzlichen Zuständen.

Die eigenen Grenzen können in konventionellen, oder auch in verschiedenen alternativen Therapieformen, wie z.B. Tanztherapie, Gestalttherapie oder Musiktherapie, ganz praktisch erprobt werden. Ein verspieltes Ausloten schafft Bewusstheit in Bezug auf eigene und fremde Grenzen und somit auch für echten Kontakt, der sich an den Berührungspunkten dieser Grenzen abspielt. Neugierig erforschend und traumasensibel begleitet, können sich limitierende, starre Grenzen allmählich weiten oder bisher kaum vorhandene schützende Grenzen etablieren. In einem sicheren inneren Raum können Fragen, wie »Wer bin ich?« und »Wie möchte ich leben?« sanft ihre Antworten erkunden. Auch traumasensibles Improtheater ist dafür eine ausgezeichnete, bewährte Möglichkeit (▶ Kap. 7.3).

Sich seelisch zu öffnen, ist etwas Flexibles und geschieht kontinuierlich. Vertrauen wird sukzessive aufgebaut. Ein Öffnungsprozess geschieht auf eine sichere Weise und wird dynamisch, wenn jederzeit die Möglichkeit besteht, sich nötigenfalls schützen zu können.

Intro Audio 13: Eigenraum und natürliche Grenzen
Die meisten Menschen, die keine gesunden Grenzen entwickeln konnten, leiden früher oder später an den Folgen. Sie meinen, Grenzen seien etwas Starres, das man errichten sollte, wie das sogar manchmal von Profis mit »Abgrenzen!« empfohlen wird. Mein Ansatz ist anders. Ich richte in meiner Arbeit seit Jahren den Fokus weniger auf die Grenzen selbst, sondern mehr auf das Wahrnehmen des eigenen, inneren, sicheren Raumes. Die Grenzen ergeben sich dann ganz natürlich und situationsangepasst von selbst. Grenzen sind flexibel, dynamisch und somit veränderbar, angepasst an die Situation, unsere aktuelle Befindlichkeit und Bedürfnisse.

Wenn wir als Kind wenig Schutz bekommen haben, sind unsere natürlichen Schutz-Instanzen wenig ausgebildet. Wir können uns unseren Raum jedoch nur nehmen und uns darin entspannen, wenn wir uns sicher und beschützt fühlen. Ein Dilemma, das wir lösen können, indem wir lernen, Hilfe und Schutzangebote von anderen anzunehmen. Doch auch, indem wir lernen, uns selbst zu schützen. Liebevoll, kraftvoll und zuverlässig. Metaphern aus der Natur können uns dabei unterstützen. Das folgende Audio hilft, eine Vorstellung davon zu entwickeln, wie es sich im eigenen sicheren Raum anfühlen kann.

- **Audio 13:** Eigenraum und natürliche Grenzen

Intro Übung: Öffnen und Schließen, Vertrauen und Selbstschutz
Wir können Wohlgefühl erleben und Kraft aus dem eigenen Körper schöpfen, wenn wir uns sicher fühlen. Mit der folgenden Übung wird dem Körpergedächtnis ein Impuls gegeben, der es an die Flexibilität und Bandbreite seiner Schutzmöglichkeiten erinnert. Die Übung eignet sich für Menschen mit rigiden Grenzen genauso wie für Menschen mit kaum erahnten Grenzen. Beide lernen, im Körper ein Bewusstsein für den Eigenschutz zu entwickeln. Das gibt Sicherheit. Die Übung lässt sich in der Einzelbegleitung sowie mit Seminargruppen durchführen.

Die Psychoedukation erfolgt vor sowie während der Übung: Vor der Brust die Arme gekreuzt schließen heißt, sich schützen. Die Arme aufmachen heißt, sich öffnen. Dazwischen gibt es nahtlos ineinander übergehende Öffnungsstufen. Die beiden Extrempunkte: Beide Oberarme mit den Händen der überkreuzten Arme fest zu umfassen, das gibt kräftigen Halt. Als Gegensatz dazu kann sich ein weites nach hinten Öffnen der Arme, die beiden Schulterblätter berühren sich fast, sehr befreiend und hingabevoll anfühlen. Eine reale seelische Öffnung und insbesondere der freiwillig gewählte Kontrollverlust in der Hingabe braucht jedoch immer einen sicheren, vertrauensvollen Kontext.

Damit die in der folgenden Übung angesprochene Gleitbewegung der Schulterblätter über die Rippen mit dem Körperbewusstsein besser angesteuert werden kann, ist es hilfreich, wenn wir uns (nach erfolgter Zustimmung) hinter die ausführende Person stellen und unsere nach oben gerichteten Hände auf deren Schulterblätter legen. Wir gleiten bei der Bewegung der sich schließenden und öffnenden Schulterblätter mit den Händen mit. Die unterste Kuppe des Schulterblattes kann zwischendurch mit den Daumen etwas kräftiger berührt werden, z. B. mit einem humorvollen: »Ah, hier beginnen die Flügel«.

Was der Körper erfährt und verinnerlicht, sickert mit der Zeit auch vertrauensvoll in den Alltag, nämlich die Botschaft: *Ich bestimme meinen seelischen Öffnungsgrad situativ selbst. So schütze und öffne ich mich in jedem Moment bewusst und ganz nach meinem Bedürfnis und meinem Ermessen.*
Wir zeigen als Begleitperson, wenn wir nicht gerade eine Berührungsposition innehaben, die angeleiteten Bewegungen mit unserem eigenen Körper 1:1 mit. Weil Menschen beim Schulterblättergleiten eine aufrechte Körperhaltung einnehmen, hat die Übung eine weitere Wirkung: Diese aufrechte Haltung gibt dem ganzen Körper Halt und Präsenz, der Atem wird tiefer: Es fühlt sich jemand nicht nur sicherer, er strahlt das auch mit seiner ganzen Körperhaltung aus.

Erweiterung der Übung: Zum bewussten Wahrnehmen des Rippengleitens kann ein zusätzlicher Heilimpuls für alte Grenzverletzungen gegeben werden: Zwischen den Schulterblättern und den Rippen kann mental ein »Heil- und Wachstumsbalsam« aufgetragen und mit dem Gleiten der Schulterblätter auf den Rippen verteilt werden. Die Herzregion erfährt auch vom Rücken her sehr gern heilende Zuwendung und Unterstützung.

Nach der Übung wird besprochen, wie das Erlebte bezüglich der eigenen Grenzen, dem eigenen inneren Raum und dem Sich-sicher-fühlen im Körper empfunden wird. Der Körper kann sich durch diese Übung in einer entsprechenden Alltagssituation im besten Fall an den erfahrenen Halt, die Stärke in seinem Rücken, auch in seinem Herzen, erinnern und wagt vermehrt und ganz bewusst etwas mehr Flexibilität. Frei nach Shakespeare: *Halt sagen oder Öffnung wagen, das ist hier die Frage.* Die Übung kann, nach einer ersten Einführung, gut auch für sich allein durchgeführt werden.

Die körperlich erinnerte Flexibilität vergrößert den Handlungsradius und damit auch das Bewusstsein für den eigenen inneren, sicheren Raum. Es ist der Spiel-Raum unseres Lebens. *Optimal*, nicht maximal, geschützt und sicher, können wir wachsen und uns sanft entwickeln.

Übung: Öffnen und schließen, Vertrauen und Selbstschutz (Videosequenz 2, 0:47–1:03)
Stehe hüftbreit hin, die Knie sind locker. Nimm deine Ellbogen seitlich etwas hoch, die Handflächen sind zueinander gerichtet. Atme ein und bewege beim Ausatmen deine Hände und Unterarme langsam aufeinander zu und lege deine Hände gekreuzt auf die Herzgegend. Mit dem Einatmen öffnest du die Arme langsam wieder zur Ausgangsposition. Mache diese sich öffnende und schließende Bewegung ein paar Mal. Lenke nun deinen Fokus in deinen oberen Rücken und die sich mitbewegenden Schulterblätter. Nimm beim Ausatmen und gleichzeitigen Schließen deiner Arme wahr, wie deine Schulterblätter auseinandergleiten und beim Einatmen Richtung Wirbelsäule zueinander geschoben werden. Die Schulterblätter gleiten sanft über die Rippen, die dabei richtiggehend gestreichelt werden: Mache mit deinen Armbewegungen diese Übung wie ein Vogel, der seine Flügel langsam öffnet und schließt. Du kannst jetzt experimentieren mit deiner Flexibilität und nur kleine Teilbewegungen machen, oder auch nur einen der beiden »Flügel« in seiner Flexibilität und dem Rippengleiten testen. Du kannst zudem erforschen, ob du einen Unterschied bemerkst, wenn du die Arme beim Einatmen schließt und beim Ausatmen öffnest. Menschen mit rigiden Grenzen dient diese umgekehrte Atmung mehr, weil der Hauptfokus dann auf der (erwünschten) Öffnung ist.

Wenn du ganz viel Schutz und Halt brauchst: Umfasse zwischendurch beim Zusammenführen der Arme mit beiden Händen deine gegenüberliegenden Oberarme fest und öffne danach die Arme langsam und sanft wieder.

Intro Übung: Den Eigenraum erkunden
Menschen mit Bindungswunden haben oft nur wenig Erfahrungen mit echtem, nachhaltig nährendem Kontakt gemacht, denn dieser ist nur möglich, wenn Grenzen vorhanden sind und von anderen respektiert werden. Im Folgenden geht es um eine Übung, mit der gelernt werden kann, den eigenen Raum und seine Grenzen mit dem Körper, mit dem ganzen Wesen, zu etablieren und wahrzunehmen.

Von der Traumatherapeutin Dami Charf wurde ich zu einer Übung mit einem Seil inspiriert[106], die ich in den Grundzügen übernommen und auf meine Weise ergänzt habe und anwende. Wie schon weiter oben erwähnt, sind Menschen mit Traumahintergrund ein Stück weit in sich gefangen (rigide Grenzen) oder gewissermaßen energetisch etwas verstreut (mangelnde Grenzen). Ihr Körper und ein authentisches Ich-Erleben werden von Betroffenen in beiden Fällen wenig wahrgenommen, und manchmal ist die Selbstanbindung so schwach, dass sie auf einer unbewussten Ebene daran zweifeln, ob sie überhaupt einen eigenen Körper haben und damit Raum einnehmen dürfen.

Durch eine langsame Arbeitsweise fördert die folgende Übung die Innenwahrnehmung für den eigenen Raum. Wichtig: Zu Beginn wird der Person, die sich innerhalb des Seiles befindet, explizit versichert, dass wir während der Übung das Grenzseil nie ungefragt überschreiten werden, sie sich jederzeit im Kreis frei bewegen kann oder auch die Übung abbrechen darf.

Diese Übung, die mit viel Innehalten und Spüren sowie verbalisierter Selbstwahrnehmung geschieht, bewegt vieles. Sie schafft Bewusstheit für das verkörperte Selbst, das die eigenen Grenzen und somit den eigenen Raum bestimmt. Mit dem anschließenden Gespräch wird diese Erfahrung, dass es überhaupt so etwas wie einen inneren sicheren, persönlichen Raum gibt, und dass dieser mit dem Körper, mit dem ganzen Wesen, wahrgenommen werden kann, integriert.

Übung: Den Eigenraum erkunden

Nach vorhergehender Psychoedukation im Sinne von »Ein persönlicher Raum braucht Grenzen, sonst ist es kein sicherer Raum«, händige ich dem betreffenden Menschen ein 10-Meter-Seil aus und bitte ihn, mit diesem Seil die Grenze seines persönlichen sicheren Raumes zu markieren. Es wird also sichtbar gemacht, wie groß und in welcher Form sich die Grenze des Raumes zeigt, in dem sich dieser Mensch sicher fühlt und der somit energetisch gehalten werden kann. Das Seil kann einfach, gefaltet oder überlappend verwendet werden. Dieser äußere Raum ist ein Spiegel des sicheren, verkörperten Seelenraumes. Der Körper weiß das und findet ganz genau heraus, wie dieser Raum im Moment aussieht. Nicht selten zeigt sich am Anfang der Übung eine gewisse Ratlosigkeit, da die Aufgabe des Seilauslegens nicht mit Denken gelöst werden kann. Eine humoristische Ermutigung, im Sinne von: »Einfach machen, nicht denken« kann helfen. Oder: »Hier kann man nichts richtig machen, aber auch nichts falsch. Wir arbeiten auf einer anderen Ebene.« Ich lasse der Person für das Auslegen des Seiles einige Minuten Zeit und frage gelegentlich nach, ob das die Größe und die Form ist, in der sie sich im Moment sicher fühlt. Die Größe der gelegten Seilgrenze ist sehr unterschiedlich, oft werden die Grenzstränge doppelt oder dreifach genommen, dementsprechend ist der Raum darin kleiner. Manchmal wird auch eine Öffnung im Seilraum gelassen: Das ist eine Grenze mit einem Durchgang, und das kann weiterführend thematisiert werden.

Jetzt stelle ich mich mit mindestens zwei Metern Abstand zur Seilgrenze hin und bitte die Person, in ihrem Raum herumzugehen und gleichzeitig ein »Ich, X (Name)« mehrfach laut auszusprechen. Und danach: »Das ist mein Raum, mein eigener, sicherer Raum«. Mit der Zeit wird die Person beim Aussprechen und Herumgehen in ihrem Raum vielleicht dazu auch die Arme ausbreiten und so ihren Raum noch besser spüren und in Besitz nehmen. Für viele Menschen ist das laute Aussprechen zu Beginn etwas ungewohnt und braucht Mut. Manchmal wird im ganzen Prozedere der Kreis etwas verkleinert oder vergrößert, so lange, bis der sichere Raum »stimmt« und bejahend (mit zum Beispiel »Ich, Marianne, bin in meinem sicheren Raum«) in Besitz genommen wird.

Im Extremfall legt eine Person zu Beginn das Seil mehrfach um ihre Füße herum oder steht direkt auf das Seilknäuel; das wird jedoch im Laufe der Übung als viel zu eng empfunden und sukzessive geweitet. Auch in diesem Fall wird, wie oben beschrieben, der eigene Name beim Herumgehen innerhalb der Seilgrenze mehrfach genannt. Andere wiederum nehmen das Seil zu Beginn nur einfach und haben sehr viel Raum, in dem sie sich aber unsicher und verloren fühlen. Sie verkürzen dann das Seil, indem sie es zum Beispiel verdoppeln; das kann Sicherheit vermitteln.

Erweiterungen zur Übung: Was erleben Menschen im Seilkreis, wenn wir als Begleitperson den Kreis von außen umrunden, wenn wir uns auf die Grenze zu- oder wegbewegen, also unsere Distanz zum Seil verkleinern oder vergrößern, schnell oder langsam? Was passiert, wenn wir den Therapieraum kurz verlassen? Folgt Erleichterung, Angst oder etwas anderes? Früh gebildete, implizit gespeicherte Bindungsmuster zeigen sich in dieser erweiterten Übungssequenz überaus deutlich.

In diesem sicheren Setting kann zudem zu einem späteren Zeitpunkt erprobt werden, was es heißt, den eigenen Raum zu verteidigen. Zum Beispiel können wir jemanden auffordern, kraftvoll mit flexiblen, leicht gebeugten Knien, direkt am Grenzseil, seinem Oberarm gegen unseren Oberarm zu drücken oder ein »Geh weg!« oder ein »Stopp!« zu formulieren, wenn wir uns annähern.

Menschen, die ihre Grenzen kennen und ihren eigenen inneren Raum wahrnehmen, können im Alltag ein klares *Ja* sowie ein klares *Nein* kommunizieren. Das zeugt von Sicherheit, Halt und Haltung. Ja und Nein sagen kann jemand, der Stabilität und Halt verinnerlicht hat. Die eigenen gesunden, flexiblen Grenzen zu spüren, heißt Raum zu haben. Aus diesem sicheren Raum heraus zu handeln, bedeutet, sich selbst zu sein und sich nicht zu verlieren im Kontakt mit anderen.

4.5 Übungen mit Berührung

»Niemand ändert sich auf Befehl. Niemand ändert sich wirklich aus Angst. Niemand entwickelt sich unter Druck weiter.«[107]
Jorge Bucay

Menschen mit einer körpertherapeutischen Ausbildung können dieses Unterkapitel problemlos überspringen.

In einer Begleitung, Beratung oder in einer Psychotherapie sind Berührungen oft tabuisiert; zu viele Übergriffe sind schon passiert. Körperliche Berührung wirkt immer auch seelisch, in die eine wie in die andere Richtung. Es ist jedoch schade, wenn die regulative Kraft der Berührung mit einem Abstinenzgebot völlig ausgeschlossen wird. Zum Beispiel sind Nervensystem und Hormonsystem in einem engen Austausch: Durch angemessene Berührung werden Bindungshormone aktiviert und diese wirken Stresshormonen entgegen.

Es geht im Folgenden nicht um ein ganzes Set oder Ablauf körpertherapeutischer Berührungen wie zum Beispiel bei Methoden wie Shiatsu, Cranio-Sakraltherapie, Osteopathie, Atemtherapie, Rolfing, Trager oder einer anderen Form von körperbasierter Therapie, die für sich genommen alle gute Wirkungen zeigen können. Sondern es geht an dieser Stelle ausschließlich um ein paar ausgesuchte, einfache Berührungen, die Menschen in einem Begleitprozess co-regulativ unterstützen und die Eigenwahrnehmung fördern. Die im Folgenden beschriebenen Berührungen sind genau definiert und können einzeln oder in Kombination angewendet werden.

Wenn Kommunikation, Klarheit und ein achtsames Vorgehen berücksichtigt werden, können Berührungen im Rahmen einer traumasensiblen Begleitung den Prozess wirksam unterstützen.

Kommunikation und Klarheit

Um Menschen in einer Begleitsituation eine Berührungssequenz anzubieten, braucht es vertiefte Selbstreflexion, eine differenzierte Kommunikation und vor allem eine große Klarheit und Eindeutigkeit der Berührungsqualität.

Körperliche Berührungen sind gerade für Menschen mit Traumahintergrund oft etwas Ambivalentes oder sogar Bedrohliches: Einerseits tun Berührungen gut, andererseits wurden in der Kindheit, je nachdem, übergriffige Berührungen bis hin zu körperlicher und sexueller Gewalt erlebt. Oder Berührungen sind etwas sehr Fremdes, Ungewohntes, weil in der Kindheit kaum körperliche Nähe und Kuscheln erlebt wurde. Betroffene kennen dann möglicherweise als Erwachsene körperliche Berührungen vorwiegend im sexuellen Kontext, wenn überhaupt.

Berührungen in der Begleitung können erst eingesetzt werden, wenn ein Gegenüber ein gewisses Grundvertrauen zu uns entwickelt hat und weiß, dass vereinbarte Grenzen verlässlich eingehalten werden. Wenn dies gewährleistet ist, können Berührungen auch nachnähren (Reparenting, Nachbeelterung). Der Körper speichert aufgrund seiner Lernfähigkeit alles; glücklicherweise auch neue, korrigierende Erfahrungen. Ein Betroffener lernt durch achtsame, traumasensible Berührung bestenfalls, sich zu beruhigen und zu entspannen. Die Co-Regulation durch Berührung ist eine große Heilkraft, denn es wird nicht nur Stress abgebaut, sondern ein Zugang, eine Verbindung zu sich selbst gebahnt, indem durch die nährende Nähe eine vertiefte Wahrnehmung und Vertrauen zum eigenen Körper aufgebaut wird. In der Folge erscheinen bislang unterdrückte Gefühle und Bedürfnisse sowie alter Schmerz weniger bedrohlich.

In der traumasensiblen Begleitung können wir Menschen situativ fragen, ob sie bereit sind für eine Übung mit körperlicher Berührung, und falls ja, erklären wir, um was es genau geht. Die deutsche Traumatherapeutin Dami Charf berührt zum Beispiel, immer nach vorgängiger Absprache, manchmal während einer Sitzung mit ihrem Fuß den Fuß einer Klientin oder eines Klienten, um zu zeigen: Ich bin da, ich bin im Kontakt mit dir.[108]

→ Experiment: Bewusste Berührung

In Seminaren leite ich manchmal zum Experiment an, was eine bewusste, bezogene und was eine unbewusste Berührung ist. Wir legen eine Hand auf unseren gegenüberliegenden Unterarm. Einmal legen wir sie einfach auf den Arm und danach mit dem Fokus: Ich bin ganz bei mir selbst und nehme mit meiner Hand Kontakt mit meinem Arm auf. Später üben die Teilnehmenden dasselbe mit dem Arm eines Gegenübers. Der anschließende Austausch darüber, was der Qualitätsunterschied der Berührung bewirkt, ist erhellend. Nur so viel: Die Übung macht mit beiden etwas, mit der berührenden und mit der berührten Person.

Allfällige Berührungen in der traumasensiblen Begleitung sind jederzeit klar definiert und werden keinesfalls begleitet mit Streicheln, Klopfen, Tätscheln oder anderen Berührungsformen.

Vor einer allfälligen Berührungssequenz ist eine genaue Kommunikation darüber wichtig, was mit einer Berührung gemeint ist und was damit erreicht werden soll. Ein wichtiger Punkt ist der deutliche Hinweis, dass die Berührung jederzeit abgebrochen werden kann, wenn sie unangenehm werden sollte und Stress auslöst.

Wichtig: Jede Berührung wird angemeldet, genauso jeder Wechsel innerhalb einer Berührungssequenz, zum Beispiel: »Ich lege jetzt meine Hände auf die Schultern und einen Teil der Oberarme.« Auch das Ende der Berührung wird angemeldet: »Ich nehme jetzt meine Hände von den Schultern weg« und die Hände lösen sich danach, indem ein kleiner, spezifischer Druck gegeben wird zum Markieren: Das ist das Ende der Berührung. Auch hier: kein Streicheln. Das würde die Grenzen verwischen.

Präsent und achtsam

Bei einer Berührung stellen wir uns selbst mit unserem ausgeglichenen Nervensystem zur Verfügung. Wir sind erwartungslos bezüglich dem, was genau geschehen wird. Diese ergebnisoffene Haltung kann mit dem Begriff *Absichtslose Absicht* umschrieben werden.

Präsent sein, heißt ganz bei sich selbst und im eigenen Körper geerdet zu sein. In Anbetracht einer erfolgenden Berührungssequenz ist es hilfreich, uns innerlich in unsere Wirbelsäule hinein zu fokussieren und uns auf eine gewisse Weise leer von eigenen Geschichten zu machen. Persönlich habe ich meinen »Schalter«, wie ich bewusst in die für Berührungen erforderliche Präsenz und Leerheit eintauchen kann. Ich verbinde die Kräfte von Himmel und Erde in meinem Herz und bringe auch meine Arme und Hände in ein inneres Fließen (▶ Kap. 4.3).

Eine traumasensible Berührung ist achtsam und erfolgt mit weichen, aber klaren Händen: *Ich berühre dich, bin dabei ganz bei mir selbst und will dich nirgendwo hinlenken.* So kann ein Mensch das Vertrauen und die Sicherheit, dass seine Grenzen respektiert werden, gewinnen und den Raum für seine Eigenwahrnehmung sukzessive öffnen. Seelische Öffnung und Vertrauen können nicht forciert werden.

Die durch die Berührung erfolgte Wirkung wird von einem Menschen, sobald er sich innerlich etwas öffnet, manchmal so interpretiert, dass Ruhe und Kraft von uns in ihn hineinfließen. Bei diesen und anderen vergleichbaren Übungen ist es mir wichtig, nochmals deutlich zu betonen, dass nichts von uns in die andere Person »hineinfließt«. Wir sind ausschließlich Vermittelnde von dem, was immer schon da ist. Ein Mensch lernt jedoch durch unsere Berührung, sich den ihm innewohnenden und ihn umgebenden, heilenden Kräften zu öffnen. Wir *verursachen* diese Kräfte und Energien nicht. Es ist vielmehr das reine Leben und die Lebenskräfte, die wirken. Zu diesen gehören auch die Selbstheilungskräfte. Das innere Fließen zuzulassen und zu spüren, ist dabei ein Meilenstein in der Selbstwahrnehmung. Es ist der Zugang zur reinen Lebenskraft: Sympathikus und Parasympathikus sind dabei in Balance, bei einem hoch aktivierten ventralen Vagusnervkomplex.

Wenn wir selbst gut geerdet und präsent sind, können wir unseren Körper bewusst als Resonanzraum zur Verfügung stellen und kommen in Kontakt mit dem Resonanzraum eines Gegenübers. Unter anderem greift das Nervensystem einer Person im direkten Kontakt über die Berührung unser (hoffentlich) reguliertes Nervensystem ab und gleicht ihr eigenes Nervensystem durch Resonanzwirkung diesem an.

Ein »sich leer machen« vor einer Berührungssequenz – oder auch vor einem Gespräch – dient beiden Beteiligten. Wir nehmen immer in und mit unserem eigenen Körper wahr. In der »Leere« nehmen wir eine andere Person und ihre Befindlichkeit *indirekt* durch bewusste Resonanz wahr. Wenn wir gesunde Grenzen haben und fähig sind, das mit unserem Resonanzkörper Wahrgenommene nicht mit eigenen Geschichten zu vermischen, ist das echte, mit dem ganzen Wesen gelebte Empathie. Es ist ein klares Mitschwingen ohne ein diffuses »Sich-vermischen« (▶ Kap. 5.7).

Der Fokus bei den folgenden Übungen ist auf der eigenen Zentriertheit. Wir *tun* nichts, wir *sind.*

Intro Übung: Die Füße halten

In dieser einfachen Übung halten wir die Füße eines Menschen, insbesondere die Fußsohlen, mit unseren Händen. Menschen erleben dadurch, dass Berührung und Kontakt nicht angstbesetzt sein müssen, sondern die Entspannung fördern und das Vertrauen in die eigene Wahrnehmung aufbauen. Die Übung findet, je nach Wunsch, in Socken oder barfuß statt.

Übung: Die Füße halten (Videosequenz 3, 1:04–1:11)

Die Person liegt auf einer Therapieliege oder auf einer Matte am Boden. Wir umfassen ihre Füße von den Außenseiten her so, dass unsere Hände die Fußsohlen weich berühren. Das geschieht in Stille und kann einige

Minuten dauern. In uns selbst läuft nichts, außer: *Ich bin ganz bei mir und halte deine Füße.* Nach ein paar Minuten kündigen wir an, dass die Übung zu Ende ist und nehmen unsere Hände weg.

Intro Übung: Kraft zulassen

Diese Übung kann direkt an die Übung »Die Füße halten« anschließen. Sie ist ein sanfter Zugang zur Wahrnehmung und Steuerung des inneren Erregungspegels und stimuliert die Weitung des Energie-Toleranzfensters (WoT). Innere Erregung kann spielerisch immer deutlicher als das wahrgenommen werden, was sie ganz ursprünglich ist, nämlich reine Lebenskraft. Wenn die Ausdehnung, die Expansion dieser Kraft, angstfrei zugelassen wird, zeigt sie sich als ein inneres Fließen. Manchmal ist dies ein tosendes Rauschen, ein zügiges Strömen, ein Plätschern oder einfach ein ruhiges Dahingleiten.

Diese Probe-Ausflüge in das Land der höheren Energiedichte bereitet oft beidseitig Spaß! Mit anderen Worten: Das Halten können von reiner, fließender Lebenskraft wird auf eine verspielte Weise trainiert. »Halten« bedeutet in diesem Kontext ein Durchfließen, ein Durchströmen lassen der eigenen Kraft ohne Angst. Die beiden vormals oft eng verbandelten Erregungsstränge von Lebenskraft und Angst werden dabei entflochten. So bekommt auch die Lebensfreude eine Chance, sich zu zeigen: Freude ist Expansion und Energiedichte.

Übung: Kraft zulassen

Wir berühren mit unseren beiden Handflächen, wie in Übung »die Füße halten« beschrieben, die Fußsohlen eines Menschen. Die Atmung fließt dabei ruhig und tief. Ich verwende bei dieser Übung eine Skala von 1 bis 10 und sage in etwa: »Sie dürfen, ausgehend von meinen Händen, jetzt einfach einmal so viel Energie und Kraft schöpfen, wie Sie wollen.« Weil Menschen mit Traumahintergrund oftmals Mühe haben, etwas für sich zu nehmen, ergänze ich meist: »Kraft und Energie sind für alle jederzeit genug da. Sie nehmen mir nichts weg, ich bin nur die Vermittlerin«. Weil ich die Person und ihren Energielevel etwas kenne und das weiter oben beschriebene Resonanzphänomen ins Spiel kommt, nehme ich die Aktivierung der fremden Fußsohlen mittels meiner eigenen Fußsohlen und Unterschenkel wahr. Ich kann somit etwa abschätzen, auf welcher Aktivierungsstufe seiner imaginären Skala sich dieser Mensch im Moment befindet. Viele stoppen im Bereich unter 5. Nun ermutige ich die liegende Person, dass sie jetzt einmal etwas mehr nehmen darf, einfach so zum Ausprobieren. Wir können etwas spielen mit dem Erregungsniveau, indem verschiedene Zahlen bis 10 genannt werden. Ich unterstütze den Prozess, indem ich innerlich mit meinem ganzen Wesen, und natürlich ganz konkret mit meinen Händen, Containment, also direkten Halt, für diese Erfahrung gebe. Kurz: Ich gebe Halt mit meiner Präsenz, und so kann jemand sein eigenes Erregung-Haltevermögen steigern. Die Übung wird mit einem mittleren Aktivitätsniveau abgeschlossen.

Das Erlebte kann bereits während der Übung, aber soll vor allem danach zusammen besprochen werden.

Intro Übung: Geborgenheit und Entspannung durch Schulterberührung
Eine ruhige Schulter-Berührung kann als Co-Regulation eingesetzt werden und dauert etwa zehn Minuten. Die Übung hat eine angenehme, entspannende Wirkung. Manche Menschen wünschen sich nach der Übung, ich solle noch eine Weile, also während des weiteren Gesprächs, meine Hände ruhig auf ihren Schultern lassen.

Übung: Geborgenheit und Entspannung durch Schulterberührung (Videosequenz 4, 1:12–1:46)
Der dysregulierte Mensch sitzt bei dieser Übung auf einem Stuhl und wir stehen hinter der Rückenlehne. Wir umfassen mit den Händen sanft die Schultern dieses Menschen auf beiden Seiten, wie wenn wir zwei Kugeln umfassen würden, und bleiben einen Moment in dieser Berührungsposition. Wir atmen ruhig und tief, unsere Füße nehmen den Boden wahr, die Knie sind nicht durchgestreckt. Jetzt schieben wir wechselweise die Schultern etwa im Sekundentakt sanft und nur ganz wenig nach unten, gleich einer Wippe, mit Kipppunkt in der unteren Halswirbelsäule. Die die Schultern umgebenden Muskeln und ihre Faszien werden bei dieser Bewegung mitstimuliert und finden Lockerung und Entspannung. Etwa nach einer Minute legen wir die Hände wiederum eine Weile ruhig in der Ausgangsposition auf die Schultern. Oft tritt jetzt ein tiefes Einatmen ein, auf das ein ebenso tiefes Ausatmen folgt. Besonders geborgenheitsstiftend ist die Übung, wenn wir nun die Handflächen, die Finger nach unten, auf die Rückseite der Oberarme legen und eine Weile so bleiben.
Wir schließen die Übung ab, indem wir unsere Hände in die Ausgangsposition zurückbringen und noch eine Weile still wirken lassen.

Intro Übung: Armtanz
In unseren Armen ist viel Festhaltekraft und Kontrolle gespeichert. Starkes Kontrollieren verstärkt und verfestigt innere Unsicherheit. Mit passiven

Armbewegungen kann auf der Körperebene gelernt werden, übermäßige Kontrolle abzugeben und Vertrauen aufzubauen.

Wichtig: Der passiven sitzenden Person kommen alle Bewegungen sehr viel schneller vor als uns Ausführenden. Falls es im Gewebe Widerstand gibt, und das gilt für alle Übungen: niemals ignorieren! Die Grenzen werden immer respektiert und die Übung kann jederzeit beendet werden.

Übung: Armtanz (Videosequenz 5, 1:47–2:39)
Wir stehen seitlich neben der auf einem Stuhl sitzenden Person. Wir kündigen nun an: »Ich nehme jetzt den Arm«. Viele Menschen strecken uns nun den Arm entgegen, in gewohnter Hilfsbereitschaft. Wir können nun humoristisch-liebevoll reagieren und zum Beispiel sagen: »Ich schaff das schon. Es gibt nichts zu tun.« Die Person nimmt ihren Arm wieder zurück. Jetzt wiederholen wir, dass wir den Arm nehmen und die Person unterdrückt nun aktiv und bewusst ihren Liebseinwollen-Kontroll-Drang. Das ist oft schon ein kleiner Kraftakt! Ein Bewusstsein über eingefleischte Verhaltensweisen zu entwickeln und sie willentlich zu korrigieren, ist ein nachhaltiger Lernprozess.

Wir fassen diesen Arm nun unter dem Handgelenk, heben ihn etwas hoch, und unterstützen gleichzeitig mit der anderen Hand den Ellbogen von unten, alles immer schweigend. Die Person kann die Augen offenhalten oder schließen. Jetzt bewegen wir den meist eher gebeugten, aber zwischendurch von uns auch sanft etwas gestreckten Arm langsam in verschiedene Richtungen: nach oben, unten, vorn, hinten, und das alles aus dem Kugelgelenk der Schulter heraus, unter Mitwirkung der Ellbogengelenke. Wir machen sozusagen ein lockeres Tänzchen mit dem Arm, in Slow-Motion, und unsere Hände geben dabei zuverlässig Halt unter dem Handgelenk und dem Ellbogen.

Zum Abschluss kündigen wir an, dass wir den Arm wieder auf das Bein ablegen werden, und das tun wir danach sanft und klar. Danach lassen wir die beiden Arme von der Empfindung her vergleichen und machen die Übung mit dem anderen Arm.

Das nachfolgende Reflektieren darüber, wie jemand eine Berührungsübung erlebt hat und was sie bewirkt hat, ist aufschlussreich und für die Integration genauso wichtig wie die Sequenz selbst. Unter anderem kann erforscht werden, ob die vorher erfolgte Berührung aktiviert werden kann, das heißt, ob die Körperberührung auch nach deren Abschluss innerlich noch abgerufen werden kann. Das Aktivieren von erhaltenen Berührungen kann zuhause weitergeübt werden.

4.6 PEP akut und mittelfristig

»Humor und Leichtigkeit können nicht ernst genug genommen werden!« [109]
Michael Bohne

PEP ist ein Verfahren der **P**rozess- und **E**mbodimentfokussierten **P**sychologie. Die PEP-Methode, die ich beim deutschen Psychiater Michael Bohne erlernt habe, wird zur Stress- und Angstregulation eingesetzt.[109, 110]

Kreisende Gedanken befeuern Ängste, und es entsteht eine mit Stress aufgeladene Spirale, aus der nur schwer wieder hinausgefunden wird. Diese Dynamik wird durch prägende Muster und unverarbeitete traumatisierende Ereignisse mitverursacht. Mit klopfenden und streichenden Körperinterventionen sowie mit spezifischen Kraftsätzen kann akuter und latenter Stress reduziert werden. Nicht dass wir den Stress wegklopfen würden, sondern durch das Klopfen wird die verlorengegangene Selbstanbindung, die mit einem bestimmten Thema verknüpft ist, gefördert. Dabei wird die Funktion des ventralen Vagus mobilisiert und somit wird eine zuversichtliche Haltung eher (wieder) möglich.

Wenn wir häufig Menschen begleiten, die unter hohem Stress stehen, ist es empfehlenswert, die ganze Klopftechnik mit ihrer multisensorischen Wirkung zur Verfügung zu haben. Doch auch ein kleines Repertoire von PEP kann den Stress lindern und in eine traumasensible Begleitung eingebaut werden, insbesondere bei:

- Selbstablehnung, weil etwas Schwieriges noch nicht gelingt. Hier hilft das *Selbstfürsorgekurbeln.*
- Aktuell hohem Stress inkl. einer herausfordernden bevorstehenden Situation. Hier hilft die *4-Punkte-Klopfsequenz.*
- Einer gewissen »Schrumpftendenz«, also wenn jemand bei einem Thema regelmäßig in einem Kinderanteil landet. Dann geht es darum, das Erwachsenen-Ich mit *klopfunterstützten Kraftsätzen* zu stärken. Auch angestrebte Verhaltensänderung können damit bekräftigt werden.

Als Begleitende zeigen wir die im Folgenden vorgeschlagenen Körperinterventionen am eigenen Körper vor und machen sie bei allen Wiederholungen 1:1 mit.

Intro: Selbstfürsorgekurbel (Selbstbestätigungskurbel)
Das kreisende Streichen (Kurbeln) mit den Fingerkuppen links über dem Herzen wird vorgeschlagen, wenn ein Mensch Schwierigkeiten hat, sich und seine momentane Befindlichkeit zu akzeptieren. Das ist in der Begleitung sehr häufig der Fall.

Wir sprechen während des Kurbelns einen Satz vor und bitten die Person, diesen nachzusprechen. Im Satz selbst geht es, neben der Akzeptanzstärkung bezüglich des Themas, um eine gleichzeitige Verknüpfung mit den drei großen und elementaren Bedürfnissen nach Liebe, Sicherheit und Autonomie. Wir sprechen den Satz mehrmals hintereinander vor und variieren den Inhalt etwas, indem wir verständnisfördernde, wirkmächtige und situativ stimmige Sätze einbauen, die der Psychoedukation dienen, wie in der Übung selbst beschrieben wird.[111]

Indem wir die Sätze immer mit »*Auch wenn …*« starten, ist das Kurbeln selbstfürsorglich: Dem Gehirn und dem ganzen Wesen wird die Botschaft gegeben, dass man *trotzdem* in Ordnung ist, auch wenn spezifische Inhalte und aktuelle Problemlagen noch nicht bereinigt sind, und diese sich im Moment sogar vielleicht äußert verworren zeigen. Die sensorisch wirksame, kreisende Selbstberührung über dem Herzen und unterhalb des Schlüsselbeins fördert die körpereigene Produktion des Bindungshormons Oxytocin und hilft, dass sich eine akzeptierende Haltung besser verinnerlicht. Diese Haltung wird unterstützt, indem sie mit der zuversichtlichen Botschaft von Liebe, Sicherheit und Autonomie verknüpft wird.

Das Mit-Kurbeln kann für uns als Begleitende von Bedeutung sein. Insbesondere wenn uns traumatische Inhalte erzählt werden, dient das Mit-Kurbeln und das Aussprechen von Selbstfürsorge-Affirmationen auch unserer Selbstberuhigung, indem es unsere Kernbedürfnisse nach Liebe, Sicherheit und Autonomie anspricht.[112] Es wird bei liebevoll-treffenden, manchmal auch humoristisch erhöhten Kurbel-Formulierungen darüber hinaus gelernt, ein wenig über sich selbst zu schmunzeln. Das ist ein Akzeptanz-Elixier erster Güte und verbindet uns wohlwollend mit der Tatsache, einfach ganz Mensch zu sein. Ohne Akzeptanz einer momentanen Situation ist keine Veränderung und somit auch keine Verbesserung möglich. Eine aktuelle Schwierigkeit kann sich somit mit Akzeptanz *besser bessern.*

Anwendung Selbstfürsorgekurbel (Videosequenz 6, 2:40–3:13)
Wir platzieren unsere rechte Hand oberhalb unserer linken Brust, etwas unter dem Schlüsselbein und oberhalb des Herzens. Das ist gemäß der Traditionellen Chinesischen Medizin der Lungen-Anfangspunkt.[113]

Wir machen nun mit den Fingerkuppen feine, kreisende Bewegungen im Uhrzeigersinn über diese Stelle und bitten die unterstützungssuchende Person, dies bei sich selbst genauso zu machen und unsere Worte nachzusprechen, z. B.: »Auch wenn ich im Moment ein ungelöstes Thema mit mir herumschleppe, liebe und wertschätze ich mich mit allem, was mich ausmacht. Ich bin in Sicherheit und gehe meinen ganz eigenen Weg.«

Es gibt Menschen, die kaum etwas Liebevolles zu sich selbst sagen können. In diesem Falle können wir den Satz »verdünnen«, zum Beispiel: « … versuche ich, mich zu lieben und wertzuschätzen, mit allem, was mich ausmacht.« Oder, noch mehr verdünnt: « … werde ich in Zukunft versuchen, mich etwas zu lieben und wertzuschätzen.«

Es können durchaus paradox erscheinende Elemente in einen Satz eingebaut werden. Wir können zum Beispiel vorsprechen: »Auch wenn ich mit meinem Thema, was seine Ungelöstheit betrifft, vermutlich aktuell einen Podestplatz bekäme, liebe und wertschätze ich mich, mit allem was mich ausmacht. Ich bin gerade auch auf dem Podestplatz in Sicherheit und gehe meinen ganz eigenen Weg.«

Da wir lange Sätze nicht en bloc erfassen und sie auch nicht unbedingt en bloc kreieren, arbeiten wir mit Teilsätzen, die sich aus dem vorhergehenden Gesagten entwickeln. Diese Sätze haben oft einen psycho-edukativen, wertschätzenden Inhalt, der beim Kurbeln in empathischer Weise vermittelt wird.

Jeder Satz oder Teilsatz wird vom Gegenüber nachgesprochen und dann wird nahtlos mit dem Vorsprechen des nächsten weitergefahren. Im folgenden Beispiel wird jeweils mit einem Punkt oder Strichpunkt markiert, wo in etwa die nachsprechbaren Teile liegen könnten:

Beispiel:
»Auch wenn ich noch alte ungelöste Dinge mit mir herumtrage und mich das wütend macht; – was aufgrund meiner Vergangenheit und der jetzigen Geschehnisse absolut normal ist –; liebe und wertschätze ich mich, mit allem, was mich ausmacht. Auch wenn ich manchmal absacke in alte Geschichten und kaum mehr weiß, wie ich da wieder herauskomme, ist das nachvollziehbar aufgrund meiner Geschichte; und ich habe gerade deshalb guten Grund, mich selbst wertzuschätzen und zu lieben mit allem, was mich ausmacht. Auch wenn ich im Moment ziemlich durch den Wind bin

und mir dazu noch Selbstvorwürfe mache, weiß ich doch zutiefst, dass jeder Mensch zu jedem Zeitpunkt immer genau das tut, was er gerade kann; und ich liebe und wertschätze mich genau dafür, dass ich ganz Mensch bin, mit allem, was mich ausmacht; Ich bin heute in Sicherheit und gehe meinen ganz eigenen Weg.«

Wenn die Anwendung der Selbstfürsorge- oder Selbstbestätigungskurbel einem Menschen einmal bekannt ist, kann sie in einer Begleitsituation immer wieder angewendet werden, sogar mitten in einem Gespräch, wenn wir merken, dass jemand gerade mit sich hadert oder sich selbst verbal abwertet. Wir können mit einem humoristischen Augenzwinkern mit der Hand bei uns selbst zu kurbeln beginnen und einen Satz anfangen »Auch wenn .... .« Ein Gegenüber, das die wohltuende Wirkung des Kurbelns kennt und schätzen gelernt hat, wird es uns gerne nachtun.

Ein gestresstes System wird durch das Kurbeln und die Inhalte beruhigt und Verbundenheit und Sicherheit können Raum gewinnen. Die Selbstakzeptanz, die Vorbotin der Selbstliebe, kann sich entwickeln.

Intro: 4-Punkte-Klopfsequenz

Menschen mit Traumahintergrund haben meist inneren Stress und im Stress kommen alte, einschränkende Muster und Verhaltensweisen zum Zug: Das Erwachsenen-Ich »schrumpft« situativ zugunsten eines verletzen kindlichen Anteils. Das Befinden von Verbundenheit und Sicherheit, die beiden neurologischen Zwillingsschwestern, schrumpft dabei auch gleich mit. Es ist sehr unangenehm, im Alltag in solchen Überlebensreaktionen zu landen, denn was bleibt im Extremfall auf der emotionalen Ebene übrig? Ein irritiertes, dem inneren Schmerz und der Angst ausgeliefertes Kind. Es zieht sich zurück, es kämpft oder es unterwirft sich.

Die Selbstberührung mit der 4-Punkte-Klopfsequenz stärkt das reflexionsfähige Erwachsenen-Ich und damit auch die Fähigkeit, für sich und seine alten Verletzungen Verantwortung zu übernehmen. Das ist ein großer Akt der Selbstermächtigung! Nach einer Weile Üben ist eine 4-Punkte-Klopfsequenz verinnerlicht und steht auch im Akutstress zur Verfügung. Damit sich eine themenspezifische Schrumpftendenz dauerhaft verändern kann, braucht es mehr Disziplin: mindestens zwei Monate übende Anwendung, mehrmals täglich. Das sind ein paar Minuten Aufwand pro Tag, die viel Heilsames bewirken können.

Anwendung 4-Punkte-Klopfsequenz (Videosequenz 7, 3:13–3:37)

Der erste der vier Klopfpunkte befindet sich etwas oberhalb zwischen den Augen, der zweite mittig zwischen Nase und Oberlippe, der dritte mittig direkt unter dem Mund, der vierte auf dem Brustbein.

Jede Zeile wird laut ausgesprochen und gleichzeitig wird mit zwei oder drei etwas gebeugten Fingerkuppen locker auf den entsprechenden Punkt geklopft. Die Klopfstärke ist individuell. Intuitiv atmen viele bei 1 und 3 ein und bei 2 und 4 aus, was in etwa der kohärenten Atmung gleichkommt. Im folgenden Beispiel eine Variante, die sich gemäß meiner Erfahrung speziell für Menschen mit hohem Traumastress eignet:

1) Ich bin erwachsen
2) und mit mir und anderen
3) sicher verbunden und ruhig,
4) egal was sonst gerade abgeht, yes!

Es gibt unzählige inhaltliche Varianten für die 4-Punkte-Klopfsequenz. Der verbalen Kreativität sind keine Grenzen gesetzt.

Intro: Klopfunterstützte Kraftsätze

Affirmationen oder Kraftsätze sind heute wortwörtlich in fast aller Leute Munde. Es ist wichtig, dass diese in Ruhe, sorgfältig und maßgeschneidert zum persönlichen Anliegen kreiert werden. Der gemeinsam mit der unterstützungssuchenden Person ablaufende Prozess der stimmigen Wortfindung geht so lange, bis die gewählten Sätze ganz genau passen, d. h. auf eindeutige Resonanz stoßen. Das ist wichtig, denn ein Mensch, der große Mühe mit der Selbstannahme hat, fördert seine Selbstliebe nicht, wenn er sich mechanisch aufsagt, dass er sich liebt. Im Gegenteil, ein solches Unterfangen könnte ihn noch weiter von sich selbst entfernen.

In der PEP-Methode sind Kraftsätze individualisiert und daher ein wirkmächtiges, bewusstseins- und integrationsförderndes Instrument.

In der traumasensiblen Begleitung können z. B. bestärkende Sätze kreiert werden, die mittels Klopfens das Bewusstsein für das Erwachsenen-Ich mit dem Hier-und-Jetzt verknüpfen. In Seminaren bei der Traumatherapeutin Anke Nottelmann lernte ich einen einfachen »Selbstbestätigungs-Anker« kennen, der speziell für Menschen mit Traumahintergrund geeignet ist: Nottelmann schlägt vor, sich mit der Faust leicht auf das Brustbein zu klopfen, toktoktoktoktok. Dazu wird ein bekräftigender Satz, der vom Erwachsenen-Ich auch gefühlt wird, gesprochen.

Beispiele von klopfunterstützten Kraftsätzen

- Ich bin und bleibe die erwachsene Person, die ich bin.
- Ich bin und bleibe erwachsen und handlungsfähig.
- Ich bin XX Jahre alt und weiß, was gut für mich ist.

Wie sich im Praxisalltag zeigt, können wir, in Anlehnung an das oben beschriebene Vorgehen, jederzeit einen von uns gewünschten Zustand formulieren und diesen mit einem Klopfen auf das Brustbein mit Kraft aufladen. Diese einfache Brustbein-Klopf-Unterstützung kann helfen, wenn wir einen wichtigen Vorsatz besser in die Tat umsetzen wollen und wenn wir uns in eine bestimmte Richtung entwickeln möchten. Ich nenne dieses Brustbein-Klopfen mit einem ganz bestimmten, gewünschten Fokus scherzhaft *AFFirmationen* (obwohl mir natürlich bewusst ist, dass die Begriffe Affe und Affirmation etymologisch in keinerlei Zusammenhang stehen). Etwas Humor muss sein.

Beispiele von AFFirmationen

- Ich bewege mich mehr.
- Ich gehe liebevoll mit mir um.
- Ich sage ja, wenn ich ja meine und nein, wenn ich nein meine.
- Traumatische Scham ade, olé olé olé.
- Ich darf meinen Raum nehmen und mich zeigen.
- Ich wachse und entfalte mich selbstverständlich, wie ein Baum.
- Ich bin verbunden und ich bin frei, judihei.

4.7 Kleine Helfer in der Begleitung und im Alltag

»Die Emotionsregulation braucht den Körper»[92]
Maja Storch

Bei einer äußeren Bedrohungs- und Notlage gilt immer: Safety first. Es geht darum, sich aus einem bedrohlichen Umfeld zu entfernen und sichere Räume aufzusuchen. Oft lauert die Bedrohungslage jedoch in einem selbst: Wir sind übererregt oder untererregt, wir werden überschwemmt von Gefühlen oder Schmerz, oder wir spüren uns plötzlich nicht mehr, wir dissoziieren.

Die folgenden kleinen Übungen können in einer Einzelbegleitung genauso eingesetzt werden wie in einer Gruppe. Sie aktivieren, sie entspannen, oder sie tun beides. Der Körper wird aktiv genutzt, um sich verbunden und lebendig zu fühlen.

Die im Folgenden beschriebenen, neurologisch wirksamen Übungen helfen, in schwierigen Gefühlslagen mit dem Körper verbunden zu bleiben. Eine Übung wirkt nachhaltiger, wenn die erfolgte Befindlichkeitsveränderung verbalisiert wird.
Die Übungen können mit einem unterstützungssuchenden Menschen 1:1 ausprobiert und mit weiteren, eigenen Übungen ergänzt werden. Aus den Lieblingsübungen kann ein persönliches Set für den Alltag zusammengestellt werden.

Instantübung: Parasympathikus-Aktivierung bei akuter Aufregung, nach Matthias Michal[94]
Atme durch die Nase ein – halte den Atem ein paar Sekunden lang an – dann atme langsam und vollständig durch den nur leicht geöffneten Mund aus (Lippenbremse). Wenn wir es mit einem sehr übererregten Menschen zu tun haben (Panikattacke), ist auch ein direktives Vorzählen mit 4–7–8 gut: Atme ein 1–2–3–4, halte an 1–2–3–4–5–6–7, atme langsam aus 1–2–3–4–5–6–7–8.

Instantübung: Sympathikus-Aktivierung bei akuter Erstarrung, nach Thomas Ch. Weber[26]
Du sitzt oder stehst. Drücke, synchron mit einer ruhigen, tiefen Atmung, abwechslungsweise mit der rechten und linken Fußsohle gegen den Boden, so dass sich deine Oberschenkel leicht anspannen. Balle nach einer Weile zusätzlich eine Hand zur Faust und öffne die andere. Wechsle im Atemtakt und mache die Übung so lange, bis du dich wieder spürst.

Verkörperungs- und Harmonisierungshelfer

- *Fußwippe:* Hebe und senke die Fersen ein paar Mal im Atemtakt: einatmen und eine Ferse anheben, beim Ausatmen die Ferse senken und gleichzeitig die andere Ferse anheben. Jetzt tue das gleiche ein paar Mal mit den

Vorderfüßen, die Fersen bleiben am Boden. Als drittes mache beides eine Weile in Kombination: Hebe den linken Vorderfuß und die rechte Ferse und so weiter.

- *Sitzhöcker:* Bewege dich mit dem Gesäß etwas auf dem Stuhl. Schaukle nach vorne und hinten, sowie seitlich; nimm jederzeit die Sitzhöcker gut wahr.
- *Schultermobil:* Nimm die Hände auf deinen Bauch. Bewege und mobilisiere deine Schulterpartie in alle Richtungen locker aus den Schultergelenken heraus. bewege den Kopf dazu, so dass sich auch der Hals lockert.
- *Tapp-Tapp:* Überkreuze bei der ganzen Übung die Arme vor der Brust und klopfe dir abwechslungsweise auf die Schultern. Zuerst im Atemtakt: Einatmen – tapp rechts, ausatmen – tapp links etc. Danach eine Weile doppelt so schnell tappen, also Einatmen – tapp rechts, links usw.
- *Kolibriflattern:* Tätschle zart, sehr rasch und gleichzeitig beide Schultern mit überkreuzten Armen.
- *Knete:* Schließe im Atemtakt beide Hände zu Fäusten und öffne sie wieder. Schließe und öffne die Hände jetzt ein paar Mal im Wechsel. Du kannst auch zwei Knetbälle dazu verwenden.
- *Minimassage 1:* Massiere mit ein paar kräftigen Strichen und von unten nach oben die beiden Seiten jedes Fingernagels, gleite dabei über die Stelle, wo der Nagel aufhört und das Gewebe beginnt.
- *Minimassage 2:* Massiere mit Daumen und Zeigefinger den äußeren Ohrrand (Helix) kräftig von vorne nach hinten, inklusive Ohrläppchen.
- *Klopf-Klopf:* Tätschle deinen Körper mit den Handflächen rundum von unten nach oben sanft ab oder rolle ihn mit einem Igelball ab.
- *Dehnhals:* Neige den Kopf nach rechts, hilf etwas nach, indem du die rechte Hand auf dem linken Hinterkopf platzierst und ihn minimal nach rechts ziehst, damit die Halsmuskeln etwas gedehnt werden. Halte diese Position und richte den Blick für ein paar Sekunden ganz nach rechts, und danach ganz nach links. Löse nun deine Hand, richte deinen Kopf wieder auf und schaue nach vorn. Jetzt mache dasselbe auf die andere Seite. Beuge am Schluss deinen Kopf mittig vornüber, richte den Blick dabei entspannt nach unten und gib mit beiden Händen am Hinterkopf einen leichten Zug nach vorn. Mit dem erneuten Aufrichten des Kopfes ist die Übung zu Ende.
- *Shampoo 1:* Platziere beide Hände am Nacken. Beginne mittig und verschiebe mit zwei oder drei Fingerkuppen die Haut am Schädelrand ein wenig, mit leichtem Druck und langsam kreisend. Kreise seitlich weiter, bis zu den Ohren. Nun behandle, noch immer die Kopfhaut in kleinen Kreisen verschiebend, den ganzen Bereich des hinteren Ohransatzes hinauf bis zum vorderen Ohransatz.

- *Shampoo 2:* Massiere mit allen Fingern, die ganze Kopfhaut mit kreisenden Fingerkuppen, sanft und doch immer so stark, dass die Kopfhaut auf dem Schädel ein wenig bewegt wird.
- *Halsmassage:* Massiere die seitlichen Halsmuskeln mit deinen nach hinten gerichteten Händen langsam, knete den Hals sanft. Der Kopf bewegt sich dabei locker etwas mit.
- *Nackenmassage:* Massiere deinen Nacken und den Schulterbereich.
- *Roller:* Rolle die Zunge nach oben ein und drücke damit ein paar Sekunden an den Gaumen.
- *Para-Drink:* Trinke Wasser in kleinen Schlucken aus einem Glas, bis es leer ist; atme zwischen den einzelnen Schlucken jeweils einmal ruhig ein und vollständig aus.
- *Atemuhr:* Stelle dir mit offenen Augen an einer Wand eine große analoge Uhr vor. Atme jeweils ein und aus bei den Zahlen. Bewege dabei nur die Augen und halte den Kopf still und gerade. Beginn mit der Übung bei 12 Uhr, dann rücke weiter zu 13 Uhr usw., bis du wieder bei der 12 angelangt bist.
- *Nah und fern:* Fokussiere deinen erhobenen Daumen auf dem nach vorn gestrecktem Arm. Fokussiere danach den entfernten Horizont. Mache das mehrmals im Wechsel.
- *Lemniskate:* Mache mit den geöffneten Augen, bevorzugt mit Sicht auf eine leere Wand, die Bewegung einer imaginären liegenden großen Acht. Es bewegen sich nur die Augen, der Kopf bleibt still. Wechsle die Richtung.
- *Nasenruhe:* Nimm den Daumen und Zeigefinger der rechten Hand vor die Nase, wie wenn du sie demnächst zuhalten möchtest. Atme ruhig ein, und verschließe danach mit dem Daumen das rechte Atemloch. Atme nun durch das linke Atemloch aus und wieder ein. Nimm den Daumen vom rechten Atemloch und verschließe mit dem Zeigefinger das linke Atemloch. Atme durch das rechte Atemloch aus und wieder ein, halte mit dem Daumen das rechte Atemloch zu, löse den Zeigefinger usw.
- *Herzklang:* Für diese Übung braucht es eine Stimmgabel, bevorzugt 136,1 Hz. Die Stimmgabel kannst du z. B. seitlich am Knie anschlagen und dann auf das Brustbein aufsetzen.

Weitere Ideen von sicherheitsspendenden Mitteln und Mittelchen können in der Begleitsituation in einer Art Schatzkiste gesammelt werden. Nachfolgend eine kleine Auswahl, was darin sowohl an Akutmitteln als auch an längerfristigen Vorhaben und Vorsätzen stehen könnte: Soziale Kontakte pflegen; Kontakt mit Tieren suchen; sich in der Natur aufhalten; gurgeln; kaltes Wasser ins Gesicht und auf die Unterarme geben; kalt duschen; Selbstmassage mit Igelball machen; Gewichtsdecke verwenden; Liegen auf der Shakti-Matte; Rückenmassage mittels der Pilatesrolle; Heilsames Summen[114]; Heilsames Singen[115, 116], (herzkohärente) Musik hören[117], freies Tanzen; musizieren; Meditationen hören; erbauliche Literatur lesen; Duftquellen in der Wohnung platzieren *; nach dem Duschen oder Baden ein feines Massageöl verwenden; am Riechsalz schnuppern**; Schwimmen; Yoga, Tai Chi, Shibashi, Idogo, Feldenkrais, Antara, Pilates und vieles mehr.

* Wir können mit Düften neue Spuren von Sicherheit legen. Unterstützungssuchenden gebe ich jeweils ein Stück *Palo Santo* (Heiliges Holz) mit. Wenn jemand zuhause damit räuchert, duftet das nicht nur fein, sondern erinnert an die Sicherheit und das Angenommensein im Therapieraum.
** Wir können in der traumasensiblen Begleitung zusammen ein *Riechfläschchen* herstellen, an dem bei Bedarf geschnuppert werden kann: Wir füllen dabei ein kleines Fläschchen mit Kochsalz und träufeln so viel ätherisches Öl hinein, bis das Salz getränkt ist. Gut verschließen. Anregend sind unter anderem Rosmarin, Zitrusfrüchte, Menthol, Minze, Birke. Beruhigend sind unter anderem Lavendel, Orangenblüten, Neroli, Arve.

Last but not least: Humor als Prophylaxe und Entstarrungsmittel
Viele der in diesem Kapitel vorgeschlagenen Übungen bewähren sich nicht nur im Einzelsetting. Sie sind auch eine willkommene, auflockernde Abwechslung in Seminaren oder Schulen. Es darf dabei immer auch wieder gelacht werden. Humor und ein Sinn für Situationskomik helfen mit, weniger in altem Schrecken und inneren Erstarrungen zu landen. Humor könnte sogar als eigentliche Erstarrungsprophylaxe bezeichnet werden. Denn Humor lockert nicht nur das Zwerchfell, sondern Humor (nicht jedoch Sarkasmus oder Zynismus) spricht unser Bindungssystem positiv an: Verbundenheit verspricht Sicherheit. Innere Sicherheit wiederum schützt vor Übererregung und Erstarrung. Wir erinnern uns wohl meist deshalb an humorvolle Situationen in unserem Leben, weil wir uns bei einem entsprechenden Ereignis so gut verbunden fühlen. Wer kennt nicht Situationen aus der Kindheit, zum Beispiel nachts in einem Skilager, als wir ruhig sein mussten und wir fast geplatzt sind vor Lachen? Und kaum haben wir jemanden angesehen im Schummerlicht der Taschenlampen, der sich auch kaum zusammenreißen konnte vor Lachen, haben wir selbst wieder losgeprustet ... Solche Erinnerungen an humorvolle Situationen sind eine nicht zu unterschätzende Ressource für Leichtigkeit und Lebensfreude. Diese Ressource wird aktiviert, wenn wir uns daran erinnern und wenn wir sie anderen erzählen.

Manchmal hilft Humor und Situationskomik sogar, um aus einer Erstarrungssituation schneller wieder herauszukommen. Als Abschluss dieses Kapitels möchte ich eine diesbezügliche Erfahrung teilen:

Letzten Sommer waren eine Freundin und ich auf einer Bergwanderung. Unter dem Gipfel mutierte der ansonsten gefahrlose Panorama-Wanderweg zu einem schmalen, steilen Grat, der beidseitig schroff abfiel. Sicher und fokussiert schritten wir hintereinander voran; wir wähnten uns nicht in Gefahr. Wir befanden uns innerhalb unseres Toleranzfensters, auch wenn der Sympathikus aufgrund des exponierten, schmalen Wegbereiches zu unserer Sicherheit ein wenig höher war als vorher. Das diente der Fokussierung. Ausgerechnet auf diesem Wegstück rannte uns nun, urplötzlich um die sich weiter oben befindende Kurve schnellend, eine Herde großer Ziegen entgegen. Hinter ihnen rannte der Hirte, mit einem Stecken in der Hand und mit einem lauten Heee-hoo. Wir erschraken. Nicht wegen des Hirten, versteht sich. Der Sympathikus schnellte hoch. Was tun? Fliehen: sinnlos, wohin denn? Flach auf den Boden liegen? Die Ziegen wären wohl über uns hinweg getrampelt. Ich nahm in der Gefahrensituation sozialen Kontakt auf, und schrie in meiner Angst zum Hirten hoch: »Was tun?« Er: »Stehen bleiben!« Wir erstarrten nun wortwörtlich, der Atem wurde flach. Es ging nun alles sehr schnell: Wir blieben standhaft und die Ziegen donnerten links und rechts an uns vorbei, etliche streiften uns ein wenig. Die letzte Ziege fand uns wohl interessant, wie wir so bocksteif (...) dastanden; sie blieb abrupt stehen und beschnupperte uns. Inzwischen hetzte nun auch der Hirte eng an uns vorbei, hinunter zu seinen vorauseilenden Geißen. Wir waren innerlich noch immer sehr erregt und gleichzeitig in diesem eingefrorenen Zustand, obwohl diese eine Ziege, die sich kaum von uns löste, keine echte Gefahr mehr für uns darstellte. Da rief der Hirte, inzwischen schon weiter unten angelangt, laut: »Natascha, komm! Komm jetzt endlich, Natascha! Wird's bald, Natascha?!« Da bewegte sich die Ziege gemächlich von uns weg und trippelte leichtfüßig den steilen Abhang hinunter Richtung Hirte und Herde. Dass eine Ziege »Natascha« heißen kann, damit hatten wir nicht gerechnet. Die Erstarrung taute wie durch einen Enteiser schlagartig auf, und wir brüllten vor Lachen, bis uns die Tränen kamen. Und natürlich ist »Natascha, komm endlich!« seither für uns zu einem geflügelten, stimmungsbelebenden Ausdruck geworden.

Im nächsten Kapitel geht es vermehrt um die differenzierte Innenwahrnehmung. Je besser wir uns wahrnehmen, desto mehr verbinden wir uns mit uns selbst und anderen. Das Leben wird damit nicht nur sicherer, sondern auch leichter. Auf einem sicheren Boden wächst und vernetzt es sich besser.

5 Sich selbst besser verstehen

Zusammenfassung
Eine verfeinerte, bewertungsfreie Innenwahrnehmung stärkt die Akzeptanz dessen, was und wie sich etwas im Moment zeigt. Im Idealfall haben wir damit Zugang zu unseren Gefühlen und sind mitfühlbereit auch für die Gefühlslagen eines Gegenübers. Wenn wir mit unseren eigenen Intensitäten umgehen und uns selbst gut regulieren können, spürt ein anderer Mensch, dass wir auch mit seinen Befindlichkeiten klarkommen. Dabei hilft es uns als Helfenden und einem Hilfesuchenden gleichermaßen, wenn wir uns nicht nur im Außen, sondern auch innerlich orientieren, reflektieren und verbalisieren können, was uns bewegt.

Es gibt keine »negativen« Gefühle: Alles, was wir bewusst wahrnehmen und einordnen können, dient dem Leben und einem sinnvollen Handeln. Wir sind Innenzuständen nicht passiv ausgeliefert. Falls sich alte Gefühlslagen und Stimmungen zeigen sollten, können wir lernen, uns zu regulieren und uns hier und heute in Sicherheit zu fühlen.

»Ohne die Verbindung nach innen und ohne den Zugang zum Ruf unserer Seele sind wir wie ein Schiff, das ohne Steuermann, von Wind und Wellen hin und her geschleudert, orientierungslos auf dem Ozean treibt. Erst wenn wir den Ruf der Seele hören und ihm vertrauen, gibt es in unserem Leben eine innere Führung, die uns leitet und unserem Leben eine Richtung gibt.«[44]
Richard Stiegler

5.1 Psychoedukation

In der Begleitung sollten wir uns nicht zurückhalten mit Psychoedukation, doch auch das in kleinen, stimmigen Portionen. Aufklärung und Anregungen wirken nur, wenn sie auch aufgenommen werden können. Grundsätzlich möchte fast jeder Mensch, der kognitiv dazu fähig ist, die Ursachen seines momentanen Leidens verstehen und einordnen können. Wenn jemand nachvollziehen kann, weshalb er leidet, kann er nicht nur seine Gefühle, Empfindungen und bisherigen Handlungsweisen besser akzeptieren, sondern in der Regel wächst damit auch die berechtigte Hoffnung auf Veränderung. Ob die Erklärungen und Sachverhalte aus der eigenen Geschichte in ihrer ganzen Komplexität erfasst werden, spielt eine untergeordnete Rolle. Wir sind weitaus vielschichtiger aufgebaut als dies mit einer linearen Ursachen-Wirkungs-Sichtweise möglich ist. Es geht vielmehr darum, mit unserem ganzen Wesen wahrzunehmen, wie stark wir psychisch und physisch auf ein Geschehen reagieren, z. B. wie dysreguliert oder reguliert unser Nervensystem *heute* ist. Es geht somit mehr um die Gegenwart als um die Vergangenheit. Was mitnichten heißt, dass Vergangenes nicht gewürdigt werden soll (► Kap. 7.2). In der Begleitung fördert die Reflexion über das Vergangene idealerweise das für einen Heilungsprozess essenzielle Selbstmitgefühl. Es ist ein Balanceakt: Wenn wir uns differenziert nach innen wenden, können wir sehr viel für uns tun. Gleichzeitig ist es wichtig, dass wir uns nicht ausschließlich mit dem eigenen Mangel und dem inneren Schmerz beschäftigen, sondern den Fokus auch auf etwas anderes richten können.[118]

Psychoedukation ist heute Standard in der traumasensiblen Begleitung und Therapie. Seelischer Schmerz verschwindet indessen nicht einfach, wenn er verstanden und eingeordnet werden kann. Es verschafft jedoch eine gewünschte Distanz zum Erlebten, das dadurch nicht mehr so sehr verwickelt und mit Scham, Schuld und Selbstvorwürfen verstrickt ist. Leid und Schmerz können ein Stück weit durch selbstreflexives Sortieren und Verbalisieren abgetragen werden. Ein tief erkanntes und in Ruhe gefühltes »Ja, so war es« fördert die Akzeptanz.

Das Erlebte wird weniger mit Selbstabwertung und Insuffizienzgefühlen vermischt, wenn durch Psychoedukation vermittelt wird, dass ausnahmslos alle ursprünglichen Reaktionen einmal dem Selbstschutz dienten: Es sind normale Reaktionen auf nicht normale Gegebenheiten, und sie dienen oder dienten einst dem Schutz. Allein diese Erkenntnisse können einem Menschen die verloren geglaubte Würde ein Stück weit zurückgeben.

5.2 Kontakt auf allen Ebenen

Mit sich und seinen Gefühlen in Kontakt zu sein ist die Voraussetzung, um mit anderen Menschen echte Beziehungen zu erleben und tiefe Freundschaften zu pflegen. Der Begriff *Kontakt* kommt aus dem Lateinischen: *contactus* = Berührung. Die Grundlage dazu bildet sich ab der fünften Schwangerschaftswoche: Der taktile Sinn ist der erste Sinn, der sich entwickelt.

Mithilfe sicherheitsspendender Berührungen baut sich nach der Geburt das so genannte Körperselbst, die Verbindung zu sich selbst, weiter auf. Gegenseitig gewünschte körperliche Berührungen fördern in jedem Alter Verbundenheitsgefühle und bewirken auch ein seelisches Berührt- und Bewegtsein. Wenn wir seelisch berührbar und empfänglich sind und wenn wir andere Menschen auf einer tiefen Herzebene erreichen und berühren können, zeigt das, dass wir mit uns selbst im Kontakt sind. Wenn wir in der Tiefe in Kontakt mit uns und unseren Selbstqualitäten sind, handeln wir authentisch und erschöpfen uns nicht in Re-Aktionen. Wenn wir aus unserem Innersten heraus handeln, also intrinsisch motiviert sind, sind wir kaum bestechlich oder manipulier- und verführbar, weder durch Lob noch durch Tadel. Wir sind uns unserer Absichten und Bedürfnisse bewusst und können diese im Kontakt mit anderen klar kommunizieren.

Tief gehende Kontakte finden auf der Herzebene statt und sind nachhaltig nährend. Wenn wir eine tiefe Gefühlsbereitschaft entwickelt haben und mit uns selbst vertrauensvoll verbunden sind, brauchen wir nicht pausenlos äußere Kontaktaufnahme zur Rückversicherung. Wir fühlen uns mit den Menschen, die wir lieben, innerlich verbunden, auch wenn diese nicht dauernd bei uns sind. Gleichzeitig sind wir im besten Falle vertrauensvoll mit etwas verbunden, das uns übersteigt und das größer ist als wir selbst. Einige von uns verwenden dafür den Gottesbegriff, unabhängig davon, ob von einer personalen Gottesvorstellung ausgegangen wird oder von einer Spiritualität ohne Gott.[119, 120]

Die Spaltung von Natur und Geist ist künstlich und doch gilt es zum Teil noch immer als unwissenschaftlich, ist verpönt oder wird belächelt, wenn Spiritualität im therapeutischen Kontext thematisiert wird. Fakt ist indessen, dass viele Menschen interessiert sind an vertiefenden Fragen unseres Daseins, die über eine rein materielle Sichtweise hinausgehen[121] (▸ Kap. 7.7). Der Zusammenhang von Spiritualität und Gesundheit ist ein wachsendes Forschungsfeld, und viele Studien belegen inzwischen, dass Spiritualität eine wichtige Ressource in der Krankheitsbewältigung sein kann.[122] Wenn wir den Menschen ganzheitlich betrachten und die geistige Ebene in unsere Sichtweise einbeziehen, könnten wir den Menschen, der ganz bodenständig ist und sich gleichzeitig ganz natürlich mit etwas Höherem verbunden weiß, als *Homo sapiens spiritualis* bezeichnen.[123]

5.3 Verschiedene Ansätze in der Emotionsforschung

Es gibt verschiedene Ansätze, die sich der Entstehung und den Ausdrucksformen der Gefühle widmen. Im Folgenden in Kürze etwas über die Forschungsrichtungen von Paul Ekman und António R. Damásio; etwas ausführlicher kommt der Ansatz von Lisa Feldman Barrett zum Zug: Sie stellt viele der Annahmen der bisherigen Emotionsforschung infrage, und ihre Ergänzungen und Schlussfolgerungen lassen neue Perspektiven auf unser Handeln zu.

Paul Ekman, der auf den Beobachtungen von Charles Darwin aufbaut, geht davon aus, dass Menschen ein bestimmtes, angeborenes Gefühlsrepertoire zur Verfügung haben. Er postuliert dabei, dass Emotionen aus einer *gleichzeitigen* Aktivität von Gehirn und dem restlichen Körper hervorgerufen werden und sich vor allem mimisch, also mit den Gesichtsmuskeln, jedoch auch mit der Körperhaltung, in einer für alle Menschen geltenden, eindeutigen Ausdrucksweise zeigen. Ekman gilt unter anderem als *der* Lügenexperte, weil er anhand von Mikroausdrücken der Gesichtsmuskulatur eines Menschen abliest, ob dieser die Wahrheit sagt oder nicht.[124] Die Annahme der kulturellen Universalität des Gefühlsausdruckes war lange Zeit vorherrschend und wissenschaftlich taktgebend. In der modernen Emotionsforschung wird indessen diese angenommene Universalität seit einiger Zeit infrage gestellt.

António R. Damásio begründet Gefühlszustände neurobiologisch und seine Erkenntnisse sind ein Meilenstein in der Akzeptanz und Wertschätzung der Gefühle. Er war einer der ersten, der Gefühle als das erforschte, was sie sind, nämlich eine an Körperzustände gebundene, naturgegebene Hilfe für unser Leben. Im Gegensatz zu Ekman geht er nicht von einer gleichzeitigen, sondern von einer sequenziellen Abfolge aus, was die Entstehung eines Gefühls betrifft: Zuerst geschieht etwas im Körper, und erst durch diese Information erzeugt das Gehirn die entsprechende Emotion. Unser Körper will sich ganz primär am Leben erhalten und löst daher Gefühlszustände aus, die uns lebensdienlich handeln lassen. Damasio räumt auf mit der alten Vorstellung, dass Gefühle und Vernunft sich widersprächen. Im Gegenteil, Menschen treffen gemäß seinen Erkenntnissen bessere Entscheide, wenn sie Zugang zu ihren Emotionen haben.[125]

Lisa Feldman Barrett hat sich in der aktuellen Emotionsforschung einen Namen gemacht. In ihrem 2017 erschienenen Werk *How Emotions are Made – The Secret Life of the Brain*[126] stellt sie viel bisher Erforschtes infrage. Feldman Barrett geht davon aus, dass die Ausprägung unserer Gefühlswahrnehmung und deren Ausdruck auch von unserer Erziehung und der uns umgebenden Kultur mitbestimmt wird. Nach Feldman Barrett werden wir in erster Linie gesteuert von den Vorhersagen, die unser Hirn aus bisherigen Erfahrungswerten macht, und die es mit einem empfangenen Sinnesinput abgleicht. Sie führt die Erkenntnisse von Damasio weiter aus und sagt, dass unsere Erfahrungen kein Fenster zur Wirklichkeit seien, sondern unser Gehirn unsere Welt modelliere: Eine Erfahrung mag so wirken, als sei sie durch etwas außerhalb unseres Kopfes ausgelöst worden, doch letztlich wird sie in einer Welt von Vorhersagen und Korrekturen von uns selbst geschaffen. Wir »machen« oder konstruieren ihr zufolge unsere Gefühle ein großes Stück weit selbst. Diese Sicht nimmt uns in die Verantwortung und daraus ergibt sich sogar ein neues Menschenbild. Starker Tobak, könnte man sagen. Die Sichtweise der modernen Emotionsforschung verhilft indessen zur erleichternden Erkenntnis, dass wir unsere Gefühlslagen aktiv und effektiv mitsteuern können.

5.4 Eine differenzierte Innenwahrnehmung

Die tieferliegenden Motivationen und Beweggründe für unser Handeln oder Nichthandeln offenbaren sich vermehrt, wenn wir unsere Fähigkeit zur Innenwahrnehmung verfeinern. Das heißt, wenn wir bewusst erleben, wie sich im Alltag unsere Gedanken, Gefühle und Empfindungen zeigen und wie sie einander gegenseitig beeinflussen. Wer hat es nicht schon erlebt, wie befreiend und wertvoll es war, mit jemandem sein Innenleben in einem Gespräch etwas zu sortieren? Wir fühlen uns gesehen, verstanden und verbunden. In der Gegenwart eines empathisch zuhörenden Menschen fühlen wir uns gefühlt. Das reguliert uns, und somit wird uns unsere Problemlage klarer. Wir erkennen genauer, welche Handlungsweise die Sinnvollste sein könnte. Wenn wir solche vertrauensvollen Kommunikationsformen nicht regelmäßig nutzen, fällt es uns schwer, einzelne Aspekte unseres Innenlebens auseinander zu halten und zu differenzieren. Ungeklärtes wirkt zudem auf unsere gesamte Befindlichkeit und beeinträchtigt unsere Stimmung mehr und länger, als uns lieb ist.

Nicht alles, was wir in uns wahrnehmen, sind Gefühle im engeren Sinne: Hunger z.B. ist keine komplexe Emotion, sondern eine Körperempfindung, genauso wie körperlicher Schmerz. Oder Angst ist ein sehr viel komplexerer mentaler Zustand als eine Schockstarre. Auch ohne das Wahrgenommene vorerst differenzierter zu kategorisieren, können wir beispielsweise sagen: Ich »fühle« mich *kompetent, schuldig, aufgeregt, einsam, freudig, irritiert, gehört, neiderfüllt, gelassen, verletzt, wütend, heiter, stolz, kraftlos, ausgehungert, dankbar, angewidert, erfüllt, erniedrigt, beschämt, melancholisch, sorglos, beschützt, traurig, entspannt, hoffnungslos, hilflos, ungeduldig, vital, erleichtert, verblüfft, fröhlich, verzweifelt, enttäuscht, angeregt, gelangweilt, überrascht, verlassen, gekränkt, befriedigt, erstarrt, schadenfreudig, voller Lust, verdrossen, gestresst, lebendig, übermütig, eifersüchtig, wohl, unsicher, frei, deprimiert, gereizt, zufrieden, überrumpelt, geliebt, hintergangen, ängstlich, erregt, verspannt, zurückhaltend, abgelenkt, vertrauensvoll, unruhig, ohnmächtig, verbunden, liebevoll, niedergeschlagen, ruhig, als Opfer, angeregt, müde, friedlich, schmerzvoll, glücklich, leer, frustriert, gesehen, kämpferisch, leicht, überrascht, verkrampft, inspiriert, energiegeladen, ausgenutzt, akzeptiert, zornig, satt, isoliert, überfordert, erfreut, schlapp, hoffnungsfroh* und so weiter und so fort.

Es gibt unzählige Gefühlstönungen, Stimmungen und Empfindungen. Es dient unter anderem der Selbstakzeptanz, diese bewusst wahrzunehmen und differenziert verbalisieren zu können. Daniel Siegels *Name it to Tame it* – benenne es, um es zu zähmen[127] – ist inzwischen zu einem geflügelten Begriff geworden. Von Siegel stammt auch der Ausdruck *Name it to Frame it* – benenne es, um es einzurahmen: Wir können unsere Emotionen sozusagen einrahmen wie ein Bild und uns Zeit nehmen, sie bewusst zu empfinden und zu benennen. So verstehen wir uns tiefer und sind präsenter.[128]

Wenn wir uns für etwas interessieren, ist die Feinwahrnehmung und das dazugehörende Vokabular gut lernbar: z. B. kann eine Weinkennerin die sich gegenseitig beeinflussenden Komponenten eines verkosteten Weines äußerst differenziert beschreiben. So geht es auch mit dem Interesse an dem, was sich im eigenen Wesen abspielt. Die Feinwahrnehmung ist in erster Linie eine Bewusstseinsschulung, ein praktisches Lernen und Erforschen, und das gelingt uns am besten im Austausch mit anderen Menschen.

Persönlich finde ich es hilfreich, wenn wir die verschiedenen Gefühlszustände nicht nur sprachlich differenzieren, sondern uns bewusst sind, auf welcher Ebene oder in welcher Kategorie sich das Wahrgenommene abspielt. Wenn wir diese Ebenen oder Kategorien voneinander unterscheiden können, erlangen wir ein noch tieferes Verständnis des Wahrgenommenen. Unter anderem lernen wir dabei die überaus hilfreiche Fähigkeit, Gefühle im engeren Sinne von Schmerz zu unterscheiden. Dazu mehr in ▶ Kap. 6.

Es dient uns und unserer Heilung in hohem Maße, den Körper und die darin auftauchenden Empfindungen und Gefühlszustände vollständig wahrzunehmen. Wenn wir uns dafür öffnen, das Wahrgenommene willkommen zu heißen und lernen, es wertfrei zu betrachten, entspannen wir uns. Entspannung ist die beste Voraussetzung für die Integration von seelischem Schmerz.

Wie differenziert nehmen wir unser Innenleben wahr und können wir das Wahrgenommene wertfrei annehmen? Eine höhere emotionale Intelligenz scheint direkt abhängig davon zu sein, wie ausgebildet unsere Feinwahrnehmung ist: Je differenzierter wir uns selbst wahrnehmen, desto schneller können wir unsere Probleme aufschlüsseln und verarbeiten. Im Gegensatz dazu kann eine schwach ausgebildete Wahrnehmungsfähigkeit mit vielen Problemen verbunden sein: etwa mit Depressionen, Ängsten und Essstörungen.[32] Insgesamt haben wir mit einer differenzierten, nicht bewertenden Innenwahrnehmung und einer Verbalisierungsfähigkeit derselben weniger Schwierigkeiten im Leben. Wenn ein Problem auftaucht, können wir dieses rascher lösen, und das nicht zuletzt, indem wir mit uns vertrauten Mitmenschen nicht nur ein aktuelles Thema besprechen, sondern auch, was dieses innerlich mit uns macht.

Mit einer verbesserten Wahrnehmungs- und Unterscheidungsfähigkeit erkennen wir, was uns konditioniert hat, im förderlichen wie im hemmenden Sinne. Mit diesen Einsichten können wir in Bezug auf das alltägliche Handeln vermehrt neue Wege gehen: Vom scheinbaren Ausgeliefertsein mit einer Opferhaltung: »Ich kann ja sowieso nichts machen«, also einer Art erlernter Hilflosigkeit[129], zur Selbstermächtigung: »Ich gestalte hier und heute mein Leben aktiv gemäß meinen Interessen und Begabungen, und ich lebe Beziehungen auf Augenhöhe«.

5.5 Alexithymie (Gefühlsblindheit)

Wenn am äußeren Ende einer Skala steht: *Gefühlswahrnehmung mit hoher Granularität*, befindet sich am anderen Ende das Konzept der so genannten *Gefühlsblindheit.* Sie wird in der Fachsprache mit Alexithymie bezeichnet und kann verschiedene Ursachen haben, unter anderem früher Bindungsstress und transgenerationale Traumata. Unwohlsein, Stress und stärkere Körperempfindungen werden von Betroffenen ein Stück weit gespürt, doch differenzierte Befindlichkeiten sowie höhere Gefühle werden kaum bewusst wahrgenommen. Rund 10 % der Menschen in unseren Breitengraden sind von dieser Störung der Affekttoleranz betroffen.[130–132] Eine erschreckend hohe Zahl! Dahinter steht viel Leid – für die Betroffenen selbst sowie für deren Angehörige und weitere Mitmenschen. Gefühle dienen uns im Leben, und wenn sie kaum zur Verfügung stehen, fehlt etwas Wesentliches. Primär fehlt damit der Zugang zur Verbundenheit mit sich selbst, und demzufolge auch zur Beziehung und tiefergehenden Kommunikation mit anderen: Auffällige Merkmale der Alexithymie sind Schwierigkeiten in der Wahrnehmung und Kommunikation von Gefühlen sowie ein stereotyper Denkstil, der sich an äußeren Ereignissen orientiert.[131] Betroffene reden dann hauptsächlich davon, was außen geschieht, und nicht, was ein Geschehen emotional in ihnen bewirkt.

Es scheint eine Verknüpfung zwischen der Alexithymie und einer Störung in der frühkindlichen Bindungsentwicklung zu geben. Studien zeigten, dass sicher gebundene Kinder über schmerzhafte, beängstigende oder mit Nähe verbundene Themen emotional offen sprechen können, wohingegen das bei unsicher gebundenen Kindern weniger der Fall ist. Sicher gebundene Menschen können über Mentalisierungsprozesse während des Erzählens einen Abstand zum gefühlten Erleben herstellen. Die dadurch entstehende Affekttoleranz ist der Schlüssel für eine verbesserte Selbstregulation. Therapeutische Gruppensettings können für Menschen mit Alexithymie vorteilhaft sein, und körperliche Erfahrungen wie Bewegung, Kontakt, Berührung und die anschließende sprachliche Aufarbeitung des Erlebten fördern einen verbesserten Zugang zum Körperbewusstsein und somit auch zu den Gefühlen. Auch gestalttherapeutische Elemente können wirksam sein.[131]

Wenn wir einen Menschen begleiten und ihn emotional kaum erreichen, schlicht, weil er emotional auch für sich selbst nicht erreichbar ist, ist er womöglich von Alexithymie betroffen. In der Begleitung fällt es uns eher schwer, eine echte Beziehung zu ihm aufzubauen. Wir können indessen ganz basal mit der Körperwahrnehmung beginnen: Bindung und Nähe ist an innere Sicherheit gekoppelt, und diese wiederum an die Fähigkeit, sich selbst zu spüren.

5.6 Der Körper ist die Grundlage

Die altbekannte, einfache Unterteilung in Körper, Seele und Geist ergibt ein Grobraster für die Innenwahrnehmung. Das, was wir empfinden, fühlen und denken, beeinflusst sich jederzeit gegenseitig. Körperliche Empfindungen, Emotionen, Gedanken, innere Stimmungen und seelischer Schmerz sind nicht abgetrennt voneinander. Auch wenn wir den Fokus auf einen einzelnen Schwerpunkt legen können, spielt sich alles in unserem eigenen Körper ab. Wie in jedem Lebewesen findet ein dauernder, differenzierter Austausch von Informationen und Stoffen statt: auf der molekularen Ebene, in den Zellen, in den Organen und Organsystemen untereinander und nicht zuletzt mit der Außenwelt. Wir wissen jedoch noch kaum, *was* genau uns dazu bringt, spezifische Zustände zu empfinden: Die Transformation vom körperlichen Signal zum mentalen Affekt ist noch immer eines der größten Rätsel des Bewusstseins und zeigt höchstens, dass unser Körper und unser Geist eng zusammenhängen.[133] Was wir jedoch inzwischen wissen: Unsere Befindlichkeit ist in hohem Maße abhängig von unserem aktuellen Energiehaushalt. Zuerst kommt immer die Erhaltung des Körpers, also unseres Lebens, und erst dann der ganze Rest. Der ganze Rest, der ist indessen für uns genauso wichtig. Physiologie steht *vor* Psychologie und wir interpretieren ein Geschehen in Abhängigkeit von unseren erlebten und gespeicherten Erfahrungen. Auf unser autonomes Nervensystem bezogen, kann dies als *Story Follows State* bezeichnet werden.[134]

Sich körperlich gut zu spüren ist die Voraussetzung, um Gefühle bewusst zu fühlen und richtig zu interpretieren: Gefühle zeigen uns auf, welche unserer Bedürfnisse nach Erfüllung streben. Wenn wir ein wenig Zugang zu unserer Innenwahrnehmung haben, können wir sagen, was uns gerade bewegt. Ob wir zum Beispiel gerade Angst, Schmerzen oder Lust haben. Oder ob wir niedergeschlagen, fröhlich oder wütend sind. Diese Zustände können wir ein Stück weit erleben, sogar wenn uns diese auf der Körperebene nicht so genau bewusst sind. Wenn wir jedoch eine präzisere innere Orientierung entwickeln und uns unserer Innenwahrnehmung in einem lauschenden, nicht wertenden Sinne hinzugeben vermögen, ergibt sich ein bedeutender Unterschied und wir verstehen uns, und in der Folge auch andere, sehr viel tiefer. Explizit für die Innenwahrnehmung prägte Eugene T. Gendlin bereits 1978 den Begriff *Felt Sense*, mit dem die Verortung von Gefühlen, biografischen Erinnerungen und Sinneswahrnehmungen im Körper verstanden wird. Wir können in der Begleitung mit der einfachen Frage »Wo im Körper spüren Sie das?« den Felt Sense aktivieren. Im Gehirn werden dabei neuronale

Netzwerke in Gang gesetzt, die einem ganzheitlichen Verarbeitungsprozess dienen.

Um die Verbindung zu sich selbst wiederherzustellen, braucht es die Zeugenschaft eines mitfühlenden Menschen, zu dem wir Vertrauen haben. Der wegweisende US-amerikanische Biologe und Traumatherapie-Pionier Peter A. Levine betont die Wichtigkeit, die Gefühle und den Schmerz eines traumatischen Erlebnisses in der Gegenwart eines anderen Menschen zulassen zu lernen, denn »Trauma ist nicht nur das, was uns widerfährt, sondern vielmehr das, woran wir, wenn es keine mitfühlenden Zeugen gibt, innerlich festhalten.«[135]

Es ist einer der Schwerpunkte dieses Buches, sich der Verkörperung unserer inneren Zustände bewusst zu werden. Weil, und das ist der erste von drei wichtigen Punkten: Wenn wir den ganzen Körper in unsere Wahrnehmung einbeziehen, merken wir, dass er vieles tragen kann. Sehr viel mehr, als wenn wir z.B. einen seelischen Schmerz zentral im Herzen spüren und uns deshalb verschließen. Unser Körper steht, wenn wir lernen, nach innen zu lauschen und uns mit ihm zu verbinden, für unsere Heilungsprozesse zur Verfügung. Zum zweiten ist die Selbst- und Körperwahrnehmung Voraussetzung für die kognitive Entwicklung. Wirklich klar denken zu können ist abhängig vom Körperbewusstsein und einer achtsamen Selbstwahrnehmung.[136] Der dritte Punkt resultiert aus den beiden ersten und ist eine eigentliche Verheißung: Unser Körper steht uns in der Folge vermehrt für Expansion, Lebenslust und Gestaltungsfreude zur Verfügung.

- **Audio 14:** Es ist in Ordnung, was ich gerade empfinde

Je leichter uns die Orientierung und die Wahrnehmung der verschiedenen Aspekte in unserem Inneren fällt, desto feinfühliger können wir das Wahrgenommene lesen, adäquat interpretieren und sinnvoll handeln. Der Alltag wird damit leichter und wesentlicher.
Zudem: Was wir in uns selbst differenziert lesen können, nehmen wir auch bei anderen besser wahr.

5.7 Bewertungsfreie, achtsame Innenschau

Viele Menschen fürchten sich vor Gefühlen und bewerten sie negativ. Männer tun das aufgrund unserer patriarchal geprägten Geschichte mit entsprechender Sozialisierung in der Regel in einem noch höheren Maße als Frauen: Veraltete Rollenbilder bestimmen uns leider noch immer erheblich.[137]

Es ist wachstumshemmend, wenn wir unsere Gefühlslagen und inneren Zustände ignorieren, in irgendeiner Art und Weise bewerten oder gar abwerten. Auf unseren Körper bezogen: Würde z.B. die Lunge das Herz bewerten? Oder das Bein die Schulter? Alles Wahrgenommene dient uns, selbst wenn das nicht immer sofort ersichtlich ist. Es gibt keine »negativen Gefühle«, auch wenn dieser unheilvolle Begriff noch immer herumgeistert und viel Hemmung bewirkt, Gefühle wirklich zuzulassen und zu fühlen. Jede Emotion ist während ihres auftretenden Impulses sinnvoll und somit neutral.[138] Gefühle machen uns auf ein Bedürfnis aufmerksam und motivieren uns, zu überprüfen, ob und wie wir dieses Bedürfnis befriedigen möchten. Gefühlslagen wie Wut, Trauer, Angst und Scham sind dabei aufgrund transgenerationaler Traumata häufig unbewusst.[16]

Mit einer Negativbewertung der Gefühle würden wir das Leben, wie es sich gerade in uns zeigt, nicht nur abwerten, sondern mit Füßen treten. Durch die Abwertung des Wahrgenommenen sinkt die Gefühlsbereitschaft, denn etwas Negatives wollen wir weghaben und wegmachen. Es mag aufs Erste paradox erscheinen, doch unabhängig von der Art unseres Fokus, halten wir etwas ganz nah bei uns, wenn wir sehr viel Energie darauf richten. Auch wenn wir etwas Bestimmtes durchaus der Wandlung hingeben können, liegt Loslassen jenseits unserer Machbarkeit (▸ Kap. 7.1). Das vielgepriesene Loslassen geschieht von allein mit dem Annehmen dessen, was im Moment ist.

Es gibt im Leben Situationen, die von einem tiefen Wandlungsimpuls durchdrungen sind und unserem Leben eine neue Richtung geben. Eine eigene dahingehende Erfahrung ist mir bis heute in guter Erinnerung: Als ich in meinen jungen Jahren eine mehrjährige Psychotherapie bei Herrn P. machte, sagte ich eines Tages zu ihm: »Ich bin traurig und ich bin glücklich.« Er verstand, dass ich endlich den Zugang zu meiner alten Trauer gefunden hatte und dass mich das glücklich machte, weil es mich heilsam mit mir selbst verband. Meine Erfahrung, dass echte, gefühlte Trauer heilt sowie sein tiefes Verständnis dafür, eröffneten mir eine große Innigkeit und Dankbarkeit dem Leben gegenüber. Darin liegt auch die Erkenntnis, dass das, was sich in uns zeigt, in erster Linie unserem Wachstum dient. Indem wir uns liebevoll um das kümmern, was in uns aufscheint, wachsen und entwickeln wir uns und fühlen uns wahrhaft lebendig.

Durch das empathische Lauschen nach innen und das bewertungsfreie Annehmen dessen, was ist und was potenziell kommt, entspannt sich unser Körper und unser Geist. Die in uns wohnenden Heilungskräfte können sich entfalten und wir öffnen uns für neue, korrigierende Erfahrungen. Überfälliges fällt dabei von allein ab. Wie ein Blatt, das im Herbst vom Baum fällt.

6 Der Sieben-Ebenen-Check (SEC)

Zusammenfassung
Wir können uns innerlich auf mehreren Ebenen achtsam wahrnehmen. Der SEC, der Sieben-Ebenen-Check, ist ein Raster, mit dem sieben zentrale innere Ebenen in Kürze erfasst werden. Jede Ebene zeigt eigene Formen, Qualitäten, Intensitäten, Ausdrucksmöglichkeiten und Verweilzeiten des Wahrgenommenen. Gemeinsam ist allen diesen Formen, dass sie fluid und vergänglich sind: Sie kommen und sie gehen. In einem unendlichen, formlosen Raum, der bleibt.

Leben zeigt sich in dauernder Veränderung. Bewusstheit auf den Wahrnehmungs-Ebenen des SEC erschafft eine produktive, gewünschte Distanz zum Geschehen. Indem wir uns weniger mit den auftauchenden und wieder verschwindenden Formen identifizieren oder ihnen anhaften, werden wir uns gewahr, dass ein Teil von uns diese Gefühle und Empfindungen im Moment *hat*, wir diese jedoch nicht *sind*. Wir sind sehr viel mehr als unsere aktuellen Empfindungen, Gefühle und Stimmungen. Wenn wir das erkennen und mit unserem ganzen Wesen erfahren, erleben wir Ganzheit und Freiheit; wir fühlen uns verbunden mit allen und allem.

Der SEC umfasst folgende sieben Ebenen:

1) Vedana (Valenz)
2) Aktivierungsgrad (Arousal)
3) Gestimmtheit, Stimmung
4) Körperempfindungen (exkl. Schmerz)
5) Körperlicher und seelischer Schmerz
6) Basisemotionen und komplexe, an Schmerz gebundene Gefühlszustände
7) Geistige Ebene (Denken, Erkennen, Innere Weisheit)

»Wenn Wolken am Himmel auftauchen sollten, könnte ihr Erscheinen wohl kaum eine Störung sein, so wie die Wellen im Meer keine Störung sind. Sie sind die Lebendigkeit des Himmels oder Meeres selbst. Der anfangslose Raum, der unbegrenzte blaue Himmel oder weite Ozean – Leere, und damit meine ich unbeengtes, reines natürliches Gewahrsein, nimmt sie mühelos in sich auf. Das ist unser Geist, die Essenz unserer Selbstnatur ohne Begrenzung, kein Anfang, kein Ende. Das ist das Strahlen unseres ursprünglichen Geistes.«[139]
Jakusho Kwong

Überblick SEC

Früher habe ich in meinen Seminaren und in Begleitsituationen die drei schon erwähnten Ebenen Körper-Seele-Geist oder auch Empfinden-Fühlen-Denken unterschieden und damit gearbeitet. Wir erforschten, wie diese Ebenen aufeinander einwirken. Wir übten, die eigene Befindlichkeit bewusst mitzusteuern, indem wir zuerst die Zeichen lesen, bevor wir eine Handlung ausführen. Das ist Präsenz und Voraussetzung für Wahlfreiheit. Viele alte, aber auch moderne Weisheits- und Meditationsschulen, streben dieses achtsame Gewahrsein an. Für Menschen mit einem chronisch dysregulierten Nervensystem bedeutet indessen ein achtsames Innehalten zwischen Reiz und Reaktion eine noch höhere Herausforderung als für Menschen mit einem einigermaßen ausgeglichenen Nervensystem. Dazu kommt, wie weiter oben schon erwähnt: Bei einem Menschen mit Traumahintergrund darf die Innenwahrnehmung nicht so stark stimuliert werden, dass eine Re-Traumatisierung oder eine Überflutung von lange eingeschlossenem seelischen Schmerz ausgelöst wird.

Um ein achtsames Vorgehen zu gewährleisten, habe ich den Sieben-Ebenen-Check (SEC) entwickelt. Dabei dehne ich den Fokus von den ursprünglichen drei Ebenen auf vier weitere Ebenen aus, so dass es insgesamt deren sieben sind. Dies nicht in der Absicht, wir sollten jetzt alle nur noch exorbitante Nabelschau betreiben. Ganz im Gegenteil! Mit etwas Übung sind wir so routiniert, dass dieser überblickspendende, meditative Innencheck nur wenige Minuten dauert. In dieser Kürze ist die Gefahr klein, sich mit dem Wahrgenommenen zu identifizieren. Wir registrieren das Wahrgenommene, ohne es in irgendeiner Art und Weise zu bewerten, und ohne uns vorschnell in ein reaktives Handlungsszenario zu stürzen oder uns gar in alter Manier darin zu verlieren.

Der SEC ist keine Entspannungsübung, sondern eine kleine Meditation. Eine aktive Entspannungsübung und Meditation sind weder in der Tätigkeit selbst noch im Ergebnis dasselbe: Meditieren dient der Stabilität und Klarheit, selbst wenn Chaos in uns oder um uns herum besteht. Meditation heißt beobachten, was geschieht, während es geschieht. Es ist ein rezeptives, präsentes Gewahrsein, das der inneren Klarheit dient.[128] Wir wollen mit dem SEC lediglich wahrnehmen, was auf den angesprochenen sieben inneren Ebenen läuft. Das reduziert mit der Zeit die Ängste vor unseren Gefühlen und seelischen Schmerzen und dient der Emotionsregulation.

Der SEC wird von einem ganzheitlichen Menschenbild getragen. Das heißt, nicht nur unsere materiellen, sondern auch unsere geistigen Aspekte sind ein Thema. Mittels des SEC werden wir uns somit nicht nur der Formen bewusst, sondern auf eine heilsame Art wird uns auch der Raum gewahr, in dem diese

Formen aufscheinen: Alle Innenzustände kommen und gehen, in verschiedenen Zeitspannen. Empfinden, Fühlen und Denken sind Formen, die zeitlich bedingt sind. Sie entstehen und sie vergehen. Wie Wellen. Formen brauchen immer einen Raum, damit sie überhaupt erkennbar sind als das, was sie sind: Formen, vergängliche Formen im Raum. Wenn wir die Formen beobachten können, wie sie kommen und gehen, muss es eine neutrale Beobachtungs-Instanz geben, die *mehr* ist als diese Formen. Es ist die geistige oder spirituelle Dimension unseres Daseins (▸ Kap. 7.7). Wenn wir diese gewahren, erreicht unsere Resilienz, aber auch unsere Intuition, einen bisher unerreichten Level.

Der Sieben-Ebenen-Check (SEC) kann in Seminaren und im Einzelsetting durchgeführt werden, z. B. gleich zu Beginn einer Sitzung. Der SEC eignet sich zudem sehr gut als persönliche, tägliche Kurz-Innenschau für Begleitende und Begleitete. Der SEC dient der Präsenz und lässt uns ein aktuelles Thema schnell erkennen und benennen: Das kann etwa ein seelischer Schmerz sein. Doch auch angenehme Empfindungen und Zustände werden im Check registriert: das sind Ressourcen, mit denen wir arbeiten können.

Der SEC dient der Selbstreflexion und Akzeptanz des Jetzt, was sich unter anderem auf die Emotionsregulation auswirkt und den Zugang zu unseren Ressourcen erleichtert.

Wir nehmen mit dem SEC unsere Innenwelt differenziert wahr, ohne die Gefahr, dass wir uns gleich daran festhängen und darin verlieren. Mit dem pragmatischen, beobachtend-registrierenden Vorgehen im SEC wird das Denken, das in einer Stresssituation eingeschränkt und manchmal richtiggehend vernebelt ist, klarer. Durch das bewertungsfreie Sortieren und Verbalisieren wächst die Akzeptanz, und es wird eindeutiger und klarer, worauf wir den Fokus im Moment richten wollen, können und sollen. Durch die nüchterne Akzeptanz des Jetzt, die durch den SEC im besten Falle entsteht, gelingt es zunehmend besser, die Verbindung zu unserem innersten Kern mit seinen Seinsqualitäten zu finden. Daraus können wir in Ruhe eine Handlungsperspektive entwickeln, falls dies ansteht.

Die siebenstufige Liste der Innenwahrnehmung hat keinen Anspruch auf Vollständigkeit. Sie ergibt jedoch eine gute Grundlage für eine verbesserte Selbstwahrnehmung, mit allen ihren Vorteilen. Wir können zusätzlich zum SEC den Fokus zum Beispiel darauf richten, was sich in uns zeigt und ausdrückt bezüglich unserer Impulse, unserer Atemqualität, unserer Körperhaltung, unserer Mimik und Gestik.

6.1 Vedana (Valenz)

Bevor wir einen Gefühlszustand oder eine innere Stimmung bewusst wahrnehmen, ordnen wir unbewusst etwas in angenehm, unangenehm oder neutral ein. Diese *ursprüngliche Bewertung* ist biologisch in uns angelegt und läuft ohne unseren Willen ab. Nüchtern betrachtet geschieht das nicht, damit wir verschiedene Stimmungen erleben können, sondern diese fortdauernde innere Einschätzung dient dazu, dass sich unser Körper auf eine seiner Wahrnehmung entsprechende, unserem Überleben dienliche Handlung vorbereiten kann. So machen das schon einfach gebaute Einzeller: Sie bewegen sich zu etwas hin, entfernen sich davon oder verhalten sich neutral und bleiben, wo sie sind. Kurz: Zu etwas Angenehmem fühlen wir uns hingezogen, etwas Unangenehmes meiden wir, und wenn beides nicht der Fall ist, verhalten wir uns neutral und reagieren nicht.

Das Empfinden für »unangenehm« oder »angenehm« hat vorerst nichts mit einer bewussten Bewertung oder Einordnung zu tun. Es geht im SEC nur darum, jene basale Ebene wahrnehmen zu lernen, bevor uns ein Gefühl, ein Gedanke oder eine Körperempfindung bewusst wird. Diese unterschwellige Ebene wird in alten Meditationstraditionen mit *Vedana* bezeichnet. Eine exakte deutsche Übersetzung gibt es für dieses Sanskrit-Wort nicht, vielleicht am ehesten noch »Gefühlstönung«, wie das Mark Williams und Danny Penman in ihren Achtsamkeitsbüchern vorschlagen.[140, 141] Die beiden Autoren vereinen gekonnt altes Weisheitswissen und moderne Neurologie. Die Inhalte und Übungen ihrer Bücher, die ich in meiner Arbeit nutze, haben mich zu den Ausführungen in diesem Unterkapitel inspiriert.

Wir gehen mit der Wahrnehmung von Vedana *hinter* die Ebenen, die wir bisher kennen. Wenn sich etwas als angenehm, unangenehm oder neutral zeigt, können wir dies mit etwas Übung wahrnehmen, ohne dass es uns sofort in eine Handlungsebene hineindrängt oder hineinzieht, und ohne, dass wir es gleich verurteilen, bewerten oder wegmachen wollen. Zudem, und auch das ist keinesfalls einfach: ohne dass wir uns daran festklammern, wenn sich etwas als angenehm zeigt. Vedana bewusst wahrzunehmen und uns auf der Handlungsebene vorerst still zu halten, darum geht es auf der ersten Ebene des SEC. Der Gewinn: Mit der Zeit löst Vedana nicht mehr unwillkürlich und unbewusst Gedankenkreisen, Gefühle, Stressreaktionen oder ganze Reaktionsketten im Körper aus. Sondern wir nehmen Vedana einfach wahr und registrieren: Aha, angenehm. Aha, unangenehm. Aha, neutral. Oder vielleicht merken wir mit der Zeit sogar: Aha, Vedana verändert sich gerade. Wir tun dabei nichts. Dieser Moment des Innehaltens entspricht der vielgepriesenen Pause zwischen Reiz und Reaktion.

Damit keine Missverständnisse entstehen: Wenn wir das Beobachten von Vedana lernen, heißt das mitnichten, dass wir nichts mehr fühlen oder denken sollen. Es heißt nur, dass wir keine Energie mehr verschwenden wollen in sich fast endlos wiederholenden, energiefressenden Gedanken-Schlaufen und unfruchtbaren emotionalen Sackgassen. Denn unsere innere Kraft steht uns in der Folge nicht vollumfänglich zur Verfügung. Diese latente Energieverschwendung drückt auf unsere Stimmung.

Es geht in der Übung konkret darum, Vedana aufkommen zu lassen, und auch wenn es die Empfindung von »unangenehm« ist, sie eine Weile da sein zu lassen, sie wahrzunehmen und zu versuchen, uns dabei zu entspannen. Wir dürfen uns erlauben, unangenehm nicht zu mögen, ohne es gleich wegmachen zu wollen. Wenn wir lernen, »unangenehm« wahrzunehmen, ohne es verändern zu wollen, öffnen wir uns damit auch vermehrt für »angenehm«. Doch auch »angenehm« kommt und geht, wie alles, denn Vedana ist in einem ständigen Wandel, einem ständigen Fließen. Wenn wir *angenehm* oder *unangenehm* bewusst wahrnehmen und es nicht bewerten, können wir mit der Zeit besser beobachten, wie sich unser Geist und unser Körper aufs Handeln vorbereiten. Wir können lernen, dem Drang, sofort zu handeln, zu widerstehen und uns sagen: *Ich brauche jetzt gerade nichts zu tun.*

Die Bewertung einer Situation wird, sofern sie uns bewusst geworden ist, in der Psychologie mit dem Begriff *Valenz* bezeichnet.

Das Wahrnehmen von angenehm, unangenehm oder neutral kann täglich geübt werden, z.B. kurz nach dem Aufwachen am Morgen oder tagsüber zwischendurch. Diese erste Ebene kann zusätzlich zu jeder der hier nachfolgenden sechs Wahrnehmungs-Ebenen als Einschätzung angewendet werden: Ist das, was ich jetzt gerade wahrnehme, angenehm, eher unangenehm oder neutral für mich? Wenn wir dabei in einer entspannten Akzeptanz sind, führt das dazu, dass wir »unangenehm« nicht gleich wegmachen wollen. Das führt ganz natürlich zu einer besseren Selbstregulation; sie weitet das Toleranzfenster und stärkt die Resilienz.

6.2 Aktivierungsgrad (Arousal)

Der Aktivierungsgrad des sympathischen Nervensystems wird mit dem Fachbegriff *Arousal* bezeichnet. Gemeint ist unser momentaner Grad von Wachheit und Aufmerksamkeit. Unser Arousal ist naturgemäß im Schlaf sehr niedrig und bei einem mittleren Arousal sind wir optimal aufmerksam und leistungsfähig. Wenn wir zum Beispiel eine Wut oder Angst nicht regulieren können, steigt unser Arousal an und gleichzeitig sinkt die mentale Leistungsfähigkeit: Wir haben Stress. Ein hoher Stresslevel, akut oder chronisch, wird als Überaktivierung oder *Hyper-Arousal* bezeichnet. Diese Überaktivierung kann, wenn sie das System überfordert, in eine Unteraktivierung, genannt *Hypo-Arousal*, kippen. Im Hyper-Arousal und im Hypo-Arousal sind wir nicht mehr in unserem Energie-Toleranzfenster (WoT).

Das neurophysiologische System von Menschen mit Traumahintergrund schüttet Stresshormone gewohnheitsmäßig in den Blutkreislauf, auch wenn es längst nicht mehr ums Überleben geht, etwa bei einer Kritik vonseiten der Chefin, beim Vorwurf eines Freundes oder manchmal sogar, wenn der Zug vor der Nase abfährt. Das heißt, im Alltag werden in Situationen, in denen es sie nicht braucht, viel zu viele Stresshormone produziert. Bei uns geht es dabei fast nie ums akute Überleben. In Kriegsgebieten ist das anders. So gesehen, haben Menschen mit Traumahintergrund, die in unseren Breitengraden leben, oft Kampf und Krieg in ihrem Innern.

Das ist die eine Seite. Stresshormone können jedoch, gekoppelt mit weiteren Hormonen (unter anderem Dopamin, das für Glücksgefühle steht, oder das Bindungshormon Oxytocin) auch für einen durchaus beabsichtigten und erwünschten Energieschub im Körper sorgen. Eine erhöhte Aktivierung kann sich in unserem Körper z.B. aufbauen, wenn wir große Freude erleben, hingerissen von etwas sind, oder wenn wir kraftvoll klettern, ekstatisch tanzen, einen lust- und hingabevollen erotischen Austausch genießen und in vielem mehr.

Es ist von essenzieller Bedeutung, wie wir unseren inneren Aktivierungsgrad interpretieren. Wenn wir lernen, unseren Energiepegel wahrzunehmen und zu »halten«, reguliert er sich rascher, als wenn wir versuchen, uns dagegen zu wehren. Also: lieber annehmen und »durchrauschen« lassen.

Wir können lernen, den inneren Aktivierungspegel wahrzunehmen (= *Arousal)* und gleichzeitig unterscheiden, ob dieser angenehm, unangenehm oder neutral für uns ist (= *Valenz).* Auch unsere Handlungsimpulse können wir dabei beobachten.

Die affektiven Stimmungen von angenehm/unangenehm und der Aktivierungsgrad sind die zwei ersten Ebenen des SEC; sie entsprechen biologisch gesehen einer Grob-Zusammenfassung unseres aktuellen Energiehaushaltes.

6.3 Gestimmtheit, Stimmung

Die innere Gestimmtheit ist eine Differenzierung zu den ersten zwei Ebenen angenehm/unangenehm (Valenz) und hohe/niedrige Aktivierung (Arousal). Eine Stimmung zeigt sich schon morgens beim Aufwachen und zieht sich über Stunden, über den ganzen Tag oder auch länger hin. Wenn etwas Ungewöhnliches geschieht und höhere Emotionen ins Spiel kommen, kann sich auch die Stimmung schlagartig verändern.

Manchmal wird die innere Gestimmtheit auch Laune genannt; dies meist in einer bewertenden, simplen Unterscheidung in *gut* oder *schlecht.* Es geht an dieser Stelle um mehr. Obwohl innere Stimmungen noch nicht zu den höheren oder komplexeren Emotionen oder Gefühlen zählen, sind es doch auf eine Art Gefühlslagen oder Gefühlszustände. Wir können, was unsere Stimmung betrifft, beispielsweise sagen: ich bin *bedrückt, niedergeschlagen, heiter, munter, mutlos, motiviert, froh, betrübt, gelangweilt, gelassen, optimistisch, belebt, frustriert, melancholisch, zuversichtlich, friedlich, deprimiert, inspiriert, matt, hoffnungsfroh* und so weiter.

Im Gegensatz zu den höheren, komplexeren Emotionen kann die innere Stimmung als eine Art Hintergrundrauschen oder Unterströmung unseres Alltags betrachtet werden.

Wenn wir diese Hintergrundebene der Gestimmtheit achtsam wahrnehmen, merken wir, wie sich unsere innere Stimmung subtil, oder manchmal auch ganz plötzlich, verändert. Es gibt unzählige Nuancen der Gestimmtheit und wir können uns durch unsere Kreativität leiten lassen, wenn wir sie verbalisieren.

In der Begleitsituation können wir auf eine uns mitgeteilte Stimmung empathisch und differenzierend-modifizierend eingehen und dabei das benennen, was wir vermuten. Ein Gegenüber berichtigt uns, falls es uns nicht sofort gelingt, für die Befindlichkeit oder Stimmung einen exakten Begriff zu finden. Wir zeigen durch unser Interesse an der inneren Stimmung eines Gegenübers Verständnis und schaffen Nähe und Verbundenheit.

Innere Stimmungen wahrnehmen zu lernen, hilft einem Menschen, der durch seinen Traumahintergrund (noch) wenig Bezug zum eigenen Körper hat, sich besser in sich selbst zu beheimaten.

6.4 Körperempfindungen (exkl. Schmerz)

Wir können unser Inneres vielschichtig wahrnehmen. Angenehm/unangenehm, Aktivierungsgrad, die innere Gestimmtheit – das sind die drei ersten Ebenen des SEC. Die vierte Ebene widmet sich den Körperempfindungen und deren differenzierter Versprachlichung. Es geht vorerst um alle körperlichen Empfindungen: angenehme, neutrale, aber auch unangenehme, sofern wir sie für uns noch nicht als eigentlichen Schmerz kategorisieren. (Körperlicher und seelischer Schmerz sind ein sehr großes Thema, daher wird nachfolgend separat darauf eingegangen.)

Mangelnde körperliche und emotionale Zuwendung in der Kindheit führt dazu, dass sich ein Mensch schwer damit tut, sich innerlich zu empfinden. Die Innenwahrnehmung kann jedoch ein großes Stück weit durch Üben nachgelernt werden.

Menschen, die bisher kaum Erfahrung darin haben, komplexere Gefühle zuzulassen, beginnen am besten zuerst mit einem differenzierten Lesen und Interpretieren ihrer Körperempfindungen. Metaphorisch gesagt: Wenn die komplexer aufgebauten Gefühle ein Text wären, sind die Körperempfindungen dessen Buchstaben. Das heißt: Ohne Körperwahrnehmung geht auch in der emotionalen Selbstwahrnehmung nicht viel.

Den Körper zu spüren, die Empfindungen differenziert wahrnehmen und lesen zu können, generiert Selbstanbindung und innere Sicherheit. Zudem: Wir wohnen lieber in unserem Körper, wenn wir spüren, dass er uns nicht nur Stress, sondern auch Sicherheit, Wohlgefühl und Genuss spenden kann.

Es gibt unzählige Körperempfindungen, auch unangenehme, ohne dass wir das direkt als Schmerz kategorisieren. So muss ein gewisser Druck im Bauch oder ein leichtes Ziehen im Arm noch nicht Schmerz bedeuten. Körperempfindungen sind beispielsweise *drückend, warm, stechend, weich, unstabil, ziehend, zusammenziehend, leer, schaudernd, surrend, wacklig, wohlig, juckend, aufgeregt, erregt, kribbelnd, kühl, zuckend, dumpf, fließend, unruhig, sich ausdehnend, hart, schwindlig, pochend, lustvoll, surrend, ruhig, entleert, stabil, schlapp, aufgeladen, starr, prickelnd, voll, durstig, hungrig, müde, erschöpft etc.* oder man spürt *Atembewegungen, Übelkeit, Magenknurren, Darmblubbern, Ohrensausen, Herzklopfen, Schwitzen, Taubheit* und vieles mehr.

Eine Bewertung in negative oder positive Körperempfindungen ergibt dabei keinen Sinn. Wir empfinden, was wir gerade empfinden. Wir können, Notfälle ausgeschlossen, auch hier sagen: *Es gibt gerade nichts zu tun.* Wenn wir in der Akzeptanz des Jetzt sind, kann sich etwas in natürlicher Weise von selbst verändern. Je öfter wir Erfahrungen in dieser Richtung machen, desto mehr verschwinden die Impulse für ein willentliches Wegmachenwollen.

Weil es die Selbstanbindung fördert und die Kommunikation präzisiert, wenn sich jemand bewusst selbst berührt, können wir in der Begleitung sagen: Zeigen Sie mir mit der Hand, wo sich gerade etwas tut. Und dann nachfragen, wie es da genau tut, und dabei Vorschläge für die Verbalisierung machen, wenn jemand (noch) keine Worte dafür findet.

6.5 Körperlicher und seelischer Schmerz

Körperlicher Schmerz ist ein Alarmsignal. Wir fürchten ihn, und das ist gut so, denn Schmerz hat die Funktion, uns zu schützen: Wir sollen beispielsweise unser Knie mit dem Bänderriss nicht belasten, und somit kann dieser heilen.

Das menschliche Gehirn erzeugt manchmal Schmerz auch unabhängig von der vormalig aktivierten Reizleitung einer körperlichen Ursache. Weil ein solchermaßen chronifizierter Schmerz eine große Belastung und Stress für den ganzen Organismus ist, sollte er möglichst früh adäquat behandelt werden.[142]

Es sind die Übertretung der persönlichen Intensitätsschwelle sowie unsere momentane Befindlichkeit, die bestimmen, ob wir eine Körperempfindung als Schmerz bezeichnen. Wir empfinden körperlichen Schmerz zum Beispiel als *hämmernd, brennend, bohrend, krampfartig, elektrisierend, stechend, dröhnend, dumpf, hell, pulsierend, brummend, ziehend, einschießend, pochend, drückend* und so weiter.

Bei einem *körperlichen* Schmerz fällt es uns tendenziell leicht, ihn als Körperempfindung zu kategorisieren und als das zu betrachten, was er ist. Wir können in der Regel darüber reden und uns Hilfe holen. Wir wissen, dass wir meist Verständnis, guten Zuspruch, manchmal sogar Geschenke und Hilfestellungen erhalten. Körperlicher Schmerz hat eine gesellschaftlich-soziale Akzeptanz im Sinne von: Du hast ein Bein gebrochen, wir schreiben dir Genesungswünsche auf den Gips und bringen dir Blumen. Geteilter Schmerz lindert den Schmerz, denn soziale Verbundenheit und Zuspruch sind Heiltrank. Körperliche und seelische Schmerzen können sich beeinflussen: Chronischer körperlicher Schmerz kann Stress und seelische Schmerzen verursachen. Und seelische Schmerzen können sich, wenn sie lange unterdrückt werden, irgendwann auf der Körperebene zeigen, z.B. als Rückenschmerz oder als Herzbeschwerden.

Seelischer Schmerz, und dazu gehört auch sozialer Schmerz, wird in unserer Gesellschaft häufig weniger ernst genommen als körperlicher Schmerz. Auch wenn sich das seit einigen Jahren verändert, ist seelischer Schmerz noch immer ein Stück weit stigmatisiert, obwohl es im Gehirn keine getrennten Bereiche zu geben scheint für die Wahrnehmung und Verarbeitung von körperlichem und seelischem Schmerz.[72] Das Hirn unterscheidet demnach nur marginal zwischen körperlichem, psychischem oder sozial erlittenem Schmerz; es werden ähnliche Erregungsmuster gebildet. Es gibt zudem deutliche Hinweise, dass die Verarbeitung von Stress und Schmerz im Gehirn übereinstimmen.[143]

Sich ohnmächtig und hilflos zu fühlen, sich ausgeschlossen, sich nicht gesehen, sich nicht geliebt, sich zurückgewiesen und sich bei alldem verlassen und einsam zu fühlen: Seelische Schmerzen sind vergleichbar mit körperlichen Schmerzen und sie sind genauso als *ziehend, stechend, dröhnend, brennend, bohrend, drückend, krampfartig* usw. erfahrbar.

Der einzige Weg für die Heilung von seelischem Schmerz heißt: Stress-Regulation und Schmerz-Integration durch ein kleinschrittiges Zulassen des gespeicherten Schmerzes. Wie jedoch Schmerz zulassen? Wir fürchten und meiden Schmerz, das ist so in uns angelegt, und das ist prinzipiell sinnvoll. Dort, wo uns Schmerz erwartet, sollten wir nicht freiwillig hingehen. Von Menschen und Umständen, die uns körperlich oder seelisch verletzen, ziehen wir uns zurück. Jedenfalls, sofern wir dazu imstande sind. Ein Mensch kann jedoch unter Umständen vor einer traumatisierenden Situation nicht so einfach fliehen. Ganz speziell nicht ein Kind. Wohin denn auch?

Seelischer Schmerz beeinträchtigt unser Nervensystem, und das hat direkte Auswirkungen: Er spannt uns z.B. an, lässt uns innerlich kontrahieren und verkrampfen. Wenn wir den seelischen Schmerz im Körper verorten und ihn verbalisieren, ist das ein Schritt in Richtung Schmerzreduktion, insbesondere wenn wir dabei sukzessive lernen, uns gleichzeitig zu entspannen. In der Begleitsituation können wir jemandem mit unserer ruhigen Präsenz helfen, sich zu entspannen, gerade auch, wenn er seinen Schmerz wahrnimmt. Der Schmerz kann mit der Zeit als sensorische Körperempfindung eingeordnet werden und zunehmend als unabhängig von Angst und Stress erfahren werden, obwohl diese drei Faktoren sehr nah beieinander liegen.

Weil körperlicher und seelischer Schmerz sich ähnlich sind, können Meditationen und entspannende Innenreisen, die für körperliche Schmerzen konzipiert worden sind, auch bei seelischem Schmerz eingesetzt werden.[144, 145]

Beispiel für die Wortfindung und Erstbehandlung eines seelischen Schmerzes (abgekürzt)

Klient (K): »Die entwertenden Worte meiner Mutter tun mir noch heute weh, wenn mich irgendetwas daran erinnert.«

Therapeutin (T): »Können Sie zeigen, wo im Körper Sie den Schmerz spüren?«

K: Legt die Hand auf sein Herz, streicht hin und her.

T: »Ein Druck?«

K: »Nein, eher so spitzig, scharf«

T: »Ein Stechen?«

K: »Ja, eher ein Stechen.«

T: »Wie eine Nadel.«

K: »Nein, viel stärker. Und gröber!«

T: »Also eher, wie wenn jemand mit einem Messer in Ihr Herz sticht.«

K: »Ja! Wie ein brutal hineinstechendes Messer, ein solches Brennen spüre ich, wenn ich daran denke.«

T: »Eine richtige Verletzung, die schmerzt.«

K: »Scheint eine Wunde zu sein, die noch nicht geheilt ist.«

Das wird zusammen gewürdigt.

Selbstwertkurbel (▸ Kap. 4.6.) zusammen ausführen:

T und K zusammen: »Auch wenn ich noch immer diesen alten Schmerz mit mir herumtrage, liebe und akzeptiere ich mich mit allem, was mich ausmacht. Ich bin hier und heute in Sicherheit.«

T: »Wollen wir nun versuchen, den Schmerz etwas zu lindern?«

K: »Sehr gern!«

T: »Legen Sie doch bitte eine Hand ganz sachte auf diese schmerzende Stelle.«

K tut das.

T: »Stellen Sie sich vor, Sie würden einen extra für diesen Mutterverletzungsschmerz hergestellten Heilbalsam mit Ihrer Hand großflächig auf Ihrem Brustbereich verteilen. Wie eine Art kühles Gel.«

K tut das langsam und bedächtig, sein Atem wird dabei ruhig und tief.

T: »Sie können den Balsam nun auch mit beiden Händen bis zu Ihren Schultern, ja, bis über die Oberarme verteilen, wenn Sie mögen.«

K tut das und atmet dabei tief durch. Er sagt nach einer Weile:

»Der brennende Schmerz im Brustbereich löst sich, ich kann freier atmen.«

T: »Können Sie sich vorstellen, dass Sie diese Übung in Zukunft machen werden, falls dieser Schmerz erneut auftaucht?«

K: »Ja, das wirkt gut mit dem Verteilen des kühlenden Heilbalsams. Es löst die zentrale Verkrampfung.«

Zusammen mit dem Klienten wird nun ein Kraftsatz für zuhause zusammengestellt, mit Hilfe dessen er, wenn er die Übung macht, fokussieren kann: *Ich bin erwachsen und kann selbstfürsorglich und liebevoll beitragen, meinen alten Schmerz zu lindern.*

(In späteren Sitzungen wurden Gefühle wie Wut und Angst für die Bearbeitung zugänglich, und mit der Zeit meldete sich auch die hoch integrative Kraft der Trauer.)

Traumasensible Begleitung sowie Traumatherapie sind immer auch Schmerzbegleitung. Der Umgang mit körperlichem und seelischem Schmerz ist nie einfach und es ist eine hohe Kunst, zu lernen, sich in den Schmerz hinein zu entspannen, indem tief und ruhig geatmet wird. In der Entspannung tut alles weniger weh. Integration ist über das Zulassen der nun besser verfügbaren Gefühle und der Bewusstwerdung der dahinter liegenden Bedürfnisse möglich.

Wenn wir auf eine unserer Hände ein Gewicht von 5 kg legen, ist das sehr schwer und kaum tragbar. Wenn wir diese 5 kg auf den ganzen Körper verteilen, können wir gut damit umgehen. Genauso ist es mit seelischem Schmerz. Wenn ein größerer Teil des Körpers oder sogar der ganze Körper für das Tragen zur Verfügung steht, verdünnt sich der Schmerz und wir können ihn im wörtlichen Sinne er-tragen. Das punktuell überlastete und dadurch verkrampfte Gewebe ist meist im Rumpf lokalisiert. Schmerz kann sich durch die Entspannung lindern und das durch den Schmerz gestresste Nervensystem (oder der durch den Stress hervorgerufene Schmerz) beruhigt sich.

6.6 Basisemotionen und komplexe, schmerzgebundene emotionale Zustände

In einem ruhigen Alltagsgeschehen erleben wir die Innenwahrnehmung meist als einfache Zustände: angenehm/unangenehm und Erregung/Ruhe. Vielleicht sind wir uns zusätzlich unserer Stimmungen und unserer Körperempfindungen bewusst, zumindest wenn wir den Fokus darauf richten.

Manchmal erfahren wir darüber hinaus intensive interozeptive Empfindungen wie höhere Emotionen. Eine Emotionskategorie wie Wut oder Trauer ist dabei sehr viel komplexer als die einfache Befindlichkeit von Unwohlsein. Ob einfach oder komplex: Jeden wachen Moment schreibt das Gehirn unseren Empfindungen und Emotionen Bedeutung zu, und unser Körper wird auf konkrete Handlungen vorbereitet.

Das Konzept der Basisemotionen kann helfen, die verbreitete Angst vor Gefühlen zu relativieren und den Nutzen der Gefühle überhaupt zu erkennen und wertzuschätzen. Nochmals: Es gibt keine negativen Gefühle! Wir können von unangenehmen Gefühlslagen sprechen, und diese motivieren uns, etwas zu tun oder etwas zu unterlassen. Doch wir haben nichts Negatives in uns drin. Leben ist nicht negativ.

Ohne den sensitiven Zugang zu den Körperempfindungen sind wir auch auf der Gefühlsebene undifferenziert. Zudem, und das ist wohl der wichtigste Punkt, können wir Gefühle nicht regulieren, wenn wir sie nicht in ihrer Tiefe wahrnehmen. Wenn wir ein bestimmtes Gefühl unterdrücken oder verdrängen, verblassen nicht nur die anderen Gefühle, sondern wir sind dadurch unseren unbewussten Impulsen ein Stück weit ausgeliefert. Zudem: Wer Angst vor seinen Gefühlen hat und sie abwertet, macht das auch mit den Gefühlen anderer. Das geschieht unterschwellig oder offensichtlich und öffnet das Feld für Missverständnisse, Voreingenommenheit, Missgunst, Streit und im Extremfall sogar Krieg.

Die Angst vor Gefühlen hat zwei Hauptgründe. Der erste rührt daher, dass Gefühle oft mit seelischem Schmerz verwechselt werden. Es wird nicht erkannt, wie gerade die mit dem ganzen Körper wahrgenommenen Gefühle helfen, seelischen Schmerz zu reduzieren. Am offensichtlichsten zeigt sich das bei der Trauer: Um mit einem Verlust- oder Abschiedsschmerz umzugehen, hilft einzig und allein das Basisgefühl Trauer.[146] Durch die Trauer werden wir fähig, mit einem Verlust umzugehen. Trauer hilft nicht nur beim Tod eines geliebten Menschen, sondern bei jedem seelischen Schmerz. Trauer ist das heilende und Integration schaffende Gefühl, das wir in der Begleitsituation mit offenen Armen empfangen sollten! Trauer hilft zum Beispiel, als Erwachsene Abschied zu nehmen von einer noch immer vorhandenen Sehnsucht einer geborgenheitsspendenden Kindheit; Trauer hilft, den Schmerz zu integrieren, dass womöglich viele Jahre im Leben vergangen sind, in denen wir aufgrund alter, destruktiver Muster weit unter unseren Möglichkeiten gelebt haben; Trauer lässt uns Abschied nehmen von Illusionen und nicht erfüllbaren Wünschen. Tief gefühlte Trauer bringt mit der Zeit Frieden in unser Herz. Das ist eine optimale Voraussetzung, damit wir etwas Neues in unserem Leben unvoreingenommen willkommen heißen können.

Der zweite Hauptgrund für die Angst vor Gefühlen liegt darin, dass das Erleben von Gefühlen mit einem destruktiven Ausleben der Gefühle verwechselt wird. Zum Beispiel wird die Basisemotion Wut in den Augen vieler Menschen mit einem gewalttätigen Ausagieren der Wut gleichgesetzt. Doch das Fühlen von Wut bedeutet nicht im Geringsten, dass wir die Wut zerstörerisch ausagieren müssen. Wut heißt, dass wir eine starke, spezifische Energie in unserem Körper spüren, die uns die Kraft für eine Veränderung gibt beziehungsweise für ein klares »Stopp«, wenn jemand unsere Grenzen überschreitet.

Auch wenn es nicht die *eine* Angst oder die *eine* Wut gibt, bestehen zumindest im gleichen Kulturkreis große Ähnlichkeiten, wie sich diese Emotionen ausdrücken. Unabhängig davon, wie ein Gefühl ausgedrückt wird, hat das Gefühl eine bestimmte Aufgabe. Betrachten wir zuerst die klassischen fünf Basisemotionen *Wut, Angst, Ekel, Trauer und Freude*, zumindest in Kurzform. Wenn wir um deren Funktionen wissen, kann uns die Gefühlsbereitschaft leichter fallen und wir wehren und werten ein in uns auftauchendes Gefühl weniger ab. Jede Emotion ist erst einmal Lebensenergie und dient uns. Wenn wir innerlich sicher und entspannt sind, haben wir keine Angst vor unseren Gefühlen, sondern nutzen deren Informationen und Energie.

Die Basisemotionen haben zwar eine hohe innere Ladung, doch sie schmerzen nicht per se. Oft tauchten sie jedoch in der Kindheit in seelisch überfordernden Kontexten auf und wurden damals weder empathisch-regulierend benannt, noch konnten sie auf eine natürliche Weise umgesetzt werden. Das ist der Grund, weshalb Emotionen so oft für seelischen Schmerz verantwortlich gemacht werden; noch immer wird in der Gesellschaft von »schmerzenden Gefühlen« gesprochen. Doch Schmerz ist in erster Linie eine

Körperempfindung und kein komplexeres Gefühl. Der Zugang zu den Gefühlen hilft, damit der Schmerz und der damit verbandelte Stress abgebaut werden können.

Wir können lernen, die höheren Emotionen separat von Schmerz zu erfahren. Die vom Schmerz befreiten Gefühle stehen uns mit ihren Informationen und Botschaften lebensdienlich zur Verfügung.

Die fünf Basisemotionen Wut, Angst, Ekel, Trauer und Freude

Wut heißt: Bis hier und nicht weiter! Wut schützt unseren Raum, zeigt unsere Grenzen und gibt uns die Kraft für Veränderung. Wer wütend ist, muss seine Wut nicht destruktiv ausagieren, sondern kann den manchmal sehr hohen Energiepegel der Wut für ein Engagement, für eine Veränderung, für eine Positionsklärung nutzen.

Angst heißt: Stopp! Angst ist unsere elementare Lebensbeschützerin. Sie ist dazu da, damit wir in lebensbedrohlichen Situationen instinktiv das Richtige tun. Es ist sinnvoll, wenn wir uns mit ihr verbünden und sie schützend an unserer Seite wissen. Vieles, was heute unter dem Begriff Angst kursiert, ist eine klassische Angst*abwehr*, ist Angst vor der Angst.[147] Eine Rekategorisierung ist dabei oft hilfreich: Angst ist, ohne Bewertung, erst einmal einfach eine hohe innere Erregung (▶ Kap. 7.3, Übung: Reine Lebenskraft).

Ekel heißt: Nicht konsumieren, Abstand halten! Abscheu, Widerwillen, Ekel verhindern ganz basal, dass wir etwas ein- oder annehmen, was uns körperlich nicht bekommt. Es bedeutet jedoch auch, dass wir uns aus mitmenschlichen Situationen entfernen, die uns seelisch nicht guttun, z.B. erzwungene Nähe. Wenn Ekel unterdrückt und Dinge mitgemacht werden, die wir nicht wollen, untergräbt das den Selbstwert. Weil wir uns damit selbst verraten, ekeln wir uns irgendwann vor uns selbst. Das Ernstnehmen von Ekel hilft, sich zu schützen und sich selbst treu zu bleiben.

Trauer heißt: Ich bin im Modus für die natürliche Integration eines Verlustes. Jemand oder etwas fehlt mir. Trauer heilt den Verlustschmerz. Es hilft, wenn wir lernen, die Trauer vom Verlustschmerz zu unterscheiden, der, wenn er sehr groß ist, den Trauer*prozess* anfänglich stark dominiert. Trauer ist das Gefühl mit dem meisten Tiefgang; Trauer lässt uns inniger werden. Wenn wir sie zulassen, verbindet sie uns tief mit uns selbst. Trauer verschafft uns Zugang zu unserer inneren Weisheit und hat eine sehr hohe Transformationskraft.

Freude heißt: So soll das Leben sein! Wir sind innerlich kohärent, alles ist im Moment erfüllt und es gibt gerade nichts zu tun, das wir verändern wollen oder sollen. Eine große Freude wollen wir mit anderen Menschen teilen, sie ist ein soziales, Zusammenhalt spendendes Gefühl. Freude ist Expansion, ein Feiern und Teilen der Fülle des Lebens.

Manchmal wird auch *Überraschung* zu den Basisemotionen gezählt. Bei der Überraschung taucht plötzlich etwas auf, womit wir nicht gerechnet haben. Der Erregungspegel geht blitzschnell hoch und wir sind nahe einem Hyper-Arousal, manchmal sogar in einer kleinen Schockstarre. Ist das jedoch wirklich eine eigene komplexe Emotion? Wohl eher nicht. Wenn wir überrascht werden, taucht in der Regel schon bald eine der fünf Basisemotionen auf: Das kann durchaus Freude sein, je nach Situation aber auch Wut, Ekel, Angst oder Trauer.

Den Basisemotionen wohnt viel Information, Energie und Kraft inne. Die Entflechtung von Schmerz und Emotionen ist ein wichtiger Schritt zur Transformation und Integration von seelischem Schmerz. Durch die seelische Öffnung, die durch die Gefühlsbereitschaft entsteht, wird auch die Basisemotion Freude zugänglicher. Diese wiederum führt zu Verbundenheit im Alltag: Damit kommt ein in uns als soziale Spezies naturgemäß angelegter, konstruktiver Kreislauf in Gang.

Neben den fünf Basisemotionen gibt es (zusätzlich zu den unter 6.3 schon besprochenen Stimmungen) etliche auf den Basisemotionen aufbauende Gefühlslagen, die jedoch alle subtil oder offensichtlich mit seelischem Schmerz verbandelt sind. Sie treten bei Menschen mit Entwicklungstrauma häufig auf, gerade wegen der Komponente des darin gefangenen Schmerzes. Diese Gefühlslagen bezeichne ich als *Komplexe, schmerzgebundene emotionale Zustände.* Hier geht es primär darum, die ursprünglichen Basisemotionen und den seelischen Schmerz auseinanderzunehmen, also voneinander zu separieren aus ihrer »Verklebung«: Die daraus befreiten Basisemotionen können in der Folge für die Bearbeitung des seelischen Schmerzes konstruktiv-integrativ genutzt werden.

Fünf häufige komplexe, schmerzgebundene emotionale Zustände

Traumagebundene Scham: Sie kann schon durch belanglose Kleinigkeiten oder allein durch Gedanken ausgelöst werden und ist mit einem starken Vernichtungsgefühl und der Angst vor dauerhafter sozialer Ächtung verbunden. Sie wird angetrieben durch alten, unverarbeiteten seelischen Schmerz, der ursprünglich zumeist an Erstarrungsreaktionen gekoppelt war. Wir würden uns dabei am liebsten unsichtbar machen. Traumatische Scham ist ein Hilferuf der Seele, sich liebevoll der Heilung von eingelagertem Schmerz zu widmen. Sprechen über die Scham, und deren Entstehungsgeschichte zu würdigen, ist ein hilfreicher erster Schritt, um traumatisch gebundene Scham zu erlösen.

Traumagebunde Schuldgefühle: Sie sind mit kreisenden Gedanken und meist mit traumatischer Scham verbunden und zeigen sich als drückender seelischer Schmerz. Dahinter steht die Angst vor sozialer Ausgrenzung und manchmal ist auch Wut auf sich selbst dabei. Chronische Schuldgefühle können zum Beispiel anzeigen, dass jemand früh im Leben zu viel Verantwortung übernehmen musste und unter emotionaler Vernachlässigung litt. Hier geht es darum, den seelischen Schmerz über die damaligen Umstände anzuerkennen. Vor allem die Basisemotion Trauer hilft bei der Integration. Zudem: Schuldgefühle sagen viel darüber aus, wie wir über etwas, jemanden oder uns selbst denken. Eine kognitive Überprüfung und Entflechtung von echter Schuld ist hilfreich.

Eifersucht: Einerseits ist bei dieser komplexen Gefühlslage die Verlustangst aktiviert, die gekoppelt ist mit einem sich anbahnenden Verlustschmerz. Andererseits kann auch Angst und vorweggenommene Wut darüber da sein, in Zukunft nicht mehr die ersehnte Nähe und Zuwendung von diesem einen Menschen zu bekommen. Auch ein Selbstwertproblem, das bisher durch die Beziehung zu diesem Menschen kompensiert worden war, kann schmerzlich aktiviert werden, wenn wir andere als begehrenswerter als uns selbst einstufen. Sich liebevoll selbst und seinen tieferliegenden Bedürfnissen zuzuwenden, kann einen Heilungsweg in Gang setzen.

Neid: Wir sehen bei anderen etwas, das wir begehren und selbst nicht haben oder leben. Das macht uns wütend. Es ist ein tiefer Frustrationsschmerz dabei, dass es uns bisher nicht gelungen ist, das, wofür wir jemanden beneiden, selbst zu erreichen. Der Neid hilft, sich seinen bisher vernachlässigten Wünschen bewusst zu werden und Optionen zu entwickeln, um das Gewünschte anzusteuern. Und manchmal auch, um verpasste Gelegenheiten zu betrauern.

Verachtung: Mit der Verachtung machen wir einen Mitmenschen schlecht, wir blicken wütend auf ihn und seine Unterfangen. Verachtung bewirkt, unsere Trauer, unseren Frustrationsschmerz und unsere Scham nicht fühlen zu müssen, die durch die Nichtbefriedigung unserer frühesten Bedürfnisse entstanden sind. Für die Heilung von altem Schmerz kommen wir nicht darum herum, diesen schrittweise zuzulassen.

Einsamkeit, Verbitterung, Verzweiflung, Rage, Missgunst, Verlassenheit, Hass – die Liste der komplexen, schmerzgebundenen emotionalen Zustände ist nach oben offen. Es handelt sich dabei um eine Mischung von Basisemotionen und seelischem Schmerz. Dieses Gemisch wird oft noch angetrieben durch selbstzerfleischende Gedanken und unsere Vorstellungen darüber, wie die Welt ist oder zu sein hat.

Komplexe, schmerzgebundene emotionale Zustände bedeuten eine Art Gefangenschaft in einer schmerzvollen Trance unbefriedigter elementarer Bedürfnisse. Sie sind ein deutlicher Hinweis auf nicht geheilte Wunden und der dadurch entstandenen inneren Verunsicherung.

Wir können bei allen diesen komplexen emotionalen Zuständen fragen: Welcher Schmerz möchte gesehen und geheilt werden? Welche Basisemotionen zeigen sich dabei und auf welche Bedürfnisse machen sie aufmerksam? Was will wachsen und sich entwickeln? Gibt es Impulse für neue, veränderte Handlungsweisen?

6.7 Geistige Ebene (Denken, Erkennen, Innere Weisheit)

Oft wird die verbale Äußerung einer Meinung, einer Einschätzung oder eines Entscheides entweder als »rational« oder als »emotional« bezeichnet. Nicht wenige Menschen meinen und argumentieren, ihr Denken sei rein rational. Dass es so etwas wie ein »rein rational« überhaupt gibt, hat der Neurologe António R. Damásio widerlegt und hergeleitet, dass ohne Gefühle kein vernünftiges Handeln möglich ist. Geist und Körper bilden eine sehr enge Einheit.[125] Auch die Emotionsforscherin Feldman Barrett bezeichnet die Annahme einer rein rationalen Instanz in uns als Irrglaube: »Wir können kein rational agierender Mensch sein, wenn unser Gehirn mit interozeptiv beeinflussten Vorhersagen werkelt.«[32]

Es ist möglicherweise etwas erschreckend, wenn man bisher meinte, Denken habe etwas Unabhängiges und Objektives an sich – und dabei beeinflusst unser Körper und sein energetischer Zustand unser Denken mehr, als uns vielleicht lieb ist. Es entfällt ein großes Stück bisher geglaubter Kontrolle. Wer sind wir denn noch, wenn wir nicht einfach frei denken können? Uff. So schlimm ist das nicht, denn biologisch gesehen ist unser Gehirn nicht in erster Linie dazu da, um zu denken, sondern um unseren Körper für die Arterhaltung funktionsfähig zu halten. Die Denkfähigkeit, die sich im Laufe der menschlichen Evolution herausgebildet hat, ist trotzdem großartig! Vielleicht sogar gerade, *weil* Denken nicht unabhängig vom restlichen Körper geschieht.

Gedanken sind genauso vergängliche *Formen* wie Gefühle und Empfindungen. Wir können lernen, unsere Gedanken zu beobachten. Wahrnehmen, wie sie kommen und wie sie gehen. Wie sie sich gegenseitig verstärken oder abschwächen. Wie sie interagieren mit Gefühlen, Stimmungen, Empfindungen oder Schmerzen. Indessen ist nicht alles wahr, was wir denken, und wir sollten unseren Gedanken nicht vorbehaltlos Glauben schenken: Was und wie wir über etwas denken und wie wir etwas bewerten, ist von unserer Geschichte beeinflusst. Wir können lernen, das von uns Gedachte auf seinen Wahrheitsgehalt zu überprüfen. Wir müssten zudem gar nicht so viel denken, vor allem nicht Unnützes und sich ewig Wiederholendes: Konstruktive und kreative Denkinhalte machen nur einen geringen Prozentsatz unseres täglichen Denkens aus, und das ist in erster Linie möglich, wenn wir geistig unverkrampft und entspannt sind. Wenn wir dann etwas tun, was unseren Begabungen entspricht und uns nicht über- oder unterfordert, geraten wir in unserem Tun mit hoher Wahrscheinlichkeit in einen Zustand der Selbstvergessenheit, in einen Flow.[148] In der Gegenwärtigkeit ist unser Inneres in einer dauernden Wandlung, in einem immerwährenden Fluss. Leben ist ein Fließen ohne Ende, auf jeder Ebene.

Wenn wir mit unserem ganzen Wesen achtsam und präsent sind, sind wir in einer Offenheit und Hingabe, in der die in jedem von uns innewohnende Weisheit, unsere innerste Stimme, Gehör findet. Damit können tiefe und weite Zusammenhänge erfasst und Liebe als freies inneres Fließen erlebt werden.

Wir sind glücklicher, wenn wir nicht wiederholt so viel Dinge denken, die uns in unangenehme Erregungs- und Gefühlszustände bringen. Kurz: Wenn wir das Durcheinander und Geschnatter im Kopf nicht so ernst nehmen und unser Denken auf das Wesentliche fokussieren können, geht es uns besser. Doch wie kann das bewerkstelligt werden? Unzählige Meditationsströmungen und Achtsamkeitstrainings richten sich auf die Frage nach dem klaren, ruhigen Geist aus. Meditation, Achtsamkeit und Traumatherapie können sich dabei gut ergänzen.[149]

Klarheit im Denken und Ruhe im Kopf können sich besser einstellen, wenn der Körper entspannt ist. Das ist mit ein Grund, diesen entspannen zu lernen. Ein entspannter Geist wiederum spendet viel Ruhe zurück in den Körper – Präsenz, innere Sicherheit und Verbundenheit werden ganzheitlich erlebt.

Ruhe im Kopf zu haben, heißt dabei nicht, dass nichts läuft im Hirn. Zumindest das so genannte Default-Mode-Netzwerk (DMN), das ist quasi ein Alles-verbindet-sich-mit-allem-und-checkt-alles-Modus, ist aktiv. Es wird die interessante Hypothese diskutiert, ob es sich beim DMN um ein Hirnsystem handelt, das uns erlaubt, uns selbst wahrzunehmen.[150] Die Hirnaktivität in diesem reizarmen Zustand kann auch ein wichtiges Element unserer seelischen Widerstandskraft sein.[151] Ob im DMN ein ganzheitliches, weises Verstehen anzusiedeln ist, das Heilungsimpulse in Gang setzen kann? So geht Carlo Zumstein, Psychotherapeut und Begründer des Energetischen Schamanismus, von etwas Größerem aus, das uns zugänglich ist: Er sagt, die Seele sei nicht limitiert auf das fühlende Herzzentrum, das Bewusstsein nicht beschränkt auf das reflexive Ich-Bewusstsein im Gehirn, und der Körper nicht beschränkt auf den von den Eltern gezeugten und mit ihren Genen befrachteten Bioorganismus. Sondern wir seien immer auch ewige Seele, Urbewusstsein und Weisheit des Lebens.[147]

Zur Selbstreflexion gehört auch das differenzierte Beobachten der eigenen Gedanken und das Lauschen der inneren Weisheit. Wenn die anderen sechs Ebenen miteinbezogen werden, ist das eine Schulung mit Tiefgang, ein heilsamer Weg zu sich selbst. Wenn jetzt noch das Gewahrsein des formlosen Raumes, aus dem alle Formen kommen und gehen, dazukommt, weitet sich das Bewusstsein um eine wesentliche Dimension: es ist der Schlüssel zur inneren Freiheit.

Intro: Sieben-Ebenen-Check (SEC)

Der SEC kann im Stehen, Sitzen oder Liegen durchgeführt werden, bei einer ruhigen, fließenden Atmung durch die Nase; die Zunge ist dabei locker an den Gaumen angelegt. Es gibt eine längere Audio-Version für diejenigen, die den Check das erste Mal machen oder die sich grundsätzlich mehr Zeit fürs Nachspüren nehmen wollen. In der Regel reicht die Kurzversion und mit zunehmender Verinnerlichung der Ebenen braucht es für den Check keine Audio-Anleitung mehr. Der SEC kann fast überall und fast jederzeit als kurze Innen-Standortbestimmung angewendet werden. Der SEC wird absichtlich kurzgehalten, damit die Versuchung minimiert wird, sich mit dem Wahrgenommenen zu identifizieren. Eine neutrale, empfängliche Haltung ist von Vorteil: Auf jeder Ebene wird das Beobachtete registriert, ohne es in irgendeiner Weise zu bewerten oder zu kontrollieren. Der Abschluss des Checks widmet sich der Bewusstwerdung des unendlichen, formlosen Raumes, in dem alle Formen auftauchen und wieder vergehen. Wie Wellen im

Meer. Das Wahrnehmen des Raumes gelingt erfahrungsgemäß zu Beginn am besten *nach* dem vollständigen Ausatmen und *vor* dem nächsten Einatemreflex. Mit etwas Übung ist das Raumbewusstsein jederzeit aktiviert und der SEC wird zu einer echten Mini-Meditation.

Der Sieben-Ebenen-Check (SEC)

- *Ebene 1: Vedana*
  Nimm wahr, ob dein momentanes Befinden insgesamt eher angenehm, unangenehm oder neutral ist.
- *Ebene 2: Erregungsgrad*
  Nimm wahr, wie hoch dein innerer Erregungsgrad ist, auf einer Skala von 0 bis 10. (5 ist ausgeglichen)
- *Ebene 3: Stimmung*
  Nimm deine innere Stimmung wahr. Findest du ein Wort dafür?
- *Ebene 4: Körperempfindungen ohne Schmerz*
  Nimm deine Körperempfindungen wahr. Findest du Worte dafür?
- *Ebene 5: Körperlicher und seelischer Schmerz*
  Nimm wahr, ob du Schmerzen spürst, körperliche oder seelische. Findest du Worte dafür?
- *Ebene 6: Basisemotionen und komplexe Gefühls-Schmerz-Zustände*
  Nimm wahr, ob im Moment eines der Basisgefühle in dir aktiviert ist: Wut, Angst, Ekel, Trauer, Freude oder ein Gefühl, das an einen Schmerz gekoppelt ist, wie: Scham, Schuld, Eifersucht, Neid, Verachtung, Einsamkeit oder etwas anderes.
- *Ebene 7: Geistige Ebene*
  Nimm wahr, was es in dir denkt und allenfalls erkennt.

Abschluss: Ob Körperempfindungen, Stimmungen, Gefühle, Gedanken – alles, was in dir auftaucht, sind zeitlich bedingte Formen, und alle Formen vergehen wieder. Wie Wellen im Meer. Es gibt nichts zu tun. Alle Formen kommen und gehen, der formlose Raum bleibt. Du bist *auch* der Raum, in dem sich die Formen abspielen. Es ist das Leben selbst, das durch dich atmet. Würdige die Lebendigkeit in dir.

- **Audio 15a:** Sieben-Ebenen-Check (SEC) Langversion
- **Audio 15b:** Sieben-Ebenen-Check (SEC) Kurzversion

7 Frei wachsen

Zusammenfassung
Ein Mensch, der gesehen, gewürdigt, verstanden und respektvoll behandelt wird, entwickelt mit großer Wahrscheinlichkeit innere Sicherheit, Verbundenheit mit sich selbst und mit anderen. Das ist der Boden für seelische Kraft, für Resilienz. Es ist der Boden, auf dem er verschiedene heilende und wachstumsfördernde Ressourcen erkennen und nutzen kann. Es ist der Boden, auf dem Selbstfürsorge, Selbstliebe und All-Liebe wachsen. Sicherheit ist das Fundament jeglichen seelischen Wachstums. Wenn wir diesen Boden haben, ist es die natürlichste Aufgabe unseres Lebens, zu wachsen, uns zu entwickeln und unsere Begabungen selbstermächtigt und kreativ in die Welt zu tragen. Es ist zudem eine der schönsten Aufgaben, andere in ihrem Wachstum zu unterstützen und ihre Gestaltungsfreude zu fördern.
Liebe heilt. Lieben und geliebt zu werden, einen Sinn im Dasein und Wirken zu erleben, und dies in Verbundenheit mit sich selbst, mit anderen und mit allem – vielleicht ist das die Essenz des Lebens.

»Liebe ist das unbedingte Interesse an der Entfaltung des Anderen.«[152]
Gerald Hüther

Chronischer Stress ist oft traumabedingt. Soziale Notstände, wie zum Beispiel Armut oder Arbeitslosigkeit, sind zusätzliche Treiberinnen von Stress, Trauma und Krankheit. Diese biopsychosozialen Komponenten führen neben dem persönlichen Leid auch zu mehr Krankheitskosten. Ende 2023 wurde in der Schweiz erstmals eine umfassende Totalkosten-Analyse erstellt: Psychische Erkrankungen führen mit über 14 % die Liste der Kosten an. Demgegenüber werden die Ausgaben für die Prävention aller körperlichen und seelischen Krankheiten fast am untersten Ende der Liste aufgeführt und mit 2,4 % der Kostenursachen angegeben.[153, 154] Mit diesen Zahlen wird nicht nur ein großes Desaster sichtbar, sondern es zeigt vor allem die Richtung an, in die wir als Gesellschaft vermehrt gehen sollten. Psychische, körperliche und soziale Gesundheit bilden eine Einheit und dürfen nicht isoliert betrachtet werden. Es würde sich lohnen, mehr in die Prävention zu investieren und niederschwellige Angebote breitflächig anzubieten! Im Moment werden Letztere fatalerweise eher abgebaut – aus Kostengründen. Das wird, neben dem zunehmenden Leid von Menschen, teuer.

Sicherheit steht *vor* Wachstum. Das heißt nicht, dass Wachstum eine untergeordnete Rolle spielt, ganz und gar nicht. Es zeigt nur, wie wichtig innere Sicherheit für die optimale Entwicklung jedes einzelnen und für alle gemeinsam ist.

Wir können einiges tun, um die Resilienz, unsere seelischen Widerstandskräfte, von uns selbst und von anderen nachhaltig zu stärken. Resilienz bedeutet, dass wir Stress nicht hilflos ausgeliefert sind, sondern uns aktiv und proaktiv um unsere Stressregulationsfähigkeit kümmern. Indem wir in Belastungssituationen weniger Stresshormone ausschütten, können wir uns rascher und flexibler anpassen.[155] Einst meinte man, Resilienz sei eine angeborene Fähigkeit, doch inzwischen ist klar geworden, dass Resilienz in weiten Teilen erlernt werden kann.[156, 157] Resilienz ist somit nicht statisch, sondern dynamisch.

Der Psychiater Gregor Hasler geht von einer eigentlichen Resilienzkrise aus. Er sagt, dass wir uns heute gestresster fühlen, obwohl wir nicht mehr Stress haben als früher. Die Lösung des Stressproblems sieht er insbesondere in der Verstärkung sozialer, lustvoller und sinnstiftender Tätigkeiten.[151] Diese Sichtweise, die über die individuelle Sicht hinausgeht und die Gesellschaft miteinbezieht, ist in der Begleitung von Menschen zentral. Persönliches Leid wird geschmälert, wenn wir uns mit anderen Menschen verbinden. Das soziale Zusammenleben und der Umgang mit unseren planetaren Ressourcen werden dabei gleichermaßen positiv beeinflusst. Es braucht dringend dieses neue »Wir«, für das Hasler plädiert, denn unser kulturell erworbener Individualismus kippt in Unverbundenheit und Selbstentfremdung. Diese Unverbundenheit hat einen zerstörerischen Einfluss auf unseren Planeten. Eine Verbesserung kann nicht von der persönlichen Heilung entkoppelt werden: Wenn wir (wieder) fühlen lernen, wird das erst einmal weh tun, gibt es doch so viel Schmerz in der Welt, den wir ausblenden; gleichzeitig unterdrücken wir unseren eigenen inneren Schmerz.[158]

Das vorliegende Buch mag ein Tropfen auf einen heißen Stein sein, doch viele kleine Tropfen können etwas Heilsames bewirken für unsere Gesundheit als Gesellschaft und die unseres Planeten.

In diesem Kapitel werden mit Wachstums- und Veränderungs-Impulsen ein paar zentrale, resilienzbildende Aspekte zusammengefasst.

7.1 Würdigen was war, anerkennen was ist

»Auch ich konnte mich wieder in meiner Ganzheit wahrnehmen, als mir meine innere Fragmentierung und Dissoziation nach und nach bewusst geworden war. Von entscheidender Bedeutung war, dass ich diese Aufgabe nicht allein in Angriff nehmen musste, sondern im Beisein eines Menschen, der mich auf diesem Weg begleitete und anleitete.« [159]
Peter Levine

Es ist ein großer Schritt, bestehend aus vielen kleinen Lernschritten, der zur Akzeptanz der eigenen Geschichte führt oder es zumindest ermöglicht, mit ihr leben zu lernen. Akzeptanz ist dabei kein Aufgeben oder Resignation und bezieht sich nicht auf veränderbare Umstände. Unter Akzeptanz kann eine Haltung oder Gesinnung verstanden werden, die von Offenheit geprägt ist und die Gedanken, Gefühlen und Erinnerungen Raum gibt, diese anerkennt und nicht bewertet.[160] Das Erlebte ist geschehen und vergangen. Niemand kann die Zeit zurückdrehen. Wenn eine Geschichte Raum und Zeugenschaft bekommt, indem sie gehört, mit Worten gespiegelt, anerkannt und gewürdigt wird, und dabei die Körperebene mit einbezogen wird, ermöglicht dies zunehmend eine Versöhnung mit alldem, was war und was jetzt ist. Ich verwende hier absichtlich den Begriff »Versöhnen« und nicht »Verzeihen«, denn letzterer impliziert Schuld. Es geht auf dieser Ebene nicht um Schuld, sondern um ein tiefes Verstehen der eigenen Geschichte, mit allen erfahrenen Konditionierungen und deren Auswirkungen.

Im Nachhinein können wir manchmal unsere früheren Handlungsweisen kaum mehr nachvollziehen. Oder wir sind unzufrieden, weil wir auf unserem Heilungsweg noch nicht da sind, wo wir hingelangen wollen. Doch tun wir nicht alle in unserem Leben jederzeit genau das, was wir zu diesem Zeitpunkt eben können? Es ist im Grunde einfach: Wenn wir anders handeln könnten, würden wir anders handeln. Ein Wohlwollen sich selbst gegenüber, Geduld und Ausdauer sind ein starkes und hilfreiches Trio im Akzeptanzprozess, der zu einer Versöhnung mit sich selbst führt.

In der Begleitsituation hilft oft der Hinweis, dass man sich selbst wie einen guten Freund, eine gute Freundin behandeln darf. Und dass es sinnlos ist, sich im Nachhinein, neben all dem durchlebten seelischen Schmerz, noch zu bestrafen, indem man sich selbst »durch den Fleischwolf dreht«.

Leben ist immer auch Beziehung. Eine gute Beziehung zum eigenen Körper ist dabei eine entscheidende Voraussetzung. Mithilfe der zunehmenden (Wieder-)Beheimatung im eigenen Körper wird eine Entspannung auch im seelisch-geistigen Erleben unterstützt. Psychoedukation, Zeit und einiges an Motivation und Übung sind Voraussetzungen, damit das Hirn aus vergangenen schrecklichen Erfahrungen nicht mehr eine schlimme Zukunft prognostiziert; das heißt, bis vormals gewohnheitsmäßig aktivierte neuronale Erregungsmuster nicht mehr ausgelöst werden. Verbildlicht mit zwei Waldwegen: Der breite Forstweg, den wir bis jetzt gegangen sind, ist so lange unser Hauptweg, bis wir einen neuen, eigenen Pfad für uns gefunden haben. Dieser anfänglich schmale, verwachsene Weg wird mit jedem Mal gangbarer, wenn wir ihn bewusst gehen. Wenn wir dann noch merken, dass dieser neue Weg farbiger, interessanter und an schönen Begegnungen reicher ist, fällt es uns plötzlich leicht, uns und unserem eigenen Weg treu zu sein. Der Kulturanthropologe Wolf-Dieter Storl sagte einst in einem Interview prägnant: »Man muss der inneren Stimme folgen. Sie zeigt sich in deinem wahren Interesse. *Inter esse.* Essenz. Im Wesentlichen sein. Alles andere ist Ablenkung, äußerliche Faszination. Das führt zu nichts. Es braucht die Inspiration und die Treue zu sich selbst.«[161] Wenn wir diese Selbst-Treue einmal entwickelt haben, fühlt sich das völlig selbstverständlich an und wir können uns kaum mehr vorstellen, dass das einmal anders war.

Traumatische Erlebnisse bleiben traumatische Erlebnisse, Geschehenes ist geschehen. Doch alte Erregungs-Spuren und Verknüpfungen können dank der Neuroplastizität des Gehirns von neuen Erfahrungen zumindest ein Stück weit »überschrieben«, also durch neue neuronale Netzwerke ersetzt werden.

Die Reise zu sich selbst ist manchmal gepflastert mit Schmerz, Angst, Wut und anderen hohen Erregungszuständen. Wenn sich irgendwann im Laufe des Prozesses die Trauer über das Geschehene und das dadurch im Leben womöglich Verpasste zeigt, ist das höchst erwünscht. Trauer heilt und transformiert. Sie dient der Akzeptanz und der Versöhnung sowohl mit dem Gewesenen wie auch mit dem, was jetzt ist. Ebenso ist eine aus der eigenen Tiefe auftauchende Dankbarkeit ein Indikator dafür, dass sich unser Narrativ, also wie wir unsere Lebensgeschichte erzählen, wie wir über sie denken und was wir dabei fühlen, verändert hat.

Eigenes Beispiel:
In meiner Jugend war es mir wichtig, später nie wie meine meist initiativlose Mutter und schon gar nicht wie mein Vater zu werden; er tat sich schwer mit der Selbst-

regulation. Schon lange weiß ich um deren Traumata und erahne heute glücklicherweise, wer ich bin ohne die einschränkenden Muster meiner Kindheit. Ich weiß, dass ich von meinem Vater hauptsächlich die Lebenskraft und Kreativität, und von meiner Mutter die feine Wahrnehmung und Durchlässigkeit mitbekommen habe. Traumabefreit gesehen, ist es von beiden sozusagen das Beste. Es war zuweilen harte Arbeit, ein Lernen mit hoffendem Versuch, aber zuweilen auch mit schmerzendem Irrtum. Es fühlte sich manchmal an, als würden dicke Schalen von mir abfallen, bis ich diese versöhnliche Sichtweise auf meine Geschichte erlangt habe und sie auch tief fühle. Ich bin dankbar, dass ich in meiner Kraft angekommen bin und Menschen in ihren intensiven Entwicklungsprozessen begleiten kann. Das konstante Lernen an meinen eigenen Lebensthemen half und hilft mir dabei bis heute.

Traumainformiert zu begleiten, dient Versöhnungsprozessen. Bei tiefen, traumatischen Verlusten, z.B., wenn ein Kind vor seinen Eltern stirbt, ist nur schwer eine Versöhnung möglich, wenn überhaupt. Indessen kann nach einem solch schweren Schicksalsschlag eine Versöhnung mit sich selbst, seinem Hadern, seinem Umgang mit dem schmerzlichen Verlust, erfolgen. Versöhnung ist weniger von anderen Menschen oder Umständen abhängig, als wir vielleicht meinen. Versöhnung ist in erster Linie Versöhnung mit sich selbst. Versöhnlichkeit ist Milde und Wohlwollen sich selbst gegenüber. Diese Art von entspannter Bewusstheit zeigt sich darin, ob wir, ohne es zu bewerten, alles zulassen, was gerade in uns aufscheint. Wir nehmen an, was gerade kommt, und das mit einer inneren Zuversicht und auch, wenn es im Moment schwer und anstrengend ist. Wir wissen, dass sich alles jederzeit verändert. Innen und außen. Diese offene, verletzliche und in einer gewissen Weise demütige Haltung strahlen wir, wenn wir sie entwickelt haben, aus und erkennen diese grundsätzliche Hingabefähigkeit an das Leben auch in den Augen und im Wesen anderer. Selbstempathie, das liebevolle Einfühlen in sich selbst, ist der Schlüssel dazu. Der Philosoph John O'Donohue sagt in seinem poetischen, trostspendenden Buch *Echo der Seele*, das ich interessierten Klient:innen gerne empfehle: »Niemand außer uns selbst kann die Tür aufschließen, um uns aus dem inneren Gefängnis zu befreien. Tatsächlich steckt der einzige Schlüssel auf der Innenseite.«[162] In einer Begleitsituation außen sachte anklopfen, das dürfen wir indessen.

Wenn wir unsere momentane Befindlichkeit und unsere Geschichte verstehen und sie zudem, falls das ein Thema ist, und das ist es oft, in unsere Generationenfolge einbetten können, wird unser Blick offen und unser Herz weicher und weiter. Unsere Sichtweise verändert sich, und unsere Ansichten und bisherigen Vorannahmen erscheinen in einem neuen Licht. Das bedeutet jedoch keinesfalls, dass erfahrenes Unrecht und grobes Fehlverhalten anderer toleriert, schöngeredet oder gar in eine Opfer-Täter-Umkehr münden soll. Wenn Schwieriges, Grenzüberschreitendes, Gewaltvolles in unserem Leben passiert ist, gilt es dies anzuerkennen und zu würdigen, indem wir es benennen als das, was es war. Allein können wir das kaum; wir sind soziale Wesen und Integration braucht kompetente, informierte und achtsame Zeugenschaft. Wir wollen alle gesehen und gehört werden, wir wollen gefühlt und gemocht werden und uns verbunden fühlen. Das stärkt unser so elementar wichtiges Zugehörigkeitsgefühl. Wir sind erst ganz Mensch, wenn wir ein Mensch unter Menschen sind.

Intro: Ritual Wasser

Es gibt unzählige kraftvolle Rituale und Vorgehensweisen, wie wir Vergangenes gestaltend würdigen und verabschieden können.[163, 164]

Im Rahmen dieses Unterkapitels gehe ich auf zwei wirkungsvolle Rituale ein, die ich häufig anwende, und die einfach durchführbar sind.

Oft geht es in einer schwierigen Lebenslage um das Annehmen von etwas Unwiederbringlichem und den Schmerz darüber. Das kann zum Beispiel der Schmerz über den Verlust eines geliebten Menschen durch Tod oder Trennung sein. Hierfür eignet sich das Element Wasser sehr gut. Wasser ist das wandlungsfähigste Element. Es steht für Hingabe, Transformation und Erneuerung.

Nicht dass im Ritual, bezogen auf das folgende Beispiel, der Schmerz mit den Blütenblättern einfach wegfließen würde. Wenn wir indessen etwas Bestimmtes bewusst der Wandlung hingeben, öffnen wir uns für unsere Selbstheilungskräfte. Es ist die Hingabe und Übergabe an etwas, das größer ist als wir und unser denkendes Ich.

Ritual Wasser

Wir gehen mit einer von uns begleiteten Person an einen nahen Fluss oder Bach. Die Person bringt eine Handvoll getrocknete oder frische Blütenblätter mit, die für einen alten oder aktuellen, zu einem bestimmten Thema gehörenden seelischen Schmerz stehen. Dieser Schmerz wird nun in Ruhe und mit Selbstmitgefühl formuliert, zum Beispiel mit den Worten: »Ich würdige und anerkenne mich und meinen Schmerz. Ich öffne mich für die Transformation«. Der Schmerz wird nun, Blütenblatt für Blütenblatt, ganz bewusst dem Wasser für die Wandlung übergeben. Wir schauen zusammen in Stille vom Ufer aus zu, wie die Blätter auf der Wasseroberfläche davongetragen werden, bis wir sie nicht mehr sehen. Wenn es sich stimmig anfühlt, singen wir danach z.B. zusammen das Lied »Fließen im Lebensfluss»[116] oder das bekannte Lied »The River is Flowing«, von dem es viele Varianten gibt.[165]

Intro: Ritual Feuer

Zuweilen trägt jemand Verletzungen und einschränkende Bürden mit sich herum, die sehr weit zurückreichen und die im Grunde zu seinen Eltern und weiteren Vorfahren gehören. Sensible Kinder übernehmen vieles, um ihre Bezugspersonen zu entlasten. Wenn zum Beispiel die Mutter eines Klienten, bevor dieser selbst geboren wurde, den Verlustschmerz einer vorangegangenen Totgeburt nicht verarbeitet hat, kann das zur Folge haben, dass dieser Klient eine unerklärliche Verlustangst mit sich herumträgt, begleitet von einem überhöhten Verantwortungsgefühl für die Befindlichkeit anderer. Für die Ent-Lastung von transgenerational übernommenen Bürden, aber auch für anderes, von dem wir uns verabschieden möchten, eignet sich das Element *Feuer.* Feuer steht für Eindeutigkeit und Klärung.

Das folgende Ritual kann draußen, aber auch gut innerhalb eines Praxisraumes stattfinden. Eine kleine Metall- oder Keramikschale, aufgefüllt mit Steinen oder Sand, eignet sich bestens, um ein Stück Papier darin zu verbrennen. Dies bei offenem Fenster, damit der Rauch abziehen kann.

Ritual Feuer

Es werden ein oder zwei prägnante Sätze formuliert, die ein Klient auf ein kleines Stück Papier aufschreibt. Bezogen auf das im obigen Intro erwähnte Beispiel kann das heißen: »Mutter, deine Verlustangst und deine unerledigte Trauer sind *deine* Themen und in *deiner* Verantwortung. Ich verabschiede mich davon.« Dieser Zettel kann nun angezündet und in die bereitgestellte Schale gelegt werden. Dabei wird, das Geschehen und den Prozess würdigend, einen Moment lang zusammen geschwiegen. Wenn es sich stimmig anfühlt, kann danach z.B. das einfache, kraftvolle Lied »Vertraue, alles heilt« zusammen gesungen werden.[166]

Intro Audio 16: Würdigungsreise

Das nächste Audio ist eine Würdigungsreise, zu der ich in den Seminaren von Carlo Zumstein inspiriert wurde und die sich sowohl in Gruppen als auch in der Einzelbegleitung bewährt. Die Würdigungsreise findet sitzend oder liegend statt. Ich begleite diese innere Reise in der Regel mit einem leisen Trommelschlag, doch es geht auch ohne oder mit einem anderen Instrument, zum Beispiel einem Monochord. Carlo Zumstein hat eine eigene Seelenkosmologie entwickelt. Ein Aspekt davon ist *das Konzept des Ich, der eigenen Ge-*

schichte und der ewigen Seele. Wir, das heißt das erwachsene Ich oder Echtzeitalter-Ich, befinden uns in der Mitte. *Rechts* von uns imaginieren wir unser Idealselbst, unsere ewige Seele. Die ewige Seele ist vollkommen und sie ist unbeeinflusst von unserer Geschichte; sie ist im reinen Sein und unterstützt uns, präsent zu sein. Wir können sie uns als Lichtkörper vorstellen. *Links* von uns imaginieren wir unsere persönliche Geschichte, in einer Art Zeitstrahl von heute nach früher.

Das folgende Audio hat zum Ziel, dass wir unsere Geschichte anschauen können, ohne uns mit altem Schmerz zu identifizieren. Das Zurückreisen ins Biografische wird bewusst kurz gehalten, denn das reduziert die Tendenz, dass wir uns an einem bestimmten Punkt emotional verfangen. Die Energie des Audios liegt auf der Würdigung unserer Geschichte als Ganzes und es wird in dieser Würdigungsreise ausdrücklich *nicht* angestrebt, vertieft und emotional auf biografische Einzelereignissen einzugehen; das kann gegebenenfalls zu einem anderen Zeitpunkt erfolgen. Das zügige Voranschreiten heißt indessen nicht, dass wir unsere Gefühle abspalten. Sondern wir nehmen wahr, was es in dieser kurzen Zeit wahrzunehmen gibt – und gehen dann weiter. Wir bleiben somit während dieser Würdigungsreise jederzeit im sicheren Erwachsenen-Ich und betrachten unsere bisherige Geschichte immer mehr als das, was sie ist, nämlich Geschichte. Vergangen. Sie ist zwar unsere Vergangenheit, doch wir sind *mehr* als unsere Geschichte. Zudem: Wenn wir ganz im Hier und Jetzt sind, sind wir in Sicherheit. Wir sind im Hier und Jetzt frei, uns selbst zu sein und für uns eine möglichst stimmige Zukunft zu gestalten.

- **Audio 16:** Würdigungsreise

Wenn etwas Neues erstmals gelingt, gilt es das in der Begleitsituation manchmal nicht nur anzuerkennen, sondern es ist schön, wenn die zunehmende innere Freiheit richtiggehend gefeiert wird, das heißt, wenn das Erreichte explizit etwas mehr Raum bekommt. Geteilte Freude verbindet und das neu Gelungene kann sich nachhaltig einprägen. Ein weiterer Punkt: Wenn ein von uns begleiteter Mensch langsam und kontinuierlich in verbesserte Befindlichkeiten und neue Verhaltensweisen hineinwächst, äußert er manchmal, es sei ihm, als würde er kaum Schritte machen. Dies aus dem Grund, weil sich das Neue (glücklicherweise) manchmal so normal anfühlt, als wäre es immer schon dagewesen. Das bisher Erreichte kann besser gesehen und anerkannt werden, wenn wir uns gemeinsam an Grundbefindlichkeiten und Verhaltensmuster erinnern, die ein, zwei oder noch mehr Jahre zurückliegen, und das dann mit den Errungenschaften von heute vergleichen.

7.2 Ressourcen

»Wahrnehmung, Einsatz und Stärkung von Ressourcen tragen maßgeblich zu einer gelingenden Bewältigung von Lebensanforderungen bei.«[167]
Schubert, Rohr und Zwicker-Pelzer

Aus neurobiologischer Sicht dienen Ressourcen in erster Linie der Selbstregulation. Seelische Ressourcen helfen uns, bei einer Irritation wieder ins Gleichgewicht zu kommen oder im Gleichgewicht zu bleiben, wenn eine schwierige Situation vor uns liegt. Indem uns Ressourcen innerlich nähren und Boden geben, sind sie die Grundlage, um uns zu entwickeln und zu wachsen. Im Gegensatz zu kompensatorischen Verhaltensweisen oder Scheinressourcen nähren uns echte Ressourcen nachhaltig und nicht auf Kosten von etwas anderem. Der Begriff Ressource kommt vom lateinischen Wort *resurgere* und bedeutet *wieder aufstehen, sich wieder erheben.* Jeder Mensch *braucht* Ressourcen und jeder Mensch *hat* Ressourcen. Alles, was unserem inneren Gleichgewicht in irgendeiner Art und Weise nachhaltig dient und zudem anderen auch längerfristig nicht schadet, sind echte Ressourcen. Das kann beispielsweise sein: *Freundschaften pflegen, Erfahrungen austauschen, an kulturellen Anlässen teilnehmen, Freiwilligeneinsätze leisten, Kontakt mit Tieren haben, im Wald spazieren, tanzen, singen, musizieren, gestalten, kochen, gärtnern, wandern, erbauliche Literatur lesen, schreiben, philosophieren, meditieren* und so weiter. Wenn wir unsere Begabungen im Beruf leben, ist auch dieser eine Ressource.

Mit dem Zugang zu unseren Ressourcen steigt nicht nur das Selbstwerterleben, sondern auch das Bewusstsein, dass wir unser Leben mitsteuern und uns in der Welt orientieren können. Ressourcen verringern akute Belastungszustände und sie wirken präventiv stressregulierend. Ressourcen tragen zu unserem biopsychosozialen Gleichgewicht und Wohlbefinden bei und schützen uns vor Krankheiten.[168] Kurz: Einen gesunden, ressourcenreichen Lebensstil zu pflegen fördert die Resilienz.

→ Selbstreflexion: *Ressourcen*

Was sind meine hauptsächlichen Ressourcen? Wie erhole und regeneriere ich mich? Welche Interessen, Fähigkeiten und Tätigkeiten dienen meiner Selbstregulation und stärken die Stressresistenz? Wie und womit verbinde ich mich mit meiner Lebenskraft, Lebensfreude und Lebenslust?

Menschen in einer akuten Krise, aber auch Menschen mit einem chronisch dysregulierten autonomen Nervensystem, haben wenig Zugang zu ihren Ressourcen. Dies hat zweierlei Gründe, die jedoch aus ein und derselben Quelle gespeist werden: dem aus der Balance gekommenen autonomen Nervensystem. Im ersten Fall ist der versperrte Ressourcenzugang situativ begründet und im zweiten Fall chronisch.

In einer akuten Krise kann eine Person, obwohl sie vorher gut ausgebildete Ressourcen zur Verfügung hatte, kaum mehr auf diese zurückgreifen. Aufgrund der Stresshormone ist ein klares Denken und somit die Entscheidungsfähigkeit erschwert: Die Funktionen des Großhirns werden von Aktivitäten anderer Hirnareale überlagert, die Angst, Sorge und seelischen Schmerz in den Vordergrund rücken lassen. Diese innere Unfreiheit betreffend die Wahlmöglichkeiten ist der Hauptgrund, weshalb in einer akuten Krise keine wichtigen Entscheidungen gefällt werden sollten, vorausgesetzt, es geht nicht um lebensbedrohliche Umstände.

Im Falle eines *chronisch dysregulierten Nervensystems*, das in unverarbeiteten biografischen Geschehnissen begründet liegt, sind Ressourcen und ein selbstfürsorgliches Verhalten bisher nur wenig entwickelt, genutzt und gepflegt worden. Vielleicht sind dysfunktionale »Ressourcen« im Spiel wie Rauchen, Alkoholkonsum oder andere Suchterkrankungen, die vordergründig der Regulation und Beruhigung dienen, längerfristig jedoch schaden.

In der Begleitsituation erkennen wir bald, ob eine unterstützungssuchende Person in erster Linie ein situativ gestresstes Nervensystem hat oder ob sie unter einem chronisch dysregulierten Nervensystem leidet. Es hilft in beiden Fällen, auf die Resilienz und die Ressourcen dieser Person zu fokussieren, jedoch nicht ohne die vorherige angemessene Würdigung der aktuellen Situation und der Geschichte. Wenn die Würdigung übergangen wird oder zu knapp ausfällt, bei gleichzeitig rascher Ressourcenfokussierung, senden wir eine missverständliche Botschaft: Die begleitete Person könnte dann meinen, wir sähen ihren Schmerz und ihr Leiden nicht oder seien überfordert mit ihrer aktuellen Gefühlslage.

Nach einer angemessenen Würdigung können wir fragen, was bisher in schwierigen Situationen geholfen hat, woran sich die verbesserte Regulation gezeigt hat, welche Menschen aus dem Umfeld oder welche weiteren Faktoren geholfen haben und wie diese Hilfe zustande kam.

Wir können zusammen mit dem von uns begleiteten Menschen einen »Ressourcen-Koffer« (z.B. eine kleine, verzierte Kartonkiste) zusammenstellen und auf Zetteln, oder symbolisiert mit kleinen Gegenständen, sammeln, was sich bisher als Ressource bewährt hat. Wir können zudem motivieren, uns gemeinsam auf die Suche nach neuen Ressourcen zu machen. Es kann im Koffer zudem einen Bereich mit Coping-Skills geben, also im Notfall wirkende Sofort-Mittel. Das sind Beruhigungs- oder, bei der Neigung zu innerer Erstarrung, Aktivierungsmittel wie zum Beispiel ein Riechfläschchen oder ein Igelball zur Selbstmassage.

Menschen, die nur situativ und nicht dauerhaft gestresst sind, fällt es mithilfe einer Begleitung in der Regel leicht, sich wieder mit ihren im Grunde vorhanden Kraftquellen zu verbinden: Die Ressourcen sind zwar durch die akute Belastungssituation in den Hintergrund gerückt, jedoch vorhanden. Bei einem Menschen mit einem chronisch dysregulierten Nervensystem ist die Ressourcenbildung indes Aufbauarbeit, die kleinschrittig vonstattengeht und Zeit braucht. Hilfreich ist dabei die Frage nach den Interessen und Hobbys, die in der Kindheit und Jugend Freude bereitet haben.

Ressourcen sollten auf ihre Funktionalität hin überprüft und enttarnt werden, falls sie dysfunktional sind. Doch Achtung: Auch dysfunktionale »Ressourcen« oder Scheinressourcen gilt es zu würdigen. Scheinressourcen haben ein Stück weit regulativ gewirkt, auch wenn sie der körperlichen, der seelischen und vielleicht auch der sozialen Gesundheit abträglich waren. Es ist ein längerer Prozess, bis Scheinressourcen von neuen, echten Ressourcen abgelöst werden können; dieser Prozess geht mit der Entwicklung eines selbstfürsorglichen Verhaltens einher (► Kap. 6.7).

Dass dysfunktionale Ressourcen so stark verbreitet sind, hat nachvollziehbare Gründe: Ein Übermaß von Stresshormonen im Blut zu haben fühlt sich, wenn diese nicht für eine konkrete Aktion verbraucht werden, als äußerst unangenehme körperliche Spannung an, wie »das Kribbeln Tausender Ameisen« oder als »angstbeladener Energiepegel, der ein klares Denken verunmöglicht«, wie es Klient:innen manchmal formulieren. Der Körper braucht Stunden für den Abbau von Stresshormonen. Nährende Kontakte und Bewegung sind dabei unterstützend.

Beispiel:

Erik raucht sehr viel, diese Sucht dient vordergründig seiner Beruhigung. In einer akuten Trennungskrise beginnt er mit Joggen, um seine hohen inneren Spannungen abzubauen. Mit der Zeit wird das Rauchen von allein etwas weniger, seine Fitness dankt es ihm. Nach einem Jahr Begleitung und einem verbesserten seelischen Zustand lässt er sich, unterstützt von seinem Arzt, auf ein bewährtes Anti-Rauchen-Programm ein. Mit dem Sport hat er eine funktionale, neue Ressource gewonnen. Zusätzlich tritt er einer Jogging-Gruppe bei und pflegt mit einigen dieser Menschen vermehrt auch private Kontakte, was wiederum eine neue, echte Ressource darstellt.

Den Lebensstil überprüfen

Unsere Leistungsgesellschaft ist sympathikoton und Stressfolgeerkrankungen nehmen zu. Vieles läuft sehr schnell und mit hohem Druck. Es sind zudem oft (zu) viele Eindrücke in kurzer Zeit, die unser Nervensystem verarbeiten muss. Biologisch, physiologisch und psychologisch arbeitet unser Körper indessen noch nahezu im Steinzeitmodus, so auch unser Nervensystem, unser Hormonsystem und unser Immunsystem. Gleichzeitig hat sich bei vielen Menschen das Sozialverhalten und der Lebensstil insgesamt, zu ihren Ungunsten verändert. Für viele Menschen gilt: gut vernetzt und schlecht verbunden; der übermäßige Medienkonsum zeigt erschreckende Auswirkungen.[169] Die grassierende Einsamkeit, die heute schon viele junge Menschen betrifft, gibt zu denken.[170]

In Begleitsituationen ist der Lebensstil oft kein Thema. Fast, wie wenn das tabuisiert und mit einer Angst vor zu großer Einmischung verbunden wäre. Dabei würde, wie große Studien zeigen, ein ausgeglichenes Gesundheitsverhalten ein Großteil der bestehenden körperlichen und seelischen Probleme markant lindern.[171–173]

Gesunde Ernährung, regelmäßige Bewegung in der Natur, (echte) soziale Kontakte, genug Schlaf – wenn das gewährleistet ist, ist schon mal ein sehr guter Boden vorhanden, um schwierige seelische Themen zu verarbeiten – oder sie gar nicht erst entstehen zu lassen. Das heißt, unser Leben wird leichter, wenn wir uns ganzheitlich und selbstfürsorglich um unsere Gesundheit kümmern, unsere Lebensstil-Gewohnheiten kritisch hinterfragen und beginnen, die schädlichen davon sukzessive abzubauen. Dabei wird bevorzugt erstmal an einem einzelnen Punkt begonnen: Für die psychische sowie die physische Gesundheit ist neben Bewegung und der Pflege von Sozialkontakten die Ernährung von großer Bedeutung. Unbewusstes Essen, Stress-Essen und emotionales Essen kann durch die Entwicklung einer Ess-Achtsamkeit verändert werden. Das bedeutet keinesfalls eine Selbstkasteiung, denn bewusstes, achtsames Essen ist genussvoll und damit eine resilienzfördernde Ressource.[174]

Vertrauen und Zuversicht

Die Fähigkeit zu hoffen ist ein wichtiger Resilienzfaktor. Wenn wir verunsichert sind, klammern wir uns an das schon Bekannte. Vertrauenkönnen impliziert somit, dass wir uns für etwas öffnen, das wir noch nicht kennen.[175] Bindung ist die Grundbedingung für Vertrauen.[176] Wir brauchen einander. Auch, um wieder hoffen zu können.

Vertrauen und Zuversicht können wir niemandem einreden. Zuversicht entwickeln und Vertrauen (wieder) zu lernen, heißt, eingelagerten alten Schmerz und Schrecken zu integrieren. In der Begleitung von Menschen ist es hilfreich, wenn wir eine zuversichtliche Haltung verinnerlicht haben und ausstrahlen, dass Veränderungen auch in tiefen Persönlichkeitsschichten möglich sind. Ganz einfach, weil wir Lebewesen sind und Leben sich dauernd verändert. Mit dieser Haltung können wir z. B. überbrückend für jemanden hoffen, der aktuell selbst nicht mehr hoffen kann.

Das Entwickeln von Hoffnung betrifft nicht nur unsere individuelle Geschichte, sondern schließt Vertrauen und Hoffnung bezüglich unseres ganzen Planeten mit ein. Auch hier geht es darum, zuerst den Schmerz zu spüren, der uns einholen kann in Anbetracht des Zustandes der »fiebrigen Patientin« Erde. Erst in der Auseinandersetzung mit unserem seelischen Schmerz und unserer Verzweiflung ist das Wachsen von echter Hoffnung möglich, denn dann sind wir bei uns selbst und reden nichts mehr schön; gleichzeitig haben wir unser Potenzial zur Verfügung. Hoffnung erfordert, dass wir uns selbst erkennen und wissen, was wir in dieser Welt erreichen möchten. Auf diese Weise lässt uns Hoffnung in Freiheit wachsen.[177]

Hoffnung gedeiht, wenn wir uns nicht als hilflose Opfer von Umständen fühlen und dabei passiv werden, sondern uns für etwas Konstruktives engagieren. Wenn wir zudem sehen oder darüber lesen, wie sich andere Menschen für den Erhalt unserer irdischen Grundlagen engagieren, gibt uns das Hoffnung und stärkt die Motivation, dasselbe zu tun.[178] Es schafft Zuversicht, wenn wir erkennen, wie viele Menschen sich engagieren.[179] Das ist nicht naiv, sondern realistisch. Es zeigt auch im kleinen Rahmen Wirkung, mit welcher Haltung wir durch die Welt gehen und was wir dabei ausstrahlen.

Eigenes Beispiel:
Als ich in meinen jungen Jahren, frisch ab Uni, Ökologie unterrichtete, merkte ich nach kurzer Zeit, wie sich die Lernenden inhaltlich tendenziell verschlossen, und auch mir gingen die schrecklichen Dinge, die ich vermittelte, ziemlich nahe. Ich erkannte, dass es energetisch ein großer Unterschied ist, ob wir »gegen etwas kämpfen« oder ob wir uns »für etwas engagieren«. Ich beschloss, den Fokus mehr auf das zu richten, was uns trägt und nährt. Fortan ließ ich die harten Facts bezüglich unserer de-

struktiven Bewirtschaftung der Erde zwar nicht außenvor, doch ich begann, meinen Schwerpunkt auf die funktionierende Beziehung zu und zwischen den Lebewesen zu richten, also auf das, was uns Kraft gibt. Da ich sehr begeistert bin von den vielfältigen Formen des Lebens und deren komplexe Funktionen, und das, zumindest wird das so gesagt, auch inspirierend vermittle, veränderte sich im Unterricht etwas Tiefgreifendes: Ich fokussierte fortan mehr auf meine Liebe zum Leben und zu den Lebewesen insgesamt, und ich zeige das auch. Das hat eindeutig eine bessere Wirkung. Nicht nur auf die Stimmung in einer Lerngruppe, sondern auch ganz praktisch. Verhaltensänderungen, hier in Richtung einer ökologischeren Lebensweise, werden leichter umgesetzt. Denn: »Was ich liebe, schütze ich.«

Wir können als Begleitende Vertrauen, Hoffnung und Zuversicht selbst ausstrahlen und mit einer unterstützungssuchenden Person zusammen erforschen, was ihr (wieder) Vertrauen und Hoffnung geben könnte.

Unsere eigene Hoffnungs- und Zuversichtsfähigkeit liegt im Bereich unserer Selbstfürsorge.

Übung: Ressourcenaktivierung

Wir können jeden Abend, kurz bevor wir einschlafen, in einem Heft kurz festhalten, welche drei Momente des vergangenen Tages uns am meisten genährt, gefreut und uns zufrieden gemacht haben. Wem das zu aufwendig ist, kann sich diese Fragen direkt vor dem Einschlafen nur gedanklich stellen. Das Einschlafen mit dem Fokus auf dem, was uns gefreut hat, hebt die Stimmung und fördert unseren Schlaf positiv. Durch diese Übung wird zudem tagsüber das Bewusstsein für die uns nährenden Kräfte aktiviert: Unser Hirn hält, ohne dass wir das jederzeit merken, tagsüber schon mal Ausschau auf das Positive, was wir vor dem Schlafen notieren oder in Gedanken herbeiholen wollen.

Zugegeben: Mitten in einer Krise ist es schwierig, am Tagesende etwas Zufriedenstellendes zu finden. Vermutlich, weil wir etwas zu Großes und Erlösendes ersehnen. Es sind jedoch die kleinen Dinge, die wirken. Sie addieren sich: Das Lächeln eines Menschen, ein spielendes Kind, der Duft eines feinen Tees. Diese Dinge scheinen oft unbedeutsam zu sein. Doch gerade sie sind es wert, geachtet und wertgeschätzt zu werden. Es ist unsere achtsame Haltung für diese, aufs erste gesehen, unscheinbaren und unspektakulären Dinge, die uns auf Dauer zufriedener, dankbarer und vielleicht sogar glücklicher macht. Die Welt ist voller dieser Dinge. Sie täglich zu entdecken, wird zu einer ressourcenorientierten Achtsamkeitsübung, die unsere Resilienz wachsen lässt.

7.3 Selbstermächtigung

»Wenn wir einmal begonnen haben, das Selbst zu erforschen, werden wir nicht mehr aufhören, denn es spendet inneren Reichtum. Es werden sich innere Achtsamkeit, Umsicht und Wachheit entwickeln, die das Leben verlangsamen und gleichzeitig intensiver machen und die uns mit allen Sinnen immer wieder in die unmittelbare Erfahrung des Hier und Jetzt kommen lassen. Es geht gar nicht so sehr darum, wie sich Andere verhalten und was das Schicksal mit uns macht, sondern wie wir damit umgehen.«[156]
Jens-Uwe Martens, Birgit M. Begus

Wenn jemand früh im Leben erhebliche Frustrationen seiner primären Bedürfnisse erlitten hat, fühlt er sich als Erwachsener im doppelten Sinne mangelhaft: Er fühlt sich in einem grundsätzlichen Mangel, was den Selbstwert anbelangt, und es mangelt ihm am Zugang zu seinen Bedürfnissen. Mit hoher Wahrscheinlichkeit hat ein Betroffener somit auch nie gelernt, zwischen kompensatorischem Verhalten, Wünschen und echten Bedürfnissen zu unterscheiden. Der von mir geschätzte Philosoph Charles Eisenstein geht davon aus, dass in der modernen Gesellschaft eine Vielzahl grundlegender menschlicher Bedürfnisse tragischerweise chronisch unerfüllt bleiben, etwa »das Bedürfnis, seine Begabungen zum Ausdruck zu bringen und sinnvolle Arbeit zu tun; das Bedürfnis zu lieben und geliebt zu werden; das Bedürfnis, wirklich gesehen und gehört zu werden und andere zu sehen und zu hören; das Bedürfnis nach Verbindung mit der Natur; das Bedürfnis zu spielen, zu entdecken und Abenteuer zu erleben; das Bedürfnis nach emotionaler Intimität; das Bedürfnis, einer Sache zu dienen, die grösser ist als man selbst; das Bedürfnis, manchmal absolut nichts zu tun und einfach zu *sein*.«[180]

Ein mangelnder Zugang zu seinen Bedürfnissen und der Befriedigung derselben kann, wie in ► Kap. 6 erläutert wurde, einhergehen mit der Angst vor Gefühlen. So haben viele Menschen Angst vor ihrer eigenen Kraft, z. B. vor ihrer Wut. Wut wird oft gleichgesetzt mit destruktiver Gewalt. Der Begriff Gewalt kommt vom althochdeutschen *waltan* = »stark sein, herrschen«. Beim Wort »Gewalt« gehen einem vermutlich zuerst unangenehme Bilder durch den Kopf. Naturereignisse wie ein Tsunami oder ein Bergsturz können zwar gewaltig sein, niemals aber sind sie *gewalttätig*. Das bewusste Ausüben einer Tätigkeit bleibt dem Menschen vorbehalten, denn es setzt ein denkendes »Ich« voraus. Zudem: Ist der Ausdruck »Gewalt« immer nur negativ besetzt? Manchmal sagen wir doch: Dieses Konzert war gewaltig schön! Genauso bezeichnen wir eine begabte Schriftstellerin oder einen eloquenten Redner als wortgewaltig – und das ist ein Kompliment. Die eigene Kraft im Inneren kann auch »gewaltig«, also stark sein. Das innere Gewahrsein und die fließende Umsetzung dieser ursprünglichen Lebenskraft *verhindert* gerade jegliche Gewalt*tätigkeit*, ganz einfach, weil die daraus entspringende Kraft friedlich und deshalb fern von Destruktivität ist. Die Entwicklung dieser Lebenskraft oder das Stehen zu dieser Kraft ist manchmal eingeschränkt, bzw. von einer traumagebundenen Scham in Bezug auf die eigene Lebendigkeit überschattet.

Eigenes Beispiel:
Ich war ein sehr lebendiges Kind. Eines Sonntags, ich war elf Jahre alt und ohne Eltern zu Besuch bei entfernten Bekannten, rannte ich nach dem Verabschieden munter das Treppenhaus des Mehrfamilienhauses hinunter, in dem diese wohnten. Die Haustüre aus Glas wähnte ich dabei als offenstehend. Das traf nicht zu und ich rannte ungebremst durch die Glastüre. Nach einem lauten Knall stand ich perplex draußen, mein Kopf hämmerte und ich sah die zerborstene Scheibe hinter mir. Ich selbst hatte nur einen kleinen Schnitt an der Schulter und einen am Kinn, und wurde in der Folge rasch mit dem Auto dieser Bekannten ins nahe Spital zum Nähen der Wunde und für eine Tetanusimpfung gebracht. Vermutlich wurde auch eine Hirnerschütterung ausgeschlossen, das weiß ich nicht mehr genau. Ich hatte einen Schock, schämte mich und fühlte mich schuldig; ich stammelte schon im Auto und später noch im Spital die ganze Zeit über, dass ich gemeint habe, die Tür stünde offen. Ich war real einer lebensbedrohlichen Situation entkommen und meinte, es wäre schlimm, dass eine Glastür wegen mir kaputt gegangen war. Und das, obwohl niemand mit mir geschimpft hat. Es nahm mich jedoch auch niemand in die Arme, und weil ich das auch nicht erwartet hatte, zeigte ich auch mein Bedürfnis danach nicht. Ich fühlte mich isoliert und wie in einem fremden Film: geschockt und schuldig. Später, nachdem ich von den Bekannten nachhause gebracht worden war, wurde mein Crash mit der Glastür mit »Glück gehabt« zur Kenntnis genommen. Das Ganze beschäftigte mich, wie so vieles, nicht weiter, außer dass ich bei sich selbst öffnenden Glastüren bis ins Erwachsenenalter hinein die Angewohnheit hatte, jeweils zuerst probeweise den rechten Fuß in die Öffnung zu stellen, den Oberkörper etwas anzuspannen und mich kurz zurückzuhalten, bevor ich hinein- oder hinausging. Das verging, doch die Scham über meine Vitalität holt mich manchmal noch heute ein, zumindest wie ein fernes Echo, und mein ehemaliges »Ich bin zu viel« ist dieser, doch auch etlichen anderen Situationen, geschuldet.

Wir fühlen uns in der Selbstermächtigung am glücklichsten, also dann, wenn wir uns in der eigenen Kraft erleben, unser Leben kreativ und gemäß unseren Begabungen gestalten und befreit von alten Limitierungen unseren ganz eigenen Weg gehen.

Handeln ist konstruktiv und fühlt sich stimmig an, wenn es aus der eigenen Mitte, aus der Präsenz, kommt: Hier wohnt die Fähigkeit zum Mitfühlen, hier wohnt die Liebe, auch die Selbstliebe. Hier wohnt der Ursprung für Dankbarkeit und die Zärtlichkeit dem Leben gegenüber. Wenn diese sicherheitsspendenden Kraftquellen erschlossen sind, ist kein Mensch gewalttätig: Evolutionsbiologisch gesehen ist Krieg ganz und gar nicht unsere Natur, sondern das Gegenteil, nämlich Verbundenheit und Kooperation.[181] Die Ursprünge hierarchischer Machtstrukturen, inklusive der Gewalt gegen Frauen, werden in der Sesshaftwerdung und späteren Staatenbildung verortet. In der Evolution kamen wir somit zu 99 % der Zeit ohne Krieg aus. Wir haben demnach durchaus das Potenzial, ohne Krieg zu leben.[182] Auch ohne Krieg in unserem Inneren.

Es ist bedeutsam für unsere Psychohygiene, dass wir Krieg, ob im Außen oder im Inneren, nicht als gegeben und unveränderbar als zum Menschsein gehörig betrachten. Wenn wir von Frieden und Kooperation als Grundprogramm ausgehen, was realistisch ist, dient das nicht nur unserer individuellen Befindlichkeit, sondern erhöht die Bereitschaft eines jeden Menschen, sich sinnstiftend zu engagieren.

Intro Übung: Reine Lebenskraft

In dieser Übung geht es darum, die Lebenskraft von der Angst vor Gewalttätigkeit und Destruktivität zu befreien. Carlo Zumstein lehrte in seinen Intensiv-Weiterbildungs-Seminaren eine einfach durchzuführende Energie-Übung, mit der jedes Gefühl, jede innere Erregung, zugelassen und schließlich als reine Lebenskraft körperlich erfahrbar wird.

Übung: Reine Lebenskraft

Aktiviere eine dich momentan herausfordernde Gefühlslage. Atme tief ein, fülle deine Lungen komplett und halte den Atem an, solange es überhaupt geht. Bleibe dabei immer im Erregungspegel dieser anfänglichen Gefühlslage. Atme erst aus, wenn es gar nicht mehr anders geht. Mache diese Übung gleich darauffolgend zwei weitere Male. Nimm nach dem dritten Ausatmen deine Befindlichkeit wahr. Wo ist das ursprüngliche Gefühl geblieben? Mit einer hohen Wahrscheinlichkeit hat es sich in reine Lebenskraft gewandelt. Du lebst, du atmest. Du bist in deiner Kraft. Willkommen im Leben!

Intro Audio 17: Ich bin das Tier, das es kann

Eine weitere schöne Übung, die ich seither gerne nutze, und die durchaus etwas schamanisch anmutet, habe ich 2022 bei der Ego-State-Therapeutin Silvia Zanotta auf einem Traumakongress kennengelernt. Ich begleite die Übung oft mit leisen Trommelklängen, so wird diese innere Reise noch tiefer, ähnlich einer luziden Traumreise. Doch auch andere Klänge wirken vertiefend. Thematisch geht es in dieser Reise um eine gewünschte Eigenschaft, die angestrebt wird, also um mehr Kompetenz in einem bestimmten Bereich. Das kann etwa sein: *Ich zeige mich ohne Scham*, oder *ich verteidige mich, wenn jemand meine Grenzen überschreitet*, oder *ich gehe auf jemanden zu, den ich mag* oder *ich schütze mich aktiv* usw. Bei dieser Übung schlüpfen wir in unserer Vorstellung in den Körper eines Tieres, das die gewünschte Fähigkeit hat. Wir erkunden nun als dieses Tier die Welt, wir sehen mit diesen Tieraugen und erleben die Welt im Tierkörper. Wir spüren nicht nur die Fähigkeit dieses Tieres, sondern erleben auch die Selbstverständlichkeit, wie es die von uns gewünschte Eigenschaft anwendet.

Nach dieser inneren Reise wird im Gespräch das Erlebte und Gefühlte gewürdigt und erforscht, was dieses Tier insgesamt für die Person bedeutet. Bei einem weiterführenden Interesse kann spielerisch darauf eingegangen werden, worauf dieses Tier außerdem hinweisen könnte.[183] Zum Schluss wird aufgeklärt, dass nichts erfahren und gefühlt werden kann, was nicht zumindest in Ansätzen schon vorhanden ist. Dieser Hinweis wird als höchst ermutigend empfunden.

Diese Übung hat Wirkung über die Begleitsituation hinaus: Wenn in einer Alltagssituation diese bestimmte Fähigkeit gebraucht wird, kann der imaginäre Kontakt mit diesem Tier hergestellt und das Erlebte aktiviert werden. Die Übung kann jederzeit auch für andere Fähigkeiten, die angestrebt werden, umgesetzt werden. Es gibt genügend Themen- und Tier-Auswahl.

Im Audio selbst weise ich darauf hin, dass das erste Tier genommen werden soll, das sich zeigt. Ich lasse absichtlich wenig Zeit für die Bestimmung des Tieres. Es soll nicht kognitiv ein Tier »ausgesucht« werden, das würde die Erfahrung schmälern.

- **Audio 17:** Ich bin das Tier, das es kann

Traumasensibles Improtheater und freier Tanzausdruck

In einer Begleitung oder Therapie sollten wir das »Selbst« in seiner leib-seelischen Komponente ansprechen.[184] Improvisationstheater, kurz Improtheater, nimmt das wörtlich; es ist ein Lernen mit dem ganzen Wesen. Der Traumaforscher Bessel van der Kolk weist auf Theaterspielen und vor allem auf Improtheater in der Behandlung von Menschen mit Trauma hin.[185] Spiel kann das Gegenmittel zu Traumata sein. Das zeigen uns Kinder, die Schwieriges erlebt haben, schon lange.[186]

Wenn Traumata *Kontraktion* und Enge sind, ist Selbstermächtigung *Expansion*, Weite. Das schafft Raum für unser Lebendigsein und wir wachsen im Improtheater auf eine ganz ursprüngliche, natürliche, verspielte Art und Weise in die Lebensfreude und die ihr innewohnenden Verbundenheitsgefühle hinein. Seit 2015 biete ich zusammen mit meinem Sohn Melvin Hasler, der Impro-Profi ist, traumasensible Tages-Workshops zu verschiedenen Themen an.[187] Meditationen, freie Tanzsequenzen und Improtheater wechseln sich während sechs Stunden ab. In unseren Breitengraden ist indessen traumasensibles Improtheater noch kaum bekannt, obwohl dies ein höchst wirksamer Weg ist, in einem geschützten Rahmen neue Rollen und Verhaltensweisen auszuprobieren, sich zu zeigen und insgesamt mehr Eigenständigkeit und Explorationsmut zu entwickeln. Improtheater und freier Tanzausdruck sind insofern in einem förderlichen Sinne persönlichkeitsbildend, indem sie das Identitätsbewusstsein erweitern.

Alter Traumaschreck ist verkörpert. Mit freiem Tanzausdruck und mit Improtheater kann diese Anspannung auf eine leichte und doch tiefgehende Weise gelockert werden. In einem geschützten Rahmen werden humorvoll neue Aspekte des Seins spielerisch ausprobiert, und das mit vollem Körpereinsatz. In keinem anderen Workshop gibt es so viel befreiendes Lachen! Dazu kommt: Wenn sich eine Gruppe einen Tag lang einem spezifischen Thema gemeinsam widmet, z.B. *Mut zur Wut, Deine spontane Seite wecken und Neues wagen, Schöpferkraft und Selbstwirksamkeit, Verspieltheit, Spiel mit Grenzen* oder *Krachend Scheitern*, um nur einige zu nennen, verstärkt die gemeinsame, lebendige Erfahrung die Wirkung. Die Teilnehmenden erkennen, dass sie nicht allein sind mit ihren Themen. Sie erleben zudem das Wohlwollen untereinander als etwas äußerst Kostbares und Nährendes. Das ist befreiend und hebt den Gemütszustand. So sind zum Beispiel die Teilnehmenden eines thematischen Tanzseminars oder eines Impro-Workshops am Ende des Tages immer sehr gelöst, entspannt und ausgesprochen guter Laune. Neben der sozial verbindenden Komponente sind dafür die mobilisierten und dynamisierten Körperstrukturen verantwortlich, die sich in einer heilsamen Art verändern, indem sie ihren natürlichen Mustern folgen: In sich selbst zuhause sein, gut verwurzelt und geerdet zu sein, heißt auch, Aktivierung und Erregung in einem stimmigen, nicht überfordernden Maß zulassen zu können. Mit neuen, aktiven Erfahrungen können sich vormalige, in die Muskeln, Faszien und in die Körperhaltung eingefleischte Muster allmählich lockern und zunehmend lösen. Eine gesunde Verkörperung wird möglich.

Für diese noch wenig bekannte, heilsame und durchaus lustvolle Ganzkörper-Methode wünsche ich mir mehr Beachtung und Verbreitung. Denn wenn wir mit unseren seelischen Themen in reale Bewegungen und Aktionen, z. B. in einen freien Tanz oder in eine Improsituation kommen, entstehen integrative Impulse, die in hohem Maß der Selbstheilung und damit dem in uns angelegten, natürlichen Wachstum dienen.

Selbstermächtigung braucht Mut

Wir nutzen unser Potenzial besser, wenn wir uns achtsam wahr- und ernstnehmen. Neurobiologisch und psychologisch betrachtet, haben wir etliche Möglichkeiten, die Belohnungszentren im Hirn durch neue Erfahrungen aktiv zu stimulieren. Genauso können wir mit etwas Übung das Ausschütten von körpereigenen Stresshormonen verringern. Sich für das eigene Wachstum zu entscheiden, in die Welt hinauszutreten mit den eigenen Begabungen, braucht neben Können und Wissen manchmal auch Mut.[188,189] Mut brauchen wir, wenn wir Angst haben. Auch wenn keine offensichtliche Bedrohungslage vorliegt, kann etwas Neues ängstigen. So gesehen, können wir uns fragen, wieviel Sicherheit wir benötigen, und wie diese aussehen soll, damit wir es wagen, zu wachsen. Das Verstehen der inneren Motivationen, die Neugier auf den Selbstausdruck und das Erproben von Wirksamkeit generieren Mut und Vertrauen für vertiefte Lern- und Wandlungsprozesse. Auf den Prozess stimulierend wirken Fragen wie: Wer bin ich ohne diese alten Geschichten? Was ist mein innerstes Wesen? Wie kann ich im Hier und Jetzt sein? Wie lande ich weniger in einem verletzten Kinder-Anteil oder einem alten Schema? Wie kann ich versehrte Anteile befreien von alten, destruktiven Loyalitäten? Es warten weitere Fragen wie: Was möchte durch mich in die Welt kommen? Welche Ressourcen und Begabungen bringe ich mit? Was hindert mich hier und heute noch? Und nicht zuletzt: Wie ist mein Lebensstil und inwieweit fördert oder hemmt dieser meine Entwicklung und mein Wachstum?

7.4 Heilkraft Natur

»Der eigene Bedeutungsverlust in der Natur wird zur bedeutsamen Erfahrung.«[190]
Uwe Habenicht

Wir sind *Teil* der Natur und deshalb ist es nicht ganz korrekt, wenn wir von unserer Beziehung *zur* Natur reden. Umgangssprachlich meinen wir mit »Natur« meist den – mehr oder weniger – unberührten Außenraum, den wir aufsuchen können. Für dieses Unterkapitel verwende ich den Naturbegriff vereinfachend in diesem Sinne.

Wer hat es nicht schon erlebt, dass er sich in einer gestressten Verfassung zu einem Waldspaziergang aufgerafft hat und danach entspannt nachhause zurückgekehrt ist? Die Bewegung, die Stille, die Terpene der Bäume und weitere von den Pflanzen abgegebene Stoffe führen zu einer Klärung der Befindlichkeit, und die Seele erfreut sich an der sie umgebenden Schönheit und Stimmung. Auch Wandern, Aufenthalte in den Bergen und am Wasser, gleichen uns auf eine vielfältige Art und Weise aus und fördern unsere Gesundheit. Die Natur hilft mit, uns von Erschöpfungszuständen zu erholen oder, präventiv eingesetzt, gar nicht davon betroffen zu werden.[191] Neben unseren sozialen Kontakten, Bewegung und Ernährung stellt die Natur eine wirksame Ressource dar. Schon das reine Betrachten von Naturbildern kann nachgewiesenermaßen Schmerzen reduzieren.[192]

Die Natur ist eine große Weisheitslehrerin und voller Heilkräfte. Pflanzen, Pilze und Tiere weisen uns mit ihrer mannigfaltigen Vielfalt an Formen, Farben, Düften sowie akustischen Eindrücken auf die Prinzipien des Wachstums hin. Wir sind ursprünglich Geschöpfe des Waldes; die längste Zeit seiner Geschichte hat der Mensch in Gruppen im Wald gelebt.[193] Das ist sicherlich mit ein Grund, weshalb sich die meisten von uns sehr wohl fühlen im Wald und wir uns gern darin bewegen. Die Natur ist gefühlt unser Zuhause und wir sind verbunden, auch wenn wir einige Zeit allein darin unterwegs sind. Seit ein paar Jahren ist der Ausdruck *Waldbaden* ein fester Begriff; es geht dabei um den gesunderhaltenden Effekt eines Waldaufenthaltes.[194] Wenn wir im Wald sind, sinkt der Pegel des Stresshormons Cortisol schon nach kurzer Zeit nachweisbar.[195] Inzwischen ist wissenschaftlich erwiesen, dass ein Waldaufenthalt auch Einfluss auf unser Denken hat; die Natur kann somit auch einen kognitiven Erholungseffekt haben. Das führt zu einer besseren Konzentrationsfähigkeit und fördert die Kreativität, um Probleme des täglichen Lebens flexibler zu lösen. Inzwischen gibt es ganze Waldtherapieprogramme für Menschen mit Depressionen, posttraumatischen Belastungsstörungen, Stress und Angstzuständen.[196] Häufige Waldaufenthalte können somit die Lebensqualität erheblich fördern und Krankheitssymptome lindern.

In der griechischen Philosophie gibt es das Wort *Aisthesis*, das für *sinnliches Wahrnehmen* oder *Empfinden* steht.[197] Das Wahrnehmen mittels der Sinnesorgane wird im Wald gefördert. Dadurch wird nicht nur die Verbindung zum eigenen Körper unterstützt, sondern das Sinnieren über sich selbst und die Welt wird angeregt. Wir können, und wir sollen wachsen, so natürlich wie die Bäume und andere Pflanzen. Diese fragen nicht: »Bitte schön, darf ich mir den Raum nehmen für mein Wachstum? Ist das erlaubt? Störe ich jemanden oder nehme ich gar übermäßig Raum oder Licht für mich in Anspruch?« Zudem können wir uns in der Natur, weit entfernt von Leistungsdruck, so richtig wohltuend unbedeutend fühlen. Wohltuend unbedeutend zu sein bedeutet, sich aufgehoben und beheimatet zu fühlen, ohne dass irgendjemand etwas von uns verlangt oder fordert. Wir dürfen einfach Sein. Auf diese Weise kann sich die Stimmung von Erhabenheit, also die Verbindung mit etwas, das größer ist als wir selbst, leicht einstellen. In unseren Breitengraden wurden früher die Buchenwälder aufgesucht (»heilige Hallen«), um die Verbindung zu höheren Ebenen zu pflegen und sich von ihnen inspirieren zu lassen.[198]

Beispiel:

Zora schreibt gern und gut, doch sie schafft es nicht, ein geplantes Buch zu schreiben, obwohl dies ihr sehnlichster Wunsch ist und sie Zeit dafür hätte. In der Begleitung wird ihre Ressource klar: Sie kann es sich gut einrichten, jeden Morgen eine Stunde spazieren zu gehen. Wenige Wochen später beginnt sie mit dem Schreiben des Buches. Nach dem Spaziergang setzt sie sich jeweils mit einer Tasse Tee an ihren Schreibtisch und legt los.

In einem Integrations- und Heilungsprozess ist die Stille und die Verbundenheit, die wir in und mit der Natur erleben, essenziell. Sie kann zu viel Einsicht, innerer Läuterung und einem ausgewogenen geistig-seelischen Zustand führen.[199] Wenn wir uns mit den Bäumen, den Tieren und (Heil-)pflanzen beschäftigen, die im Wald und den Wiesen unserer näheren Umgebung vorkommen, vergrößert das unsere Verbundenheit zur Natur und wir fühlen uns als einen Teil der Natur und zugehörig zu einem großen Ganzen.[200] Achtsamkeitsübungen unterstützen diesen Prozess und wir nähern uns *in* der Natur mehr und mehr *unserer* wesenhaften Natur.[201–203]

Viele der in diesem Buch vorgeschlagenen Achtsamkeitsübungen, inklusive der Atemübungen, können in der freien Natur durchgeführt werden. Im Folgenden stelle ich eine in der Begleitung bewährte und einfache Übung vor, die seelisch guttut und das Staunen über sich selbst und das innere Wachstum fördert.

Intro Übung: Die gewünschte innere Befindlichkeit gestalten

Seit vielen Jahren frage ich dysregulierte Menschen, welchen inneren Zustand oder welche Befindlichkeit sie im Moment am meisten anstreben. Nicht selten motiviere ich sie für die im Folgenden beschriebene Übung, die sie danach für sich allein an einem Ort in der Natur durchführen. Falls wir in einer Begleitsituation mit jemandem auf einem gemeinsamen Spaziergang unterwegs sind, können wir auch 1:1 auf diese Übung aufmerksam machen und bei Bedarf unterstützend mitwirken.

Es geht bei dieser Übung um ein kontinuierliches Einschwingen in die gewünschte Befindlichkeit, indem die *Erfüllung* des inneren Mangelgefühls vorweggenommen und gestaltet wird. Die Bewusstwerdung, dass wir nicht nur den Mangel, sondern das Potenzial für dessen Erfüllung schon in uns tragen und dies zudem selbstermächtigt gestalten können, ist eine bedeutende Ressource. Zudem stärkt kreatives Gestalten per se die Resilienz.

Wer diese Übung zum ersten Mal durchführt, ist überrascht, was mittels seiner Hände zum Ausdruck gebracht wird. Ausnahmslos ist das gestaltete Bild oder Objekt von großer innerer Weisheit und Schönheit. Viele dieser Gebilde sind groß, das heißt auch, es wird eine gewisse Zeit in die freie Gestaltung investiert. Wie wertvoll!

Farben, Formen, Strukturen, Texturen, Gewicht, Temperatur, Geräusche usw. nehmen wir mit unseren Sinnesorganen wahr. Indem wir jeden Gegenstand schon beim Sammeln in die Hände nehmen und später in ein Gesamtbild implementieren, aktivieren wir unser Körperbewusstsein. Das verinnerlicht die Erfahrung und macht sie nachhaltig, genauso wie uns unser aktives, selbstermächtigte Gestalten zufrieden macht. Indem wir uns am Gestalteten erfreuen und darüber nachsinnen, bekommt das Ganze zudem einen vertieften introspektiven und geistigen Aspekt.

In einer nachfolgenden Begleitsitzung wird das Erlebte besprochen.

Übung: Die gewünschte innere Befindlichkeit gestalten

Eine gewünschte innere Befindlichkeit kann zum Beispiel eine der folgenden Eigenschaften haben: *verbunden, vertrauensvoll, friedlich, mutig, klar, harmonisch, freudvoll, kraftvoll* und vieles mehr. Ich gebe einem Menschen, den ich begleite, den Auftrag, diese Eigenschaft draußen, mit an diesem Ort gesammelten Naturmaterialien, zu gestalten und mir danach ein Foto zu schicken. Ich habe schon so viele und so wunderbare Bilder erhalten! Aus Zapfen, Blättern, Blüten, Ästen, Flechten, Moosen, Steinen, Muscheln,

Schnee, Eis, Erde, Wasser und weiteren Materialien entstehen auf diese Weise richtige Kunstwerke. Seelenbilder.

Nicht selten macht jemand diese Übung später von sich aus, wenn er sich im Mangel fühlt. Manchmal bekomme ich sozusagen aus dem Nichts von Betroffenen das Bild eines frisch gestalteten Werkes, mit einem Titel wie »Geborgenheit«, »Freiheit«, »Mut« oder ähnlichem. Das berührt und freut mich jedes Mal.

Übung: Das innere Fließen wahrnehmen – dem Rauschen lauschen
Manchmal leite ich achtsames Wandern, in kleinen Gruppen. Wenn wir an einen Bach oder einen Fluss kommen und das Rauschen des Wassers hören, halten wir inne und lassen dieses Geräusch dem Wortsinn nach »durch uns hindurch rauschen«, so dass es eins wird mit der Wahrnehmung unseres inneren Fließens. Ich mache jeweils darauf aufmerksam, dass das Leben nicht nur im feinstofflichen Sinne in uns fließt, sondern auch das Blut, die Lymphe usw. in einem dauernden Fließen in uns sind. Durch das kontemplative Lauschen des rauschenden Wassers wird die wohltuende, entspannende Erfahrung des inneren Fließens und der Lebenskraft zugänglicher. Die Übung kann gut auch für sich allein gemacht werden.

Intro Audio 18: Erkundungsreise Pflanze, Tier und Mineral
Nicht nur der Aufenthalt in der Natur, auch die Arbeit mit Metaphern aus der Natur können Heilungsprozesse unterstützen. Ich setze diese innere Reise manchmal in der Einzelbegleitung oder in Gruppen als seelische Standortbestimmung ein. Das folgende Audio kann Hinweise dafür geben, welches Wachstumsthema im Moment am meisten aktiviert ist, welche Kraft dabei helfen kann und welcher geistige Aspekt den laufenden Prozess schützt. Stimmige Begleitklänge können die Entspannung und die Trance vertiefen, was den Zugang zur inneren Weisheitsquelle erleichtert.

Meine Erfahrungswerte sind: Die *Pflanze* steht für den aktuellen Wachstumsprozess, das *Tier* für die dazu benötigte Ressource oder Kraftquelle und das *Mineral* für die Verbindung zu etwas Höherem, das im aktuellen Prozess schützend und fördernd mitwirkt. Vorher wird absichtlich *nicht* besprochen, wofür Pflanze, Tier und Mineral stehen können: Die in jedem Menschen innewohnende Weisheit kann sich spontaner zeigen, wenn die Tendenz, sich kognitiv etwas auszusuchen, das »passt«, vermindert wird.

Diese innere Reise kann der Auftakt zu einem vertieften Gespräch sein. Wir können fragen, was die Pflanze, das Tier, das Mineral für diesen Menschen bedeuten und ein Philosophieren darüber kann seinen Gang nehmen. Menschen sind berührt und es unterstützt sie in ihrem Wachstumsprozess, wenn ihnen bewusst wird, wie viel Weisheit und uraltes Wissen in uns allen wohnt und dass wir Zugang dazu haben, wenn wir uns dafür – auf eine gewisse Weise demütig – öffnen und uns dieser innersten, und doch übergeordneten Weisheit hingeben.

- **Audio 18:** Erkundungsreise Pflanze, Tier und Mineral

7.5 Resonanz und Empathie

> »Selbstwert, entlastende Demut, Nächstenliebe und Mitgefühl sind Ergebnisse von Selbsterforschung und immer größere Freiheit von Gedanken und Mustern, die Leiden erzeugen.«[156]
> Jens-Uwe Martens, Birgit M. Begus

Empathie und Selbstreflexion sind außerordentlich wichtige Fähigkeiten für ein gelingendes Miteinander. Dies auch, was unser Zusammenleben weltweit betrifft. Die eigene innere und die interpersonelle Einstimmung nutzen die gleichen neuronalen Netze der Resonanz und sie bestärken sich wechselseitig. Wir können unsere Resonanzfähigkeit ganz bewusst einsetzen: Ein neues Zukunftsvertrauen kann entstehen, wenn wir in herausfordernden Situationen zuerst zusammen genau hinhören und erst dann handeln.[204]

Resonanz, wenn sie bewusst ist, bedeutet, dass wir uns mit anderen verbinden, während wir die eigene differenzierte Identität aufrechterhalten. Dadurch entsteht Empathie. Unter Empathie verstehe ich, wie schon in ▶ Kap. 4.5 beschrieben, ein »klares Mitschwingen ohne ein diffuses Sich vermischen«. Gemeint ist eine *bewusste* Resonanz, die sehr genau zwischen Mein und Dein unterscheiden kann.

Nur zu oft wird Empathie mit *unbewusster* Resonanz verwechselt und Menschen sagen: »Ich spüre andere viel zu gut.« Wenn gleichzeitig die Wahrnehmung für sich selbst und die Selbstfürsorge eingeschränkt sind, zeugt das von mangelnden Grenzen. Es fühlt sich dann jemand so vollständig in ein Du ein, dass er den Kontakt zu sich selbst verliert. Mitleid ist die Folge. Doch kann man so wirklich noch helfen? Menschen in Not brauchen keine unbewusste Resonanz und Verschmelzung, das entspräche einer kindlichen Vorstellung von Verbundenheit. Sie brauchen überdies auch kein Mitleiden. Sondern jemanden, der bei sich und in seiner Kraft ist.

Was wir fühlen, erleben wir aus der sogenannten Erste-Person-Perspektive. Diese Art des Erlebens ist Voraussetzung, dass wir das Erleben anderer Menschen nachfühlen können.[205] Mitgefühl ist das Gegenteil von Losgelöstheit und bedeutet, mit den Gefühlen in Kontakt zu sein: Wir berühren und lassen uns berühren, doch wir lassen uns von den Gefühlen nicht überfluten.[206]

Wenn wir unsere Grenzen spüren, wissen wir, »wo wir aufhören und wo jemand anders anfängt«. Auch wenn fremde Gefühlslagen durchaus gefühlt werden können, werden sie nicht mit den eigenen verwechselt.

Mentalisieren als Basis der Empathie

Babys und kleine Kinder können ihre Emotionen noch nicht selbst regulieren. Sie lassen sich von den Gefühlen der Bezugspersonen »anstecken«, das heißt, sie übernehmen deren innere Erregungslagen. Wenn Bezugspersonen sich selbst gut regulieren können, ist eine »Beruhigungs-Ansteckung« als Co-Regulation durchaus erwünscht. Das Kind lernt zudem durch empathische, adäquate, feinfühlige Affektspiegelung, sich selbst immer besser zu spüren und zu regulieren. Gegründet auf einem sicheren Boden, zeigt das Kleinkind mit der Zeit vermehrt autonome Bestrebungen und Explorationsfreude. Es entwickelt ein Gespür für sich selbst und kann mit der Zeit zwischen Ich und Du unterscheiden, auch auf der emotionalen Ebene. Das Kind kann sich zunehmend vorstellen, dass auch eine andere Person etwas fühlt und denkt, und vielleicht sogar etwas anderes als es selbst in diesem Moment. Das Kind lernt zudem in einer sich entwickelnden Innenschau, über das eigene Handeln nachzudenken. Dieser Prozess der *Mentalisierung* ist im Kindergartenalter bei einem sicher gebundenen Kind gut erkennbar: Es kann sich vermehrt selbst regulieren, und es kann reflexiv erfassen, dass sich das Fühlen, Denken und auch die Motivationen anderer von den eigenen Empfindungen und Gedanken unterscheiden können.

Wenn ein Kind hingegen zu wenig feinfühlig abgestimmte Zuwendung bekommt und zu wenig einer das Nervensystem modulierenden Co-Regulation erhält, kann sich die für die Mentalisierungsfähigkeit notwendige innere Sicherheit nicht ausreichend bilden. Die emotionale Reifung im Bindungsverhalten ist erschwert und die Grenzen zwischen dem Ich und dem Du bleiben verschwommen. Dieser Mensch meint unter Umständen noch als

Erwachsener, Symbiose oder Verschmelzung seien Verbindung. Womöglich verwechselt er Gefühlsansteckung mit echtem Kontakt und unbewusste Resonanz mit Empathie oder Einfühlungsvermögen. Mit der Folge, dass zwischen eigenen und fremden Wünschen und Bedürfnissen kaum unterschieden werden kann. Und, falls jemand andere Bedürfnisse als die eigenen äußert, wird das unter Umständen nicht verstanden oder gar als Kränkung oder persönliche Zurückweisung erlebt.

Echte Empathie, also ein Einfühlungsvermögen ohne Gefühlsansteckung durch unbewusste Resonanz, ist möglich, wenn wir Sicherheit und Stabilität in uns selbst etabliert haben. Mittels unserer Resonanz- und Mentalisierungsfähigkeit können wir das Wesen anderer realistisch erfassen. Ein Gegenüber fühlt sich dadurch wirklich gesehen, gemeint, gefühlt und schlussendlich geliebt. Das ist der Auftakt für die Entwicklung seiner Selbstliebe.

Wenn wir uns nach der Begegnung mit einem Menschen ausgelaugt fühlen, ist das ein Hinweis, dass wir in eine *unbewusste Resonanz* geraten sind und sich unsere Grenzen verwischt haben. Wenn wir zudem, nachdem uns ein Mensch schreckliche Dinge erzählt hat, selbst Traumafolgesymptome entwickeln, sind wir womöglich sekundär traumatisiert (▶ Kap. 2.6). Das heißt, wir haben uns selbst ein Stück weit innerlich verlassen, bzw. sind vielleicht auch in eigenen Unerlöstheiten gelandet. Mit der Folge, dass wir uns nicht mehr gut regulieren können. Neben co-regulierender Hilfe von außen sind jetzt vermehrte Selbstfürsorge sowie eine liebevolle Selbsteinfühlung in eigene verletzte Anteile, die womöglich aktiviert worden sind, hilfreich.

Wir können jemanden genau deshalb co-regulieren, weil wir Ich und Du nicht verwechseln. Das heißt nicht, dass wir fremden Schmerz nicht spüren würden, es ist Empathie-Schmerz. Doch: Wir sind für unseren Ausgleich und unsere Seelenhygiene selbst verantwortlich.

Falls in der Begleitsituation etwas aus unserer eigenen Geschichte aufscheint und in Bewegung kommt, ist das ein Aufruf zur persönlichen Klärung und erweiterten Selbstfürsorge.

7.6 Selbstfürsorge und Selbstliebe

»Selbstliebe ist ... Fürsorge für sich selbst übernehmen.«[207]
Michael Tischinger

Menschen mit einer gut ausgebildeten Selbstfürsorge beanspruchen Hilfe und Unterstützung für sich, wenn sie allein nicht mehr weiterwissen und weiterkommen. Das ist für Menschen mit Traumahintergrund nicht selbstverständlich. Früh haben sie erfahren, dass niemand da ist, der ihnen bei seelischer Not hilft, und zudem meinen sie manchmal, dass »schwach sein« ein Makel sei. Die dahinter liegenden essenziellen Bedürfnisse nach Schutz und Unterstützung sind schambesetzt. Somit kumulieren seelische Wunden nicht nur, sie können auch ganz plötzlich hervorbrechen: Durch eine herausfordernde Lebenssituation, wie etwa der Auszug der Kinder, Arbeitslosigkeit, Krankheit oder eine ungeklärte Beziehungssituation können vormals scheinbar gut kompensierte Menschen an oder über ihre Grenzen geraten, wenn gleichzeitig ein »Tsunami aus Altlasten« von innen auf sie zurollt. Sie brechen zusammen, sie dekompensieren. Das ganze Befinden, die ganze Krise, wird der akuten Situation zugeschrieben, und es wird manchmal nicht erkannt, dass zumindest ein Teil davon aus nicht integriertem altem Schmerz und konservierten Befindlichkeiten besteht. Als Begleitende bekommen wir eine Ahnung davon, wie sich dieser Mensch als Kind manchmal gefühlt haben muss: dysreguliert, überfordert und alleingelassen. Ein plötzlicher Zusammenbruch, doch auch das Leiden an chronisch dysregulierten inneren Zuständen sind ein deutlicher Wink, dass eine explizite Auseinandersetzung mit dem Thema Selbstfürsorge und Selbstliebe ansteht.

→ **Selbstreflexion: *Selbstfürsorge***

Bin ich selbstfürsorglich? Wie zeigt sich das? Möchte ich etwas verändern und falls ja, woran soll sich das zeigen?

Selbstreflexion und ein intelligenter Umgang mit unseren Gefühlen und den dahinter liegenden Bedürfnissen sind Voraussetzung, damit wir anderen Menschen begleitend beistehen können ohne Erschöpfungsgefahr.

Innere Sicherheit, Selbstfürsorge und Selbstliebe sind ein Trio, das ganz natürlich Hand in Hand geht, wenn es sich in der Kindheit entwickeln und im Laufe des Lebens weiter reifen kann. Wer fürsorglich zu sich selbst ist, entwickelt Selbstliebe. Diese ist die Voraussetzung dafür, selbst bedingungslos lieben zu können. Das heißt, wir werden durch eine gute Selbstfürsorge in einem tieferen Sinne liebesfähig. Das hat nichts mit Egoismus zu tun, auch wenn Menschen mit einer gering entwickelten Selbstfürsorge oft eine diesbezügliche Hemmung und Angst äußern. Selbstfürsorge hat indessen damit zu tun, wie bewusst wir auf unsere körperliche, geistige und seelische Gesundheit achten, das heißt, wieviel Verantwortung wir für unser eigenes Wohlergehen übernehmen. Wenn wir selbstfürsorglich sind, achten wir auf unsere Träume, Sehnsüchte und Werte, die uns am Herzen liegen.[207]

Intro Audio 19: Entspanne und lass dein inneres Licht strahlen
Wenn wir übermäßig angespannt sind, können wir etwas für uns tun, das uns beruhigt und dazu führt, dass wir Kontrolle besser abgeben können. Das folgende Audio ist geeignet, um vor dem Schlafengehen in die Ruhe zu kommen. *Das Audio sollte keinesfalls beim Ausführen von Aktivitäten wie Autofahren und dergleichen angehört werden.*

- **Audio 19a:** Entspanne und lass dein inneres Licht strahlen (Langversion)
- **Audio 19b:** Entspanne und lass dein inneres Licht strahlen (Kurzversion)

Sich aufrichtig zu fragen, was man wirklich braucht und will im Leben, und dem zu folgen, vergrößert die innerer Sicherheit und stärkt das Selbstwertgefühl. Das wiederum führt mit der Zeit zu einer geringeren Verletz*barkeit*, und zwar, weil Verletz*lichkeit* zugelassen wird. Verletzlich sein heißt, die Offenheit zu haben, Schmerz mit Selbstmitgefühl zuzulassen, unabhängig davon, ob dieser Schmerz alt oder neu ist. Einmal mehr: Seelischer Schmerz wird, wenn er (wenn möglich in Begleitung) zugelassen wird, weniger und es öffnet sich ganz natürlich der Raum der Echtheit und Wahrhaftigkeit. Es ist der innerste Raum. Es ist der Raum der Liebe, die keine Bedingungen stellt. Diese Liebe heilt.

Manchmal tun uns persönlich Erlebtes und Geschehnisse auf der Welt zuinnerst weh. Mit einer entwickelten Selbstliebe sind wir besser fähig, Schmerz zuzulassen und uns gleichzeitig zu entspannen.

Seit vielen Jahren besprechen wir in meinen Seminaren für Menschen, die sich freiwillig engagieren, zum Thema Selbstfürsorge das Gedicht »Schale der Liebe«. Dieses Gedicht aus dem zwölften Jahrhundert zeigt, dass das Thema *Selbstfürsorge* ein zutiefst menschliches Thema ist, das viele von uns betrifft. Wenn wir mit uns verbunden und achtsam sind, können wir anderen kraftvoll helfen, ohne gleichzeitig Raubbau an uns selbst zu betreiben.

Schale der Liebe[208]
»Wenn du vernünftig bist, erweise dich als Schale und nicht als Kanal, der fast gleichzeitig empfängt und weitergibt, während jene wartet, bis sie gefüllt ist. Auf diese Weise gibt sie das, was bei ihr überfließt, ohne eigenen Schaden weiter.
Lerne auch du, nur aus der Fülle auszugießen und habe nicht den Wunsch, freigiebiger zu sein als Gott. Die Schale ahmt die Quelle nach. Erst wenn sie mit Wasser gesättigt ist, strömt sie zum Fluss, wird zur See. Die Schale schämt sich nicht, nicht überströmender zu sein als die Quelle.
Ich möchte nicht reich werden, wenn du dabei leer wirst. Wenn du nämlich mit dir selbst schlecht umgehst, wem bist du dann gut? Wenn du kannst, hilf mir aus deiner Fülle, wenn nicht, schone dich.«
Bernhard von Clairvaux, 1090–1153

7.7 Transzendenz

»Wie wunderbar: draußen stehen wie drinnen,
begreifen und umgriffen werden,
schauen und zugleich das Geschaute selbst sein,
halten und gehalten werden – das ist das Ziel,
wo der Geist in Ruhe verharrt, der lieben Ewigkeit vereint.«[209]
Meister Eckhart (1260–1328)

Liebe heilt. Ich frage dabei nicht, *ob* diese geheimnisvolle Kraft wirkt, denn das sehe und erlebe ich glücklicherweise häufig. Ich staune vielmehr, wie stark und wie *all-umfassend*, vielleicht wirklich das All umfassend, diese Kraft ist. In Gesprächen mit Menschen, die schwerste Schicksalsschläge und unvorstellbar tiefes Leid erfahren haben, spüre ich gleichzeitig oft die Atmosphäre eines besonderen »Etwas«: ein Fluidum, das vielleicht eher als ein »Nichts«, als »Leere« oder als ein grenzenloser, ewiger, formloser *Raum* beschrieben werden kann. Ein Urgrund oder die Quelle von allem. Das Sein selbst.

Wenn wir nachfragen oder manchmal auch ganz spontan, erzählen Menschen von so genannten *Einheitserlebnissen*, in denen sie tiefe transformative Erfahrungen des reinen Gewahrseins erlebt haben. Der Philosoph Thomas Metzler hat in seinem Buch *Der Elefant und die Blinden* über 500 Erfahrungsberichte zusammengetragen und erläutert. Metzlers Schlussfolgerungen sind interessant: »Es ist nämlich wirklich ein Elefant im Raum. Es scheint hier etwas Tiefes und Bedeutungsvolles zu existieren, das für alle klar erkennbar ist. Es scheint aber auch einen Grund zu geben, weshalb die globale Gesellschaft bisher kaum in der Lage gewesen ist, seine Relevanz auch nur zu thematisieren.«[210] Metzler nimmt an, dieses Tiefe und Bedeutungsvolle könne zu nah für uns sein, um es sehen zu können, zu tief, um es ergründen zu können und tatsächlich auch zu einfach, um es glauben zu können. Und, fügt er an, vielleicht sei es sogar zu gut für uns, um es annehmen zu können. Immerhin: Wir können es versuchen, indem wir uns für dieses Tiefe und Weise, das in allen von uns schon immer wohnt, bewusst öffnen.

Heute wird auch bei uns vermehrt von einer universellen Spiritualität ausgegangen, deren Grundlage die Liebe ist, die alles Getrennte heilend zusammenführt und gleichzeitig vollkommen leer ist.[211] In alten indischen Schriften wird diese Qualität dem so genannten Herz-Sutra zugeordnet und *Shunyata* genannt. Gemeint ist die Erfahrung der Leere, aus der jede Fülle entspringt. Dieser Raum der reinen Stille zeigt sich deutlich, wenn wir auf das Erleben des Augenblicks nicht mit Widerstand reagieren[212] oder mit anderen Worten: wenn wir das Herz offen behalten, unabhängig davon, was gerade geschieht. Eine hohe Kunst!

Solche Momente können auch in einem therapeutischen Rahmen entstehen und sie haben heilsame Folgen: Die volle Präsenz des einen kann die volle Präsenz des anderen nach sich ziehen. Dieses transzendente Ereignis kann beide unmittelbar mit einer unausweichlichen Klarheit und Gewissheit berühren.[213] Dieser unergründliche, stille, durchaus lebendige Raum kann mit unserem ganzen Wesen erfahren, jedoch mit dem Verstand und mit Worten nur umkreist und nie vollständig erfasst werden. Denn Worte gehören zu den Formen und Formen spielen sich in der von uns im Alltag erlebten Zeitdimension ab, in der alles kommt, und alles geht. Gedanken, Gefühle, Körper: wie Wellen im Meer. Dieser ewige, unendliche Raum zeigt jedoch in eine andere, zeitlose Dimension: Es ist ein heiler, stiller Raum voller quellender Fülle und somit ein heiliger und heilender Raum. Wir machen die Erfahrung dieser stillen Leere, wenn wir uns hingeben an das, was ist, also ganz gegenwärtig sind. Außen und innen sind in dieser Dimension keine Gegensätze mehr. Auch Himmel und Erde nicht. Alles ist, was es ist. Verbunden.

Wenn wir zusammen mit einer von uns begleiteten Person diese tiefen, stillen Momente der höchsten Präsenz und der Akzeptanz des Jetzt bewusst erleben, zeigt uns das, dass wir gerade teilhaben an einem sehr tiefen Heilungsprozess, diesem großen Wunder des Lebens.

Heilen hat immer mit der Teilhabe an Fülle zu tun;[214] transzendente Erfahrungen sind Erlebnisse reiner Fülle, sie erfüllen uns. Die Teilhabe, diese

Verbindung zu etwas Größerem, schenkt die innere Gewissheit von Aufgehobensein und Zugehörigkeit. Diese überpersonale Verbundenheit können wir als All-Eins oder göttlich bezeichnen, je nach persönlicher Ausrichtung. Sie schenkt uns auch im Alltag die Gewissheit, dass wir aus dieser Verbundenheit, aus dieser Lebensfülle, gar nicht hinausfallen können. Schlicht, weil alles und alle in der Tiefe untrennbar verbunden sind. Vor dieser Ein-Sicht können wir uns nur demütig verneigen.

Intro Audio 20 und 21: Sternenstaubverbindung und Herzlichtverbindung

Wir sind ganz real aus Sternenstaub aufgebaut, der lebendig geworden ist.[215] Jedes Element unseres Körpers stammt ursprünglich aus dem All. Vielleicht »er-innert« sich unsere verkörperte Materie an ihre Herkunft, an ihre ursprüngliche Heimat. Der Begriff *Materie* kommt von Mutter, lateinisch »mater«. Mutter Erde ist im Kosmos aufgehoben, sie ist Teil von ihm und wir Teil von beiden. Wenn wir uns der Verbundenheit mit allen und mit allem gewahr werden, ist auf einer übergeordneten Ebene jegliche Trennung aufgehoben, wir fühlen uns zugehörig und ganz. Ganz verbunden auch mit allen anderen Wesen und unseren irdischen Grundlagen. Die beiden folgenden und abschließenden Audios dieses Buches dienen dazu, diese übergeordnete Verbundenheit mit unserem ganzen Wesen zu erleben.

- **Audio 20:** Sternenstaubverbindung
- **Audio 21:** Herzlichtverbindung

Um vermehrt ein Gewahrsein dieser tiefen Verbundenheit und gleichzeitigen Freiheit zu erleben, können wir kleine Achtsamkeitsübungen in vorhandene Tagesroutinen einbauen und diese geistig-seelische Hygiene als gleichwertig zur körperlichen Hygiene betrachten. Schon kleine Dinge, die wir im Lebensstil verändern, verbessern unsere seelische Befindlichkeit, und somit unsere Lebensqualität insgesamt, in einem bedeutenden Ausmaß.

Viele Übungen im vorliegenden Buch dienen der Bewusstwerdung und der Würdigung unserer lebendigen Natur, die uns so viele Facetten von Wahrnehmungs- und Erkenntnismöglichkeiten zur Verfügung stellt. *Inspirare* heißt Einatmen. Der Begriff Spiritualität ist direkt davon abgeleitet. Jeder achtsame Atemzug lässt uns Verbundenheit spüren. Verbundenheit mit unserem irdischen Körper und all seinen Funktionen, Verbundenheit mit anderen, und gleichzeitig Verbundenheit und Zugang zu etwas Freiem, das uns übersteigt. Verbunden und frei. Erde und Himmel, und dazwischen befindet sich das Meer, in dem das Leben entstanden ist. Was für ein Wunder.

Wir werden durch eine verbesserte Körper- und Selbstwahrnehmung sowie durch unsere Aufgeschlossenheit gegenüber etwas, das größer ist als wir denken können, direkt oder indirekt aufmerksam gemacht auf die Schönheit und die Freiheit, die wir in unserem tiefsten Seelenkern tragen. So können wir die Schönheit des Lebens und gleichzeitig die Freiheit auch außen, mit allen Sinnen, erfassen, erleben und genießen.

Wenn wir ganz bei uns selbst sind, sind wir in der empathischen Intelligenz, in der Liebe.[216] Liebend sind wir empfänglich, offen, durchlässig und gleichzeitig stabil, geerdet und verbunden. Liebe schenkt uns sowohl Verbundenheit als auch Freiheit, und das immer, wenn wir ihr Licht und ihr Fließen in uns gewahren.

Die Online-Zusatzmaterialien sind unter folgendem Link für Sie verfügbar[1]:

https://dl.kohlhammer.de/978-3-17-045801-7.

1 Wichtiger urheberrechtlicher Hinweis: Alle zusätzlichen Materialien, die im Download-Bereich zur Verfügung gestellt werden, sind urheberrechtlich geschützt. Ihre Verwendung ist nur zum persönlichen und nichtgewerblichen Gebrauch erlaubt. Jede Verwendung außerhalb der engen Grenzen des Urheberrechts ist ohne Zustimmung des Verlags unzulässig und strafbar. Das gilt insbesondere für Vervielfältigungen, Übersetzungen, Mikroverfilmungen und für die Einspeicherung und Verarbeitung in elektronischen Systemen.

Schlusswort

Verbunden und frei, sicher in sich selbst zuhause, und freier werden im Umgang damit, was einmal war und was auf uns zukommt, davon handelt dieses Buch. Auch davon, wie wir Geschehenes würdigen und alte Verletzungen integrieren können. Wie wir wachsen und uns entfalten können. Und wie wir hoffnungsfroh in die Zukunft blicken können, indem wir den Mut entwickeln, unsere Begabungen in die Welt zu tragen. Wie es die Dichterin Rose Ausländer am Schluss ihres Gedichtes »Noch bist du da« auf den Punkt brachte: *Sei was du bist. Gib was du hast.* Wenn wir unsere innere Weisheit nutzen und uns treu sind, sorgen wir nicht nur dafür, dass wir in uns selbst Heimat finden. Wir spüren, weil Friede in unser Herz eingekehrt ist, vermehrt das Bedürfnis, uns auch für andere Wesen und unseren Planeten zu engagieren. Damit die Erde für alle Menschen ein friedlicher, entspannter, kreativer, gesunder Ort voller Lebensfreude sein kann.

Quellenverweise

1. Fegert, J. M., Sachser, C. & Witt, A. (2020) Adverse Childhood Experiences (ACE) – belastende Kindheitserlebnisse. Psychiatrie und Psychotherapie des Kindes- und Jugendalters. eMedpedia, springermedizin.de.
2. Hughes, K. *et al.* (2017) The effect of multiple adverse childhood experiences on health: a systematic review and meta-analysis. *Lancet Public Health* 2, e356–e366.
3. Wien, M. U. (2022) Depressionen zeigen sich bei Männern anders als bei Frauen. MedUni Wien.
4. Männliche Formen der Depression und deren Behandlung. https://www.thieme-connect.com
5. SERO-App. *SERO-Suizidprävention.* https://xn--sero-suizidprvention-nzb.ch/sero-app/.
6. Wiesböck, L. (2025) *Digitale Diagnosen – Psychische Gesundheit als Social-Media-Trend.* Zsolnay.
7. Gysi, J. (2024) *Diagnostik von Traumafolgestörungen – Multiaxiales Trauma-Dissoziations-Modell nach ICD-11.* Hogrefe.
8. Hüther, G. (2014) *Biologie der Angst.* Vandenhoeck + Ruprecht.
9. Bürgin, D. & Rost, B. (2005) Psychische und psychosomatische Erkrankungen bei Kindern und Jugendlichen. in *Sexueller Missbrauch, Misshandlung, Vernachlässigung – Erkennung, Therapie und Prävention der Folgen früher Stresserfahrungen* (Hrsg. Egle, U. T., Hoffmann, S. O. & Joraschky, P.). Schattauer.
10. Heller, L. & Lapierre, A. (2013) *Entwicklungstrauma heilen.* Kösel.
11. Harms, T. (2016) *Emotionelle erste Hilfe – Bindungsförderung – Krisenintervention – Eltern-Baby-Therapie.* Psychosozial.
12. Bollas, C. (1997) *Der Schatten des Objekts: Das ungedachte Bekannte – Zur Psychoanalyse der frühen Entwicklung.* Klett-Cotta.
13. Roediger, E. (2023) *Raus aus den Lebensfallen – Das Schematherapie-Begleitbuch.* Junfermann.
14. Roediger, E. (2018) *Was ist Schematherapie? Eine Einführung in die Grundlagen, Modell und Anwendung.* Junfermann.
15. Huber, M. (2021) Weiterbildung ›Familiengeheimnisse‹, SITT Zürich.
16. Lück, S. (2025) *Vererbtes Glück – Wie Eltern und Kinder gemeinsam Familientraumata heilen können – Die Generation-Code-Methode.* Kailash.
17. Teuschel, P. (2015) *Der Ahnen-Faktor – Das emotionale Familienerbe als Auftrag und Chance.* Schattauer.
18. Süss J., Schneider, M. (Hrsg.) (2015) *Nebelkinder – Kriegsenkel treten aus dem Traumaschatten der Geschichte.* Europa.
19. Findlay, A. (2023) *Im Schatten meines Großvaters – Von Krieg, Trauma und dem Vermächtnis des Schweigens.* Europa.
20. Süss, J. (2018) Die Einsamkeit der Kriegsenkel. In *Das Einsamkeits-Buch – Wie Gesundheitsberufe einsame Menschen verstehen, unterstützen und integrieren können* (Hrsg. Hax-Schoppenhorst, T.). Hogrefe.

21. Hecker, T. & Maercker, A. (2015) Komplexe posttraumatische Belastungsstörung nach ICD-11. *Psychotherapeut* 60, 547–562.
22. Robelli, E. (2024) Fast eine halbe Milliarde Kinder leben in Konfliktgebieten. *Tages-Anzeiger.*
23. Hermann, M.-L. & Bäurle, P. (2010) Traumata – Warum werden sie im Alter wieder aktiv? *ZPPM Z. Für Psychotraumatologie Psychother. Psychol. Med.* 8.
24. Sonnenmoser, M. (2010) Sekundäre Traumatisierung – Mythos oder Realität? *Deutsches Ärzteblatt.*
25. Richter, D. *Was Ist eigentlich eine psychische Krankheit?* (Recovery Kongress). YouTube.
26. Weber, T. Ch. (2019) *Traumafokus – Eine neuropsychotherapeutische Methode zur Verarbeitung von psychischem Stress, Traumata und chronischem Schmerz.* Facultas.
27 Porges, S. W. (2021) *Heilen mit der Polyvagal-Theorie – Neuronales Training für Körper, Herz und Hirn.* Probst.
28. Berceli, D. (2016) *Körperübungen für die Traumaheilung und zur Stressreduktion im Alltag.* Norddeutsches Institut für Bioenergetische Analyse e.V.
29. Schauer, M. (2024) *Die einfachste Psychotherapie der Welt – Wie wir die Ursache von Stress und Krankheit behandeln und den Kreislauf von Trauma und Gewalt durchbrechen.* Rowohlt.
30. Reinszenierung (2025). *Pschyrembel Online.*
31. Online-Weiterbildung: Fortgeschrittene Anwendungen der Polyvagal-Theorie mit Deb Dana (2024). *Polyvagal Akademie.*
32. Barrett, L. F. (2023) *Wie Gefühle entstehen: Eine neue Sicht auf unsere Emotionen.* Rowohlt.
33. Gruen, A. (2001) *Der Verlust des Mitgefühls – Über die Politik der Gleichgültigkeit.* Dtv.
34. Maren, L. (2016) *Emotionsbezogene Psychotherapie von Scham und Schuld: Das Praxishandbuch mit Download-Material.* Schattauer.
35. Nelles, M. (2023) *Gottes Umzug ins Ich: Eine Tiefenpsychologie des modernen Menschen.* Europa.
36. Zanotta, S. (2024) Die Traumaheilerin. Interview von Rébecca Kunz und Martin Frischknecht. *SPUREN Mag.* 150. https://www.heilender-raum.ch/archiv/artikel
37. Gruen, A. (1996) *Der Verrat am Selbst – Die Angst vor Autonomie bei Mann und Frau.* Dtv.
38. Loetz, C. & Müller, J. (2023) *Mein größtes Rätsel bin ich selbst – Die Geheimnisse der Psyche verstehen.* Hanser.
39. Dana, D. (2020) *Arbeiten mit der Polyvagal-Theorie – Übungen zur Förderung von Sicherheit und Verbundenheit.* Probst.
40. Frölich Oertle, A. & Oertle, P. (2019) *Drei Schritte zum Paaradies – Frieden finden zu zweit.* Edition Spuren.
41. Zürcher Longitudinalstudien. *Remo Largo Studien:* https://www.remo-largo.ch
42. Largo, R. H. (2020) *Zusammen Leben. Das Fit-Prinzip für Gemeinschaft, Gesellschaft und Natur.* Fischer.
43. Renz-Polster, H. (2024) *Mit Herz und Klarheit: Wie Erziehung heute gelingt und was eine gute Kindheit ausmacht.* Piper.
44. Stiegler, R. (2021) *Zwischen Zeit und Ewigkeit: Eine Entdeckungsreise durch die drei Ebenen des menschlichen Bewusstseins.* Arbor.
45. Zweifel, P. (2023) Warum manche Beziehungen zum Scheitern verurteilt sind. *Tages-Anzeiger.*
46. Bodenmann, G. (2016) *Lehrbuch Klinische Paar- und Familienpsychologie.* Hogrefe.

47. Stahl, S. (2022) *Wer wir sind: Wie wir wahrnehmen, fühlen und lieben – Alles, was Sie über Psychologie wissen sollten.* Kailash.
48. Hüther, G. (2020) *Wege aus der Angst – Über die Kunst, die Unvorhersehbarkeit des Lebens anzunehmen.* Vandenhoeck + Ruprecht.
49. Harms, T. (2023) Bindung braucht Herz. *Emotionelle erste Hilfe.*
50. Huber, M. (2015) *Der geborgene Ort – Sicherheit und Beruhigung bei chronischem Stress. Ein Übungsbuch mit CD.* Junfermann.
51. Caspar, F. (2024) Responsivität. *Psychother.* 69, 40–48.
52. Wermke, K. (2024) *Babygesänge – Wie aus Weinen Sprache wird.* Molden.
53. Kontext: Babygesänge – wie aus Weinen Sprache wird (2024). *Schweizer Radio und Fernsehen (SRF).*
54. Siegel, D. (2015) *Handbuch der Interpersonellen Neurobiologie – Ein umfassender Leitfaden zum Verständnis der Funktion von Gehirn und Geist.* Arbor.
55. Renggli, F. (2020) *Verlassenheit und Angst – Nähe und Geborgenheit. Eine Natur- und Kulturgeschichte der frühen Mutter-Kind-Beziehung.* Psychosozial.
56. Metzler, G. L. (2020) Traumatische Erfahrungen: Was mit Kindern passiert, wenn Sie sie nachts schreien lassen. *FOCUS online.*
57. Häufigkeiten von psychischer Gewalt in der Erziehung / Resultate Bulletin 7/2024. *Kinderschutz Schweiz.*
58. Faso, M. L., Amrein, N. & Grieser, M. (2023) *Der Körper weiß den Weg – Ganzheitlich genesen nach psychischen Krisen.* Psychiatrie.
59. Enmeshment (2016), Dorsch Lexikon der Psychologie. Hogrefe.
60. Kunz, R. (2024) Bambi lässt grüssen. *SPUREN Mag. 151.* https://www.heilender-raum.ch/archiv/artikel
61. Walker, P. The 4Fs: A Trauma Typology in Complex PTSD.
62. Antwerpes, F., Dodegge, M., Kallabis, N. & Reh, F. Enterisches Nervensystem. *DocCheck Flexikon*
63. Hasler, G. (2019) *Die Darm-Hirn-Connection – Revolutionäres Wissen für unsere psychische und körperliche Gesundheit.* Schattauer.
64. Reh, F., Berro, K., Betz, J. & Dodegge, M. Nervus vagus. *DocCheck Flexikon*
65. Rosenberg, S. (2018) *Der Selbstheilungsnerv – So bringt der Vagus-Nerv Psyche und Körper ins Gleichgewicht.* Vak.
66. Porges, S. W. (2023) The vagal paradox: A polyvagal solution. *Compr. Psychoneuroendocrinology* 16, 100200.
67. Pfeiffer, A. (2024) Was ist dran an der Polyvagal-Kritik? *Polyvagal Akademie.*
68. Hofer, J. (2022) Nervenkitzel fürs Gemüt. *Beobachter.*
69. Vagusnervstimulation. *Universitätsklinikum Freiburg.*
70. Thimm, M. (2019) *Der Polyvagal-Kreis.* YouTube.
71. Thimm, M. (2020) *Das Erleben von Sicherheit.* YouTube.
72. Ruppert, F. (2017) *Mein Körper, mein Trauma, mein Ich – Anliegen aufstellen – aus der Traumabiografie aussteigen.* Kösel.
73. Glaser, C. (2024) *Atmen – Der Schlüssel zur erfolgreichen und gesunden Führung.* Campus.
74. Saldow, R. (2022) Geist und Seele: Tief durchatmen: Die Psychosomatik der Atmung. *natuerlich.thieme*

75. Keller-Brand, A. D. (2022) *Meine lange Reise nach Innen - Erfahrungsberichte aus der Psychotherapie.* Weber.
76. Ehrmann, W. (2016) *Kohärentes Atmen: Atmung und Herz im Gleichklang.* Tao.
77. Angst- und Stressbewältigung mit der Herzkohärenz-Atmung: *Breath Ball.*
78. Milz, H. (2019) *Der Eigen-Sinnige Mensch - Körper, Leib & Seele Im Wandel.* Zeitblende.
79. Selvam, R. (2023) *Verkörperte Gefühle - Guten Zugang zu seinen Gedanken, Emotionen und Verhaltensweisen finden - Ein Praxisbuch für Therapie und Alltag.* Kösel.
80. Normwerte der Herzfrequenzvariabilität: Was bedeuten sie für Ihre Gesundheit? 2022, *Meduni.*
81. Farnsworth, B. (2019) Heart Rate Variability - How to Analyze ECG Data. *iMotions.*
82. Alles, was du über die Herzfrequenzvariabilität wissen musst. 2021, *WHOOP.*
83. Biosign Qiu.
84. Mayer, H. (2022) *Ich steh mir selbst nicht mehr im Weg: Innere Persönlichkeitsanteile erkennen, verstehen und heilen.* Knaur.
85. Boon, S., Steele, K. & van der Hart, O. (2013) *Traumabedingte Dissoziation bewältigen - Ein Skills-Training für Klienten und ihre Therapeuten.* Junfermann.
86. Fisher, J. (2019) *Die Arbeit mit Selbstanteilen in der Traumatherapie.* Junfermann.
87. Shapiro, R. (2020) *Ego-State-Interventionen - Leicht gemacht - Strategien für die Teilearbeit.* Probst.
88. Holmes, T. & Holmes, L. (2013) *Reisen in die Innenwelt - Systemische Arbeit mit Persönlichkeitsanteilen.* Kösel.
89. Zanotta, S. (2023) *Wieder ganz werden: Traumaheilung mit Ego-State-Therapie und Körperwissen.* Carl-Auer.
90. Harrer, M.E. & Weiss, H. (2016) *Wirkfaktoren der Achtsamkeit - Wie sie die Psychotherapie verändern und bereichern.* Schattauer.
91. Döll, E. & Hillinger, M. (2014) *Das Zen des glücklichen Wanderns - Schritt für Schritt zu sich kommen.* Theseus.
92. Tschacher, W., Storch, M., Hüther, G. & Cantieni, B. (2017) *Embodiment: Die Wechselwirkung von Körper und Psyche verstehen und nutzen.* Hogrefe.
93. Luerweg, F. (2021) Interozeption – Signale aus dem Körperinneren. *Spektrum.de.*
94. Michal, M. (2023) *Depersonalisation und Derealisation - Die Entfremdung überwinden.* Kohlhammer.
95. Spiegel, D. (2023) Depersonalisations-/Derealisationsstörung. *MSD Manual.*
96. Treleaven, D. (2019) *Traumasensitive Achtsamkeit - Posttraumatischen Stress erkennen und vermindern.* Arbor.
97. Damasio, A. (2021) *Wie wir denken, wie wir fühlen.* Hanser.
98. Rytz, T. (2010) *Bei sich und in Kontakt: Anregungen zur Emotionsregulation und Stressreduktion durch achtsame Wahrnehmung.* Huber.
99. Grün, A. & Assländer, F. (2017) *Segen - Die heilende Kraft.* Kamphausen.
100. Suzuki, S. (2006) *Seid wie reine Seide und scharfer Stahl - Das geistige Vermächtnis des großen Zen-Meisters.* Heyne.
101. *Fest verwurzelt in der Erde - Wolfgang Bossinger* (2009). YouTube.
102. Ali, F. (2025) *Sound Healing - Heilende Klänge gegen Stress und Angst.* Knaur.
103. Charf, D. (2024) *Was unsere Körperhaltung über uns verrät.* YouTube.
104. Jäger, W. (2003) *Aufbruch in ein neues Land: Erfahrungen eines spirituellen Lebens.* Herder.

105. Chödrön, P. (2002) *Geh an die Orte, die du fürchtest.* Arbor.
106. Charf, D. Basismodul 1 SEI®: Frühe Verletzungen und Entwicklungstrauma erkennen und heilen. Basismodul 2 SEI®: Integration früher Prägungen und Lebensmuster.
107. Bucay, J. (2013) *Drei Fragen – Wer bin ich? Wohin gehe ich? Und mit wem?* Fischer.
108. Charf, D. (2021) *Wie wichtig sind Berührung und Körperkontakt?* YouTube.
109. Bohne, M. (2024) *Psychotherapie und Coaching mit PEP: Prozess- und Embodimentfokussierte Psychologie in der Praxis.* Carl-Auer.
110. Pfeiffer, A. (2023) *Emotionale Erinnerung – Klopfen als Schlüssel für Lösungen: Neurowissenschaftliche Wirkhypothesen der Klopftechniken.* Carl-Auer.
111. Mit PEP gegen Angst und Unsicherheit. *Innen-leben.org.*
112. Nottelmann, A. (2025) *Potentialorientierte Traumatherapie mit PEP: Mit »Klopfen mit dem System» komplexe Prozesse leicht gestalten.* Vandenhoeck & Ruprecht.
113. Huber, M. (2023) *Wie es ist, muss es nicht bleiben: Wirksame Psychotherapie-Tools zur Persönlichkeitsveränderung.* Junfermann.
114. Goldman, J. & Goldman, A. (2025) *Heilsames Summen. Klangmassage für Körper und Seele: Mit Übungen für bewusstes Summen und Atmen.* Mankau.
115. Baumann, M. & Loda, U. (2023) *Bodysongs – Musik, die in uns lebt: Körpermusik als Embodiment in therapeutischer Praxis.* Carl-Auer.
116. Bossinger, W. & Bossinger, K. (2010) *Das Buch der heilsamen Lieder – Liederbuch zur Förderung seelischer und körperlicher Selbstheilung.* Vol. 1. Traumzeit.
117. Reimann, M. (2016) *Herzkohärenz aufbauen – Lebe den Einklang von Herzschlag, Atmung und Freude.* Amra.
118. Kunz, R. & Frischknecht, M. (2020) Resilienz zwischen Kopf und Bauch. Interview mit Gregor Hasler. *SPUREN Mag.* 137. https://www.heilender-raum.ch/archiv/artikel
119. Compte-Sponville, A. (2008) *L'Esprit de l'Athéisme.* Ldp.
120. Kunz, R. (2019) Himmel und Hölle – ein Kinderspiel? *SPUREN Mag. 130.*
121. Leutwyler S., Nägeli M. (2005) *Spiritualität und Wissenschaft.* Vdf.
122. Hefti, R. & Bee, J. (2012) *Spiritualität und Gesundheit – Spirituality and Health.* Peter Lang.
123. Kunz, R. (2008) Ich bin Umwelt. *SPUREN Mag.*
124. Haas, M. (2010) Mir entgeht kein Gesichtsausdruck. *Süddeutsche.de.*
125. Damasio, A. R. (1994) *Descartes' Irrtum.* List.
126. Barrett, L. F. (2017) *How Emotions Are Made: The Secret Life of the Brain.* Houghton Mifflin Harcourt.
127. *Siegel, D. (2014): Name It to Tame It.* YouTube.
128. Siegel, D. (2022) *Achtsames Gewahrsein: Ängste reduzieren und gelassener werden. Das Übungsbuch.* Arbor.
129. Seligman, M.E. (2016) *Erlernte Hilflosigkeit.* Beltz.
130. Weber, J. (2017) *Ich fühle, was ich will: Wie Sie Ihre Gefühle besser wahrnehmen und selbstbestimmt steuern.* Hogrefe.
131. Rufer, M. & Grabe, H. J. (2022) *Alexithymie: Eine Störung der Affektregulation: Konzepte, Klinik und Therapie.* Hogrefe.
132. Berking, M. (2015) *Training emotionaler Kompetenzen.* Springer.
133. Barrett, L. F. (2023) *Siebeneinhalb Lektionen über das Gehirn.* Rowohlt.
134. LMFT, J. S. (2019) Deb Dana Interview: Story Follows State, Climbing the Ladder & Diagnosis. YouTube.

135. Levine, P. A. (2011) *Sprache ohne Worte: Wie unser Körper Trauma verarbeitet und uns in die innere Balance zurückführt.* Kösel.
136. Fogel, A. (2018) *Selbstwahrnehmung und Embodiment in der Körperpsychotherapie: Vom Körpergefühl zur Kognition.* Schattauer.
137. Theunert, M. (2023) *Jungs, wir schaffen das: Ein Kompass für Männer von heute.* Kohlhammer.
138. Klees, K. (2020) *Arbeitsbuch für Paare zur traumasensiblen Paartherapie.* Junfermann.
139. Kwong, J. (2004) *Kein Anfang kein Ende: Die Essenz des Zen.* Goldmann.
140. Williams, M. & Penman, D. (2023) *Das neue Achtsamkeitstraining: Die Botschaften von Gefühlen erkennen und entschärfen.* Arkana.
141. Williams, M. & Penman, D. (2015) *Das Achtsamkeitstraining: 20 Minuten täglich, die Ihr Leben verändern.* Goldmann.
142. Wittwer, A. & Folkers, G. (2016) *Schmerz: Innenansichten eines Patienten und was die Wissenschaft dazu sagt.* Hirzel.
143. Abdallah, C. G. & Geha, P. (2017) Chronic Pain and Chronic Stress: Two Sides of the Same Coin?
144. Levine, P. A. & Phillips, M. (2013) *Vom Schmerz befreit: Entdecken Sie die Kraft Ihres Körpers, Schmerzen zu überwinden.* Kösel.
145. Kabat-Zinn, J. (2023) *Achtsam mit dem Schmerz: Das MBSR-Programm bei chronischen Beschwerden.* O.W. Barth.
146. Kunz, R. (2023) *Der Liebe nah – Abschied nehmen und trauern: Erfahrungen und Erkenntnisse von Fachleuten und Betroffenen.* Kohlhammer.
147. Zumstein, C. & Kunz, R. (2024) *Kosmologie der Seelenkraft: Das Vermächtnis eines modernen Schamanen.* Edition Spuren.
148. Csikszentmihalyi, M. (1992) *Flow: Das Geheimnis des Glücks.* Klett-Cotta.
149. Charf, D. (2024) *Meditation – Ein Wundermittel bei Trauma?* YouTube.
150. Walter, F. (2023) Was tut unser Hirn, wenn wir nichts tun? *Hirn und weg. Spektrum.de.*
151. Hasler, G. (2017) *Resilienz: Der Wir-Faktor: Gemeinsam Stress und Ängste überwinden.* Schattauer.
152. *Liebe, Freiheit, Potenziale – Exklusiv-Interview mit Prof. Dr. Gerald Hüther* (2024). YouTube.
153. Stucki, M., Schärer, X., Trottmann, M., Scholz-Odermatt, S. & Wieser, S. (2023) What drives health care spending in Switzerland? Findings from a decomposition by disease, health service, sex, and age. *BMC Health Serv. Res.* 23, 1149.
154. Flach, L. (2023) Studie zu Krankheitstypen – Das sind die Kostentreiber im Gesundheitssystem. *Schweizer Radio und Fernsehen (SRF).*
155. Faso, M. L., Grieser, M. & Amrein, N. (2022) *Genesungsprozesse ganzheitlich begleiten: Professionelle Unterstützung zur Selbsthilfe.* Psychiatrie.
156. Martens, J.-U. & Begus, B. M. (2023) *Das Geheimnis seelischer Kraft: Wie Sie durch Resilienz Schicksalsschläge und Krisen überwinden.* Kohlhammer.
157. Kalisch, R. (2017) *Der resiliente Mensch: Wie wir Krisen erleben und bewältigen. Neueste Erkenntnisse aus Hirnforschung und Psychologie.* Berlin.
158. Eisenstein, C. (2019) *Klima: Eine neue Perspektive.* Europa.
159. Levine, P. A. (2024) *Lernen, den Tiger zu reiten: Die Autobiographie des wegweisenden Trauma-Experten.* Kösel.

160. Benoy, C., Romanczuk-Seiferth, N., Villanueva, J. & Gloster, A. T. (2023) *Akzeptanz- und Commitment-Therapie (ACT).* Kohlhammer.
161. Wolf-Dieter Storl. Der ansteckend Gelassene (2017). Interview von Rébecca Kunz. *SPUREN Mag. 125.*
162. O'Donohue, J. (1999) *Echo der Seele: Von der Sehnsucht nach Geborgenheit.* dtv, München. (Im Moment nur antiquarisch erhältlich)
163. Storl, W.-D. (2006) *Naturrituale: Mit schamanischen Ritualen zu den eigenen Wurzeln finden.* AT.
164. Kreszmeier, A. H. (2021) *Natur-Dialoge: Der sympoietische Ansatz in Therapie, Beratung und Pädagogik.* Carl-Auer.
165. *Anouk & Yora – The River Is Flowing* (2022). YouTube.
166. *Vertraue, alles heilt – Heilsames Singen mit Katharina & Wolfgang Bossinger* (2022). YouTube.
167. Schubert, F.-C., Rohr, D. & Zwicker-Pelzer, R. (2019) *Beratung: Grundlagen – Konzepte – Anwendungsfelder.* Springer.
168. Kupfer, A. (2023) Ressourcen. *socialnet Lexikon.*
169. Hüther, G. & Burdy, R. (2022) *Wir informieren uns zu Tode: Ein Befreiungsversuch für verwickelte Gehirne.* Herder.
170. Mardini, C. H. (2024) Die Psyche der Jugendlichen muss uns mehr am Herzen liegen. *Tages-Anzeiger.*
171. Meyer, R. (2024) Depression: Gesunder Lebensstil könnte schützen. *Deutsches Ärzteblatt 4/2024.*
172. Adjibade, M. *et al.* (2018) Prospective association between combined healthy lifestyles and risk of depressive symptoms in the French NutriNet-Santé cohort.. *J. Affect. Disord.* 238, 554–562.
173. Wang, X. *et al.* (2021) Combined healthy lifestyle and depressive symptoms: a meta-analysis of observational studies. *J. Affect. Disord.* 289, 144–150.
174. Hasler, G. (2024) *Was uns wirklich nährt: Durch achtsames Essen Gesundheit, Wohlbefinden und innere Verbundenheit erlangen.* Arkana.
175. Schoch, M. (2006) *Dein wahres Potenzial: Frei von Angst in die Zukunft.* AT.
176. Kast, V. (2023) *Vertrauen braucht Mut: Was Zusammenhalt gibt.* Patmos.
177. Pelluchon, C. (2023) *Die Durchquerung des Unmöglichen: Hoffnung in Zeiten der Klimakatastrophe.* C.H. Beck.
178. Neubauer, L. & Reemtsma, D. (2022) *Gegen die Ohnmacht: Meine Großmutter, die Politik und ich.* Tropen.
179. Staehelin, K. & Stäuble, M., Yuval Noah Harari über die US-Wahl (2024): »Wir befinden uns in einer völlig neuen historischen Ära« *Tagesanzeiger.*
180. Eisenstein, C. (2014) *Die schönere Welt, die unser Herz kennt, ist möglich.* Scorpio.
181. Geschichte der Gewalt – Warum kommt es zu Krieg, wenn doch alle Frieden wollen? (2024) *Schweizer Radio und Fernsehen (SRF).*
182. Meller, H., Michel, K. & van Schaik, C. (2024) *Die Evolution der Gewalt: Warum wir Frieden wollen, aber Kriege führen. Eine Menschheitsgeschichte.* Dtv.
183. Meyer, R. & Lurz, K. (2016) *Tierische Begleiter: Die Seelenkräfte von Igel, Bär & Co.* Edition Spuren.
184. Hell, D. (2022) *Das Selbst in der Krise – Krise des Selbst.* Schwabe.

185. Kolk, B. van der (2018) *Verkörperter Schrecken: Traumaspuren in Gehirn, Geist und Körper und wie man sie heilen kann.* Arbor.
186. *Wie Wissen(schaft) hilft zu heilen – Verena König Im Gespräch mit Dr. Antonia Pfeiffer, Podcast #348.* (2025).
187. Hasler, M. Archiv. https://www.melvinhasler.ch/projekte-archiv.
188. Ehrmann, W. (2011) *Vom Mut zu wachsen: Die sieben Stufen der Integralen Heilung.* Kamphausen Media GmbH.
189. Frick, J. (2006) *Die Kraft der Ermutigung: Grundlagen und Beispiele zur Hilfe und Selbsthilfe.* Huber.
190. Reich, F. (2024) Glauben im Wald? Ohne Einsicht verändert sich nichts. *reformiert.info.*
191. *Burnout und Erschöpfung – Wie finden wir zu neuer Energie? (2024) Sternstunde Philosophie. Schweizer Radio und Fernsehen (SRF).*
192. Steininger, M. O. *et al.* (2025) Nature exposure induces analgesic effects by acting on nociception-related neural processing. *Nat. Commun.* 16, 2037.
193. Storl, W.-D. (2019) *Wir sind Geschöpfe des Waldes: Warum wir untrennbar mit den Bäumen verbunden sind.* Gräfe und Unzer.
194. Arvay, C. G. (2015) *Der Biophilia-Effekt: Heilung aus dem Wald.* edition a.
195. Ochiai, H. *et al.* (2015) Physiological and Psychological Effects of a Forest Therapy Program on Middle-Aged Females. *Int. J. Environ. Res. Public. Health* 12, 15222–15232.
196. Haluza, D. (2024) *Waldtherapie: Ein Basislehrbuch für die Anwendung in Psychotherapie, Psychologie und Medizin.* Kohlhammer.
197. Aisthesis. Metzler Lexikon Philosophie. https://www.spektrum.de/lexikon/philosophie/aisthesis/66
198. Storl, W.-D. & Kunz, R. (2020) *Unsere fünf heiligen Bäume: Meditieren und heil werden in der Natur.* Knaur.
199. Storl, W.-D. & Kunz, R. (2009) *Erkenne dich selbst in der Natur: Gespräche unter dem Regenbogen, aufgezeichnet von Rébecca Kunz.* AT.
200. Blaß, M. (2023) *Freundschaft mit der Natur: Sich verwurzeln – Kraft schöpfen – Den Himmel berühren.* Neue Erde.
201. Huppertz, M. & Schatanek, V. (2021) *Achtsamkeit in der Natur: 101 naturbezogene Achtsamkeitsübungen und theoretische Grundlagen.* Junfermann.
202. Spannbauer, C. & Behrendt, A. (2020) *Den Herzschlag der Natur spüren: Achtsam und verbunden leben.* Herder.
203. Schumacher, S. (2024) *Die Psychologie des Waldes: Selbsterkenntnis, Neuausrichtung und innerer Frieden durch Waldcoaching.* Kailash.
204. Hartmut Rosa: »Uns fehlt eine positive Zukunftsvision« (2025). *Schweizer Radio und Fernsehen (SRF).*
205. Hell, D. (2003) *Seelenhunger. Der fühlende Mensch und die Wissenschaft vom Leben.* Huber.
206. Bentzen, M. (2021) *Neuroaffektive Meditation: Grundlagen und praktische Anleitungen für Psychotherapie, Alltagsleben und spirituelle Praxis.* Probst.
207. Tischinger, M. (2017) *Selbstliebe: Weg der inneren Heilung.* Herder.
208. Eberts, E. & Ruhl, S., Bernhard von Clairvaux: Gefüllte Schale der Liebe.
209. Lutz, A. (Hrsg.) (2011) *Mystik – Die Sehnsucht nach dem Absoluten.* Scheidegger & Spiess.
210. Metzler, T. (2023) *Der Elefant und die Blinden. Auf dem Weg zu einer Kultur der Bewusstheit.* Berlin.

211. Kaiser, A. (2015) *Eine Welt - Eine Menschheit - Ein Bewusstsein: Die Grundlagen einer universellen Spiritualität.* Aquamarin.
212. Schoch, M. (2007) *Das Tao des Glücks: Aschtavakra - Meditationen zu Texten altindischer Weisheit.* AT.
213. Schmidt, J. B. (2019) *Das Transzendente in der Psychotherapie: Über Spiritualität und Präsenz im therapeutischen Wirken.* Kösel.
214. Wild, P. (2004) *Meditation hilft heilen.* Via Nova.
215. Kunz, R. (2016) Sich für die Erforschung und Stärkung unserer Mitte öffnen. *Angelus Mag.*
216. Theiler, J. (2013) *Bewusstheit.* Edition Spuren.

Stichwortverzeichnis

4

A

B

C

D

E

I

K

R

S

T

U

V

W

Z